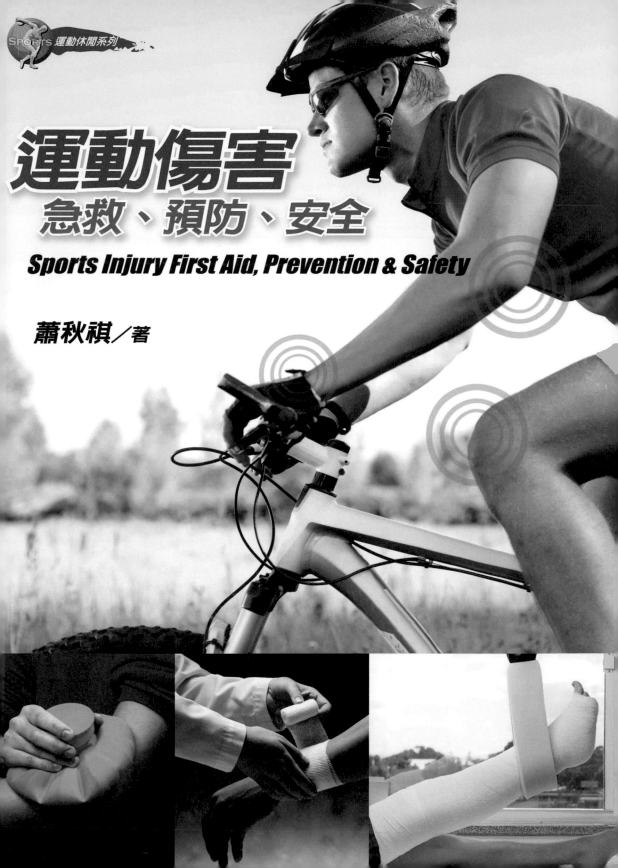

序

　　自幼即因興趣與環境之故，人生有大半的時間奔馳在運動場上。漸漸地，運動變成一種習慣，無論生活有多忙碌，每天總要撥出時間運動，享受那種揮汗如雨的快感。由於愛運動和常運動，難免會發生運動傷害。過去只要發生運動傷害，總是尋求跌打師父的協助，結果非但沒有好轉，往往使傷勢更加惡化，甚至產生傷壞殘餘的現象。後來雖然不再依賴傳統療法，卻又不知應該求助於誰，這想必也是很多愛好運動人士的共同問題。

　　就讀體育科系時，開始觸及運動傷害領域，並修習相關課程。正因為本身有相當多的運動傷害經驗，故而對此領域極具興趣，也充滿了期待。是時，乃投注心力鑽研各種有關運動傷害的專業知識與技能，惟當時國內對此議題的關注甚少，因此有關書籍和研究報告並不多見，頗有「力不從心」之感。所幸，台大醫院賴金鑫醫師極力推動運動傷害的處置與復健，在醫院的復健科內增設運動傷害門診，並出版《運動醫學講座》一書，以專業角度闡釋各種運動傷害發生的可能原因與處理方法，賴醫師不但帶起了運動傷害領域的風潮，也指引了日後從事相關研究的方向。

　　二十一世紀起，運動可以說是全球發展最為蓬勃的產業。隨著職業運動的興起，更帶動了全球的運動風氣，直接或間接參與運動的人口急速增加。在這股運動風潮下，發生運動傷害的人越來越多，傷害的問題也越來越複雜。至此，運動傷害有關議題逐漸受到重視，各家醫院陸續成立運動傷害專屬門診，諸多學校亦順應潮流設立運動傷害有關科系；其後更有多位專家學者共同推動成立「臺灣運動傷害防護學會」，讓更多有志之士一起投入運動傷害防護的行列。

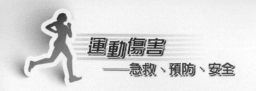

　　筆者自許為體育界一份子，豈可置身於度外，乃廣泛蒐集並詳閱相關專業書籍與文獻，撰寫此書，供各方參閱，略盡綿薄之力，恐有缺漏處，尚請見諒，並予斧正。

蕭秋祺　謹識
於實踐大學高雄校區

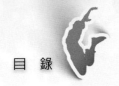

目　錄

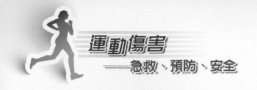

運動傷害
——急救、預防、安全

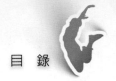

第Ⅲ單元　實務操作

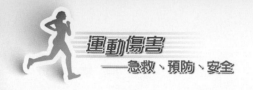

第 I 單元
基礎概念

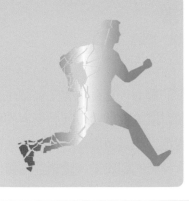
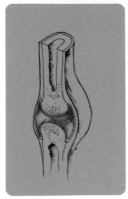

Chapter 1

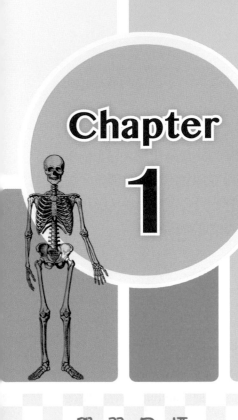

緒　論

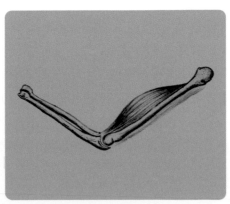
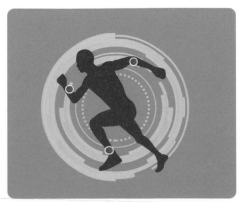

學·習·目·標

- ■ 瞭解運動傷害的意義及其範圍
- ■ 瞭解運動傷害發生的原因
- ■ 瞭解運動傷害的分類方法及其內容
- ■ 認識運動傷害及人體肢體動作有關的專用術語

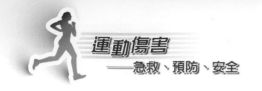

　　早期的觀念，運動傷害主要發生在運動員身上，一般民眾少有運動的時間和習慣，因此發生運動傷害的機會相對不多。不過近年來，隨著社會的變遷以及經濟條件的改善，人們開始將生活的重心從三餐溫飽轉移到追求身體的健康上；受到這種轉變影響最大的便是運動人口大幅增加，以及各式各樣的運動形式風起雲湧；在這股運動風潮的發展下，運動傷害的發生已非運動員專屬。相反地，非運動員在運動場域中發生運動傷害的比例正逐漸地增加，甚至已有超越專業運動員的趨勢。

第一節　何謂「運動傷害」？

　　「運動」（sports）一詞，中文的涵義很多，本身的定義也不夠明確，加上與之相關的名詞甚多，如體育（physical education）、運動（exercise）、遊戲（play）、競賽（game）、活動（activity）等，使得運動的概念變得更加混淆。

　　運動究何所指？從廣義的看，係指身體的活動，它涵蓋了調劑工作情趣、散散心、休閒性與富有競爭性的各項運動。這些活動包括像登山、散步、露營狩獵、釣魚、騎馬、游泳、體操、球類、舞蹈及自衛活動等等。從狹義的看，則是指由遊戲所演變成具有嚴密的組織、有系統及規則，富有競爭性質的身體活動。這些活動須有不斷練習與認真學習的過程與精神，而且會消耗較多的熱量，因此有增進體能的效果，但也會顯現出疲勞感。這類運動包括如激烈的田徑、游泳、體操、球類與自衛活動等。

　　「傷害」（injury）原本指的是突發性暴力對身體組織所產生的破壞作用，然而在運動的場域中，累積多次機械性的作用力所造成的損傷，也被歸屬在內。由此，我們可以將「傷害」視為「由於一次或多次的內發性或外加性作用力，對身體組織所造成的破壞結果」（賴金鑫，1981）。

　　什麼是「運動傷害」（sports injury）？廣義的說，舉凡與運動有關所發生的一切意外傷害均稱之為「運動傷害」，例如游泳時發生抽筋現

象或打球時扭傷腳踝等。這種說法較爲籠統，較不被運動醫學專家所接受，他們認爲運動傷害所包含的範疇應該是比較狹義的，唯有那些技巧錯誤、動作不當或訓練過度所造成的局部特殊傷害才能稱爲運動傷害，例如網球肘、少棒肘、羽球腕、投手肩等。

總體而言，「運動傷害」係指在從事運動當中，由於內在或外來的作用力，對身體組織造成的傷害或破壞，例如打籃球時，球員跳起來搶籃板球，下降時踩到他人的腳，因而造成踝關節外側韌帶扭傷；或者隊友把球傳給你時，由於手指不靈活，造成手指挫傷，也就是俗稱的「蘿蔔指」；又或者在踢足球時，被他人踢到腹部，造成腹部內臟器官傷害等等，諸如此類和運動有關的一切傷害都是運動傷害的範圍。

第二節　運動傷害發生的原因

從事任何身體活動時，都可能發生運動傷害，其中軟組織發生傷害的比例約占九成，而發生的原因則可歸納爲外在環境和個人疏忽兩個層面，茲分述如下：

一、外在環境所造成

1.運動場所凹凸不平、濕滑或器材有缺陷。
2.天氣太熱或太冷。[1]

---

[1] 在低溫環境運動容易引起凍傷，也會因肌肉僵硬失去彈性、肌耐力減低、動作協調性變差，而發生肌肉拉傷或韌帶扭傷。在高溫環境長時間運動時，人體體溫會不斷地升高，如果體溫持續高過40℃太久，可能導致腦細胞功能失常、意識障礙、抽搐、昏迷，甚至死亡。幸好皮膚與體表肌肉的血管會擴張，將體熱由中心帶到周圍的體表，一方面利用大量出汗來蒸發散熱，另一方面部分熱量由增加呼吸來排出體外。當這些正常的散熱作用發生問題時，就會引起各種熱傷害，例如熱暈倒、熱痙攣、熱衰竭、熱中暑等（詳見第五章第一節熱傷害）。

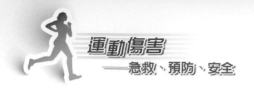
3.活動空間狹窄，人多擁擠，造成碰撞。

4.不可抗拒的意外事件，如賽車時，因突然爆胎導致車子翻覆而受傷。

二、個人疏忽所造成

1.補助運動或熱身運動不足。

2.過度緊張或太散漫。

3.身心狀況不佳（如疲勞）。

4.動作不熟練或姿勢錯誤。

5.運動量及強度超出自己的能力。

6.違反運動規則。

7.器材操作不當。

8.裝備不足。

9.他人動作太過粗暴造成傷害。

第三節　運動傷害的分類

運動傷害的分類方法有許多種，一般有三種分類方法：(1)根據受傷或症狀出現的快慢；(2)根據受傷組織種類及其嚴重程度；(3)根據病因。

一、根據受傷或症狀出現的快慢來區分

大致可分為「急性運動傷害」（acute sports injury）和「慢性運動傷害」（chronic sports injury）兩大類。

(一)急性運動傷害

　　係指由一次內發性或外來性暴力所造成的組織破壞，受傷者可以清楚記得是在哪一次練習或比賽中發生的。例如：打籃球踩到腳所造成的踝關節扭傷、踢足球摔倒所造成的擦傷、急速衝刺時所發生的大腿後肌拉傷、跳遠時所發生的腳跟肌腱斷裂等，都是屬於典型的急性運動傷害。

(二)慢性運動傷害

　　又稱為「疲勞性運動傷害」，係指多次細微傷害累積造成的長期性傷害，傷者通常無法立即發覺，一直要到症狀嚴重到影響運動能力時才會發現。例如：慢跑者的腳跟肌腱炎、長跑選手的脛骨疲勞性骨折、網球選手的肱骨外側上髁炎（網球肘）、籃球選手的膝部肌腱炎，以及青少年棒球員較易發生的內側上髁炎（少棒肘）等，都是常見的慢性傷害。

二、根據受傷組織種類及其嚴重程度來區分

　　依人體解剖構造，人體組織可分為硬組織和軟組織兩種，硬組織指的是人體的骨骼，而軟組織則包括人體的皮膚、肌肉、肌腱、韌帶、血管、神經和內臟等。兩種組織對於傷後的治癒過程大致相同，皆會經過急性期（acute stage）、增生期（proliferation stage）與修飾和改造期（modifying and remodeling stage）。不過軟硬組織在治癒過程中仍有不同之處，其差別在於軟組織對於張力的強弱較有反應，因此軟組織受傷後是否恢復受傷前的強度，取決於「痂」的抗張力強度（tensile strength of scar）；而硬組織則除了張力，仍需視治癒過程中的扭力、彎曲力、壓力等是否達到受傷前的強度或更強的強度（駱明瑤，2008）。

　　此種分類法的優點是讓醫師具有相同的診斷及治療依據，不會造

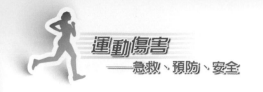
成各說各話，發生溝通上的障礙，有利於運動傷害學的研究發展；但它的缺點是不易辨識受傷的原因，因而無法提供最有效的預防措施（賴金鑫，1992）。不過，從醫師的角度，基於治療的需要，這種分類法是較為適用且較常被採用的。例如：肌肉肌腱系統的裂傷或拉傷、韌帶的扭傷或拉傷、皮下組織受鈍力性撞擊所造成的挫傷或血腫、骨骼骨折、關節脫臼、肌腱炎、滑液囊炎、軟骨損傷、神經系統的暫時性或永久性麻痺等。

三、根據病因來區分

此乃英國運動醫學家威廉斯（J. D. P. Williams）於1971年所提出的，其主要是為了彌補上述分類的缺失。這種分類法非常簡明扼要，容易理解，並且有助於鑑定受傷的原因，以及指引最有效的治療與預防方法（賴金鑫，1992）。其分類方法如下（如**圖1-1**）：

(一)有因果關係的運動傷害

係指由運動本身所造成的直接性傷害或後遺症。

◆原發性的傷害

係指直接因為運動而產生的傷害。

1.外因性的：來自體外的暴力所產生的傷害。
　(1)人為性的：例如橄欖球運動員互相衝撞擠壓所造成的傷害。
　(2)器械性的：由運動器材使用不當而引起的傷害。
　　‧偶發性的：例如棒球選手跑壘時意外被球擊中。
　　‧使用過度的：例如划船選手的手因摩擦過度而起水泡。
　(3)交通工具引起的：例如賽車選手在轉彎時翻車或與其他車輛擦撞。
　(4)運動環境造成的：例如跳水時發生的頸椎受傷。

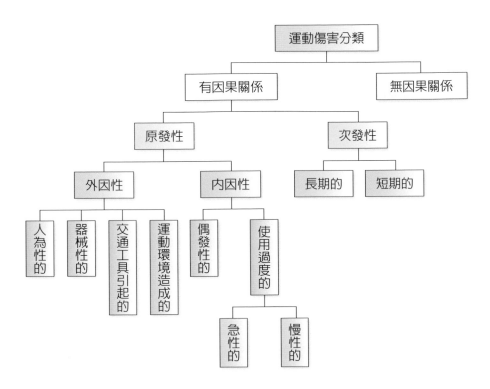

圖1-1　根據病因的運動傷害分類法

2.內因性的：指體內的作用力不當所引起的傷害。

　(1)偶發性的：例如短跑選手的大腿後肌拉傷。

　(2)使用過度的：

　　‧急性的：如獨木舟選手的手腕肌腱腱鞘炎。

　　‧慢性的：如長跑選手的跟腱周圍炎。

◆**次發性的傷害**

　指原發性的傷害所引起的後果。

1.長期的：如過去關節受傷所造成的骨性關節炎。

2.短期的：如膝關節受傷後停止運動數週後，引起股四頭肌衰弱。

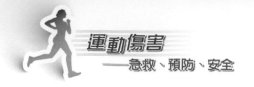

(二)無因果關係的傷害

這種傷害雖然不是因為運動造成的（如車禍或其他意外事件），但會影響運動的進行。

第四節　專用術語

無論任何專業領域，在探討其專業理論與知識時，難免有許多專門用語或術語，且這些用語或術語均有其獨特性與代表性。因此，在修習專業理論時，務必先瞭解該領域之專用詞語與術語。本節概分運動傷害專用術語與肢體動作專用術語兩部分。

一、運動傷害專用術語

在談論運動傷害有關的知識或現象時，無可避免地會使用到許多專有名詞或術語，有些術語甚至是只有在這個領域內才具有特殊意義。以下是幾個較為常見的專有名詞或術語：

(一)症狀與徵兆

症狀（symptom）與徵兆（sign）二詞常常被混淆使用來代表疾病或傷害所產生的異常現象，不過兩者根本上的涵義是截然不同的。症狀指的是傷患主觀所感覺到的現象或功能異常，簡單地說，它代表的是「來自病人的一種主觀感受」，例如頭暈、心絞痛等；而徵兆則是指醫護人員或他人從傷患外觀上所觀察到的現象或證據，例如臉色蒼白、骨頭脫位等。唯有正確地理解與適當地使用這兩個詞語，方能有助於疾病或傷害的辨識。

(二)發炎與感染

　　發炎（inflammation）是指組織受到外傷、出血或病原感染等刺激後的必然生理反應，亦是組織修復的必經過程。組織發炎通常發生在受到前述刺激後的前幾天內，典型的症狀包括紅、腫、熱、痛，甚至有明顯的功能障礙。發炎是先天免疫系統為移除有害刺激或病原體及促進修復的一種保護措施，通常情況下，發炎反應是有益的，是人體的自動防禦反應。由於發生原因與生理變化的不同，發炎可分為急性與慢性兩種，急性發炎是一種比較短暫的反應，常造成明顯的腫脹；而慢性發炎的時間比較長，不常有明顯的腫脹，且往往會導致疤痕組織的增生（黃啓煌等，2003）。

　　感染（infection）是指病原體生物（如細菌或病毒）進入人體所引發的一連串有害的複製、繁殖等異常反應過程，包括細胞組織會因為病原微生物而發生破壞或死亡，以及免疫系統的活化反應等，這些異常反應都會造成組織發炎，如果沒有適當的治療，發炎的嚴重程度就會不斷地惡化。當發炎到達一個程度時，血液裡的白血球數目會上升，進而刺激延腦內的組織使體溫上升，即發燒現象（黃啓煌等，2003）。一般而言，體溫上升有助於身體代謝與對抗病原微生物，但若是因感染而引起發燒時，表示病情已經很嚴重，必須立即尋求專業醫療協助。

(三)過度使用與疲勞

　　人體各類組織所能負荷的外力大小與時間是有一定的限制，外力越大時，可承受負荷的時間極限越短；時間越長時，可承受的外力極限越小。當外力太大或時間過長時，即所謂「過度使用」（overuse）。組織過度使用往往會導致受傷，如果組織沒有得到適當的休息與修復，傷害就會累積，進而出現症狀。

　　疲勞（fatigue）有心理、生理及物質材料上的不同涵義。失去興趣、壓力過大等即是心理方面的疲勞；能源物質缺乏，無法供應細胞代

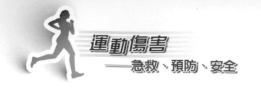
謝是生理方面的疲勞；上述的組織過度使用則是物質材料方面的疲勞。

對於具持續性與重複性的運動而言，當內外力量、劇烈程度與時間沒有適當的控制時，就容易發生過度使用與疲勞的問題。

(四)疤痕組織

人體的組織因特化而具有各種功能的緣故，其再生能力並不佳。大部分組織受傷後便無法完全恢復，失去或已經死亡的細胞或組織會在癒合過程中逐漸被纖維組織與填充物取代，新生的替代組織，其物理與生理特性可能會和原先組織有很大的不同，此新生組織即稱為「疤痕組織」（scar tissue），例如：皮膚上的傷疤或傷痕。除皮膚外，肌肉、肌腱、韌帶等組織也都會因為受傷而產生疤痕組織。

(五)傷患與患部

因外在因素或內在因素導致身體組織或結構損傷者，即簡稱為「傷患」，其受傷部位則稱為「患部」。一般罹患疾病的人，不稱「傷患」，而是稱「病人」或「病患」。其他醫學或運動傷害有關的書籍對上述兩個名詞另有不同的用語，例如：傷者稱「患者」、「傷者」，或者患部稱「傷處」、「傷部」等。

(六)近心端與遠心端

近心端和遠心端皆非固定位置，兩者是以心臟為參考點，兩部位相較時，較靠近心臟的部位為「近心端」，遠離心臟的部位則為「遠心端」；例如肱骨兩端，在肩關節一側為近心端，在肘關節一側為遠心端。

近心端和遠心端亦可根據傷處血管及血液流向來做判斷，此法在臨床急救上已被廣泛應用。近心端是動脈的上游至心臟，而遠心端則是靜脈的下游至微血管。當血管出血時，首要工作就是先判斷是動脈出血、還是靜脈出血；如果是動脈出血則應包紮近心端，以防止大量出血，若

是靜脈出血則相應地包紮遠心端。

二、肢體動作專用術語

(一)人體的姿勢

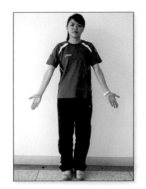

圖1-2　解剖姿勢

◆**解剖姿勢**（如**圖1-2**）

　　頭頸部直挺，臉部朝向正前方，雙手置於身體兩側伸直，兩手掌朝前，手指伸直，兩拇指朝向身體外側，雙腿伸直，腳趾朝前，兩腳跟距離約4英寸。解剖姿勢不分站立或躺臥。

◆**仰臥姿勢**（如**圖1-3**）

　　身體平躺於地面、床面或其他可平躺之平面，背、臀部著地，胸、腹部朝上。

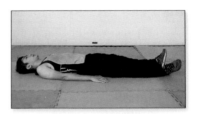

圖1-3　仰臥姿勢

◆**俯臥姿勢**（如**圖1-4**）

　　身體趴躺於地面、床面或其他可趴下之平面，胸、腹部著地，背、臀部朝上。

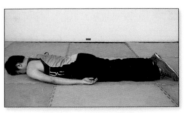

圖1-4　俯臥姿勢

◆**側臥姿勢**（如**圖1-5**）

　　身體一側面接觸地面、床面或其他平面，另一側面則朝上，可分為左側臥（即左側面接觸地面）及右側臥。

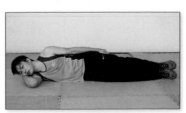

圖1-5　側臥姿勢

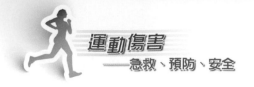
(二)人體的切面與方向

雖然人體的活動有時很單純且易於描述，但大部分的活動，特別是一些用以執行特定功能或從事運動時的身體活動，這些動作通常包含許多不同的肢體動作，其非但沒有固定的方向或順序，更會因為互相牽連，使得描述與分析變得異常複雜。因此為提高動作描述與分析時的精確性，避免混淆，在分析各個肢體的活動或描述其相對位置時，通常會將人體的解剖姿勢區隔成三個互相垂直的假想切面，亦即將身體分成數個不同的部分，以利明確瞭解相關的解剖位置。

◆橫向切面

又稱「水平切面」，係將身體橫向切分成「上、下」兩部分的切面（如圖1-6）。在此切面上的動作，稱為外轉與內轉，例如：軀幹不動，將頭部向右或向左轉動時。

◆縱向切面

又稱「矢狀切面」，係將身體分成「左、右」兩部分的切面（如圖1-7）。在此切面上的動作，稱為彎曲（往前）與伸直（往後），例如：軀幹不動，將大腿向前抬起或放下時。

◆側向切面

又稱「額狀切面」，係將身體分成「前、後」兩部分的切面（如圖1-8）。在此切面上的動作，稱為外展與內收，例如：向左向右兩側橫向移動時。

以上三個相互垂直的切面，乃依照人體結構的方位而決定（蘇家聖等譯，1989），並不隨著地表的東南西北等方向而改變。

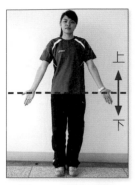
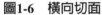
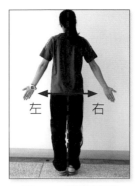
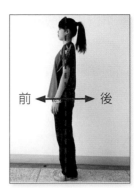

圖1-6　橫向切面　　　　圖1-7　縱向切面　　　　圖1-8　側向切面

(三)肢體的動作

　　肢體的活動可以經由上述三個切面加以分析或描述，但人體存有許多關節，且多非單一結構，因此僅以三個垂直切面的活動，並無法完全加以含括，而且許多的肢體動作是由許多不同方位的關節共同完成，因此必須有許多其他專用的術語來詳細描述這些特定的動作，分述如下：

◆彎曲與伸直（如圖1-9）

　　做彎曲動作時，二段骨頭的另一端（遠離關節的末端）會互相靠近，關節夾角會變小，例如：手臂上舉時肘關節彎曲；相反地，當二段骨頭的另一端互相遠離而使關節夾角變大時，即是做伸直動作，例如：手臂伸直時肘關節伸直。就解剖姿勢而言，彎曲與伸直動作是屬於縱向切面上的動作，且是最常被用來描述肢體動作的用語。

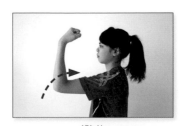
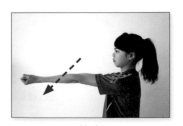

彎曲　　　　　　　　　　伸直

圖1-9　彎曲與伸直

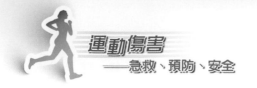
◆外展與內收（如圖1-10）

　　在側向切面上遠離身體中軸的動作，即稱作「外展」；相對地，在側向切面上靠往身體中軸與外展相反方向的動作，則稱作「內收」。例如：右手臂向右側方上舉，就是外展；而右手臂從身體側上方下擺的動作，就是內收。

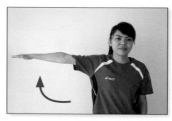
外展
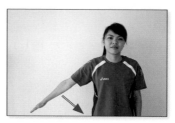
內收

圖1-10　外展與內收

◆旋前與旋後（如圖1-11）

　　前臂在肘關節固定不動的情況下，可以自由旋轉，令手掌朝上或朝下。就解剖姿勢而言，大拇指向內側方轉動的動作，稱為「旋前」；大拇指向外側方轉動的動作，則稱為「旋後」。這是一個只存在於前臂的特殊動作。

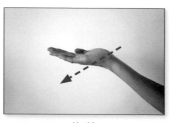
旋前
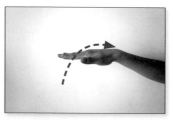
旋後

圖1-11　旋前與旋後

◆外轉與內轉（如圖1-12）

　　肩關節與髖關節是屬於球窩關節，所以可做出旋轉性的動作。以肩關節為例，上臂維持外展的姿勢不動，肩關節轉動使肘窩指向上方時，即所謂「外轉」；而肘窩指向下方時，則為「內轉」。

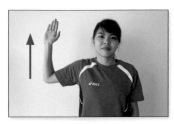 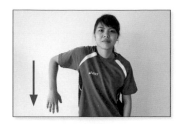

　　　　外轉　　　　　　　　　　　內轉

圖1-12　外轉與內轉

◆內翻與外翻（如圖1-13）

　　踝關節的結構在所有關節當中是屬於較複雜的，其活動的範圍主要屬於縱向切面與側向切面。例如：腳跟末端向內屈曲（側平面上，朝向身體中線），稱作「內翻」；腳跟末端向外屈曲（側平面上，遠離身體中線），稱作「外翻」。

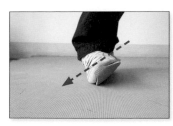 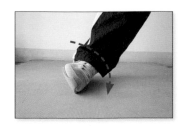

　　　　內翻　　　　　　　　　　　外翻

圖1-13　內翻與外翻

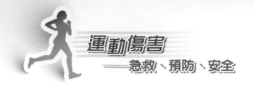
◆**背曲與蹠曲**（如圖**1-14**）

　　踝關節部位除了內翻與外翻兩種動作之外，尚有腳板向上屈曲（縱平面上，朝向頭部），稱作「背曲」，以及腳板向下屈曲（縱平面上，遠離頭部），稱作「蹠曲」。這四種動作用語僅適用在腳踝部位，其他部位並不適用。

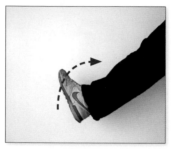
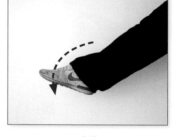

背曲　　　　　　　　　　　　蹠曲

圖1-14　背曲與蹠曲

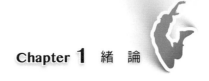

 引用書目及文獻

黃啓煌、王百川、林晉利、朱彥穎（2003）。《運動傷害與急救》。台中市：華格那企業有限公司。

賴金鑫（1981）。〈有關運動傷害的基本觀念〉。《當代醫學》，90，278-280。

賴金鑫（1992）。《運動醫學講座第一輯》。台北市：健康世界雜誌社。

駱明瑤（2008）。《運動傷害防護學》。台北市：華都文化事業有限公司。

蘇家聖、吳維、魏志定、鄒繼羣、邱方遙、江朱雀、劉行哲、葉佐誠、吳鋼治等合譯（1989）。《人體解剖與生理》（*Human Anatomy and Physiology*）。台北市：合記圖書出版社。

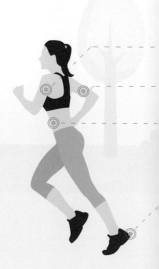

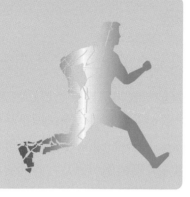
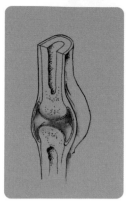

Chapter 2

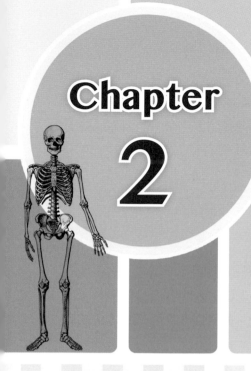

認識骨骼與肌肉

學·習·目·標

- 認識人體骨骼結構及重要骨骼名稱
- 認識人體肌肉結構及重要肌肉名稱
- 瞭解肌肉收縮機制及肌肉收縮能量來源
- 瞭解人體關節結構及其組織

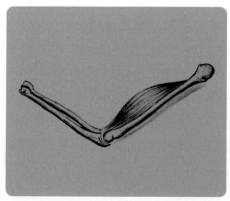
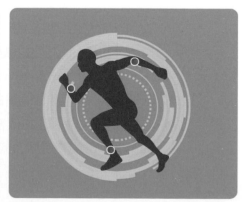

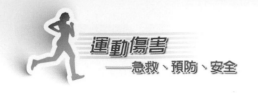
人體是一個非常複雜而巧妙的大系統，是由數個特殊的系統所組合而成，骨骼系統和肌肉系統即是其中兩個子系統，合稱「肌肉骨骼系統」（musculoskeletal system）。此系統與運動傷害的關係最為密切，因此在實施防護措施，以及在評估與處理運動傷害之前，必須先瞭解人體骨骼與肌肉的解剖構造。

第一節　骨骼系統

人體的骨骼系統是由206塊骨頭及超過200個關節所組成，約占成年人體重的15%。骨骼系統乃人體的支架，支撐人體的各個軟組織，使人體形成一定的形態，並承擔起全身的重量。如果沒有骨骼系統，人體就像是一團肉泥。

骨骼系統亦具有保護體內重要器官的任務，例如：顱骨保護腦部組織、胸骨和肋骨形成的胸廓保護心臟與肺臟等。骨骼也為肌肉提供了附著面，好讓肌肉收縮時能夠牽動骨骼作為槓桿，引起並支持各式各樣的運動。此外骨骼系統尚具有儲存鈣、磷、脂質，以及製造紅血球、白血球與血小板等功能（陳慶餘，2009）。

一、骨骼組織與結構

由於骨骼組織的組成結構特殊，其機械強度很高，與其他組織有很大的不同，因此臨床上常依組織軟硬程度不同，而將骨骼組織歸類為硬性或骨性組織，而其他組織如皮膚、肌肉、肌腱與韌帶等則通稱軟性組織。

骨骼的基本結構，包括骨膜、緻密骨、海綿骨和骨髓（如圖**2-1**）。骨膜包覆著骨骼組織，位於最外層，並且有豐富的血液流動與神經支配，為緊連的緻密骨提供了很好的養分來源。緻密骨是骨細胞與鈣和磷等礦物質緊密的堆積，有很高的機械強度，是人體礦物質（尤

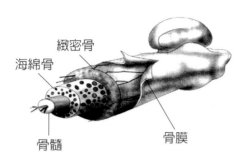

致密骨

海綿骨

骨髓

骨膜

圖2-1　骨骼的基本結構

資料來源：黃啓煌等（2003）

其是鈣和磷）的儲存庫。相對地，位於骨骼中央的海綿骨，因為含有許多的小洞與空隙，其中充滿了骨髓組織，因此機械強度遠小於致密骨。至於骨髓，依其組成與功能可分為兩種，第一種為紅骨髓，有造血的功能，第二種為黃骨髓，有儲藏脂肪的作用（黃啓煌等，2003）。在胎兒和幼兒時期，所有的骨髓都是具有造血機能的紅骨髓。隨著年齡的增長，除了扁骨、不規則骨和部分骨內的骨松質（如髖骨、肋骨、胸骨、股骨等）的紅骨髓是終生存在外，骨髓腔內的紅骨髓都會被脂肪組織所取代，變為黃骨髓。黃骨髓並沒有造血的功能，但當人大量失血和惡性貧血時，黃骨髓則可以轉化為紅骨髓，從而執行造血的機能。

二、骨骼形狀與種類

(一)依形狀分類

人體共有206塊骨頭，依照其不同形狀，可區分為長骨、短骨、扁平骨與不規則骨等四種類型。

1.長骨（long bone）：位於四肢中，例如股骨、脛骨、腓骨、肱骨、尺骨、橈骨等。

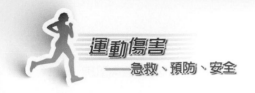

2.短骨（short bone）：屬立方狀的骨，例如指骨、掌骨、腕骨、趾骨、蹠骨、跗骨等。

3.扁平骨（flat bone）：狀如其名，具寬廣的平坦面，可供肌肉附著，例如肋骨、肩胛骨、胸骨以及頭顱等多屬此類骨。

4.不規則骨（irregular bone）：是個大雜燴，包括所有形狀不符合上述類型之骨，例如脊椎骨、耳內的小聽骨等。

(二)依所在位置分類

人體的骨骼按其所在位置，則可分成中軸骨和附肢骨兩種類型（如**表2-1**）：

1.中軸骨（axial skeleton）：包括頭顱骨、肋骨、胸骨、脊椎骨等。
2.附肢骨（appendicular skeleton）：包括上肢骨、下肢骨以及帶狀骨等。

三、骨骼名稱

在從事與運動有關的活動時，很多時候發生的傷害都與骨骼有關，因此要能有效地處理這類傷害，就必須對人體一些重要部位的骨骼名稱有所瞭解；尤其是一位運動傷害防護員，更應該熟記各部位的骨骼名稱，以能迅速而有效地施行急救與防護措施。

表2-1　骨骼系統的區分

中軸骨		附肢骨	
顱骨（包括聽小骨及舌骨）	29	上肢骨（包括肩胛骨及鎖骨）	64
脊椎骨（包括頸椎、胸椎、腰椎、薦椎、尾椎）	26		
肋骨（共12對）	24	下肢骨（包括骨盤）	62
胸骨	1		
共計	80		126

　　人體的骨骼大致可區分爲四個部分，即頭頸部骨骼、胸腹部骨骼、上肢骨骼和下肢骨骼等（如圖2-2）。各部分重要骨骼及其名稱分述如下：

　1.頭頸部骨骼：主要包括額骨、頂骨、鼻骨、顴骨、上頜骨、下頜骨、頸椎等。

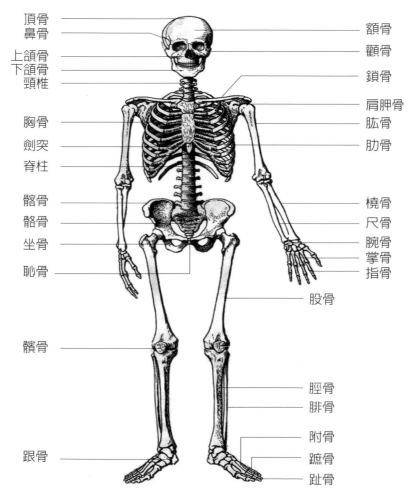

圖2-2　人體骨骼系統

資料來源：蘇家聖等譯（1989）

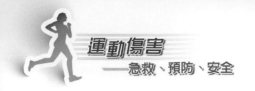

2.胸腹部骨骼：主要包括鎖骨、胸骨、肋骨、劍突、脊柱（包括頸椎、胸椎、腰椎、薦椎、尾椎）、髖骨（包括髂骨、坐骨、恥骨）、骶骨等。

3.上肢骨骼：主要包括肩胛骨、肱骨、橈骨、尺骨、腕骨、掌骨、指骨等。

4.下肢骨骼：主要包括股骨、髕骨、脛骨、腓骨、跟骨、跗骨、蹠骨、趾骨等。

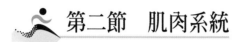

第二節 肌肉系統

舉凡人類所有的活動、動作均必須透過肌肉的作用才能完成，例如走路、跳舞、投球等等。肌肉的工作遠從未出生前即開始而持續一生。約在懷孕三週末期，也就是母體月經消失時，心臟已經開始跳動了，從那時候開始它從未間斷規律的跳動。懷孕七週後，骨骼肌發育已好到夠產生身體的運動。出生後，肌肉強度與控制其活動的能力逐漸增加，慢慢地，可以開始學會坐、站、爬、走等動作。

一、肌肉組織的種類

肌肉組織可區分為骨骼肌、平滑肌和心肌三種，其構造、活動方式及功能均不相同（如**圖2-3**）。

(一)骨骼肌（skeletal muscles）

又稱隨意肌（voluntary muscles）或橫紋肌（striated muscle）通常附著於骨骼上，具有產生強大力量的能力，無法長時間的全力收縮，在一段短時間後，必須有適當的休息。

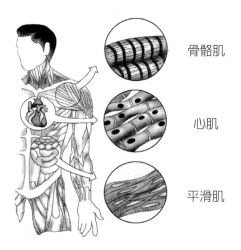

骨骼肌

心肌

平滑肌

圖2-3 肌肉組織種類圖

資料來源：黃啓煌等（2003）

(二)平滑肌（smooth muscle）

又稱內臟肌（visceral muscles），屬不隨意肌（involuntary muscles），位於內臟壁上，不能產生如骨骼肌一樣的力量，但它可以日復一日的收縮，不需經常休息。

(三)心肌（cardiac muscle）

是由不隨意的橫紋肌所組成，是構成心臟壁的肌肉，持續不斷地工作著，但也需要適時的休息。

二、骨骼肌名稱與結構

正常人體大約有650條骨骼肌，分布在全身各處。在肌肉末端繞過關節連接不同骨骼的結締組織，稱做「肌腱」。肌腱是一種緻密的纖維組織，因為組織中膠原纖維的排列狀況特別緊密與整齊，所以肌腱具有

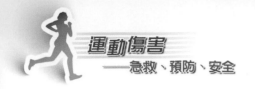
很大的抗拉強度，可以負責將肌肉產生的拉力傳導至骨骼。肌肉收縮時肌纖維會縮短，但肌腱的長度則維持不變。肌腱附著的骨端會因肌肉的縮短而互相靠近，於是造成了關節活動及人體動作。藉著肌肉、韌帶、骨骼與關節的組成結構與整合作用，人體可以做出許多不同的動作，而完成特定之目的或功能。

　　發生運動傷害時，為能迅速而有效地進行急救與處置，適度地瞭解人體重要部位肌肉的結構與名稱是絕對必要的。**圖2-4**臚列一些較重要的肌肉部位名稱。

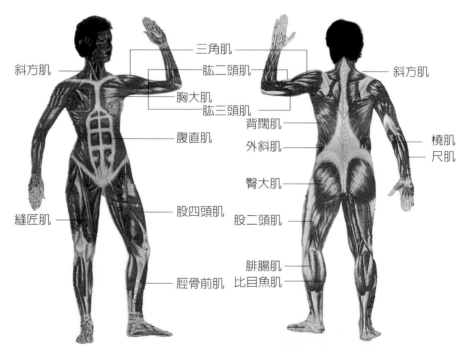

斜方肌　三角肌　肱二頭肌　胸大肌　肱三頭肌　腹直肌　縫匠肌　股四頭肌　脛骨前肌　斜方肌　背闊肌　外斜肌　橈肌　尺肌　臀大肌　股二頭肌　腓腸肌　比目魚肌

圖2-4　人體肌肉系統

資料來源：蘇家聖等譯（1989）

三、肌肉組成

　　身體的肌肉系統是由數百塊肌肉所組成，每一塊均可被認爲是一個器官。一塊肌肉含有許多肌纖維（muscle fibers）（或稱肌細胞），此即其功能單位。不過肌肉並非僅由肌纖維所組成，另外還包含有結締組織、神經組織、血管，以及輸送淋巴液的管線等。

　　肌纖維群集結成粲，稱爲「肌束」，許多肌束包裹在一起成一塊肌肉。將肌纖維放到顯微鏡下觀察，可以發現肌纖維被一層特化的細胞膜包圍著，稱爲肌漿膜（sarcolemma），其內的細胞質稱爲肌漿（sarcoplasm），肌漿內含有許多細胞核、粒線體及平行排列的更小單位，稱爲「肌原纖維」（myofibrils）。肌原纖維是由粗、細兩種肌絲以規律的方式排列，故在顯微鏡下呈現明暗相間的橫紋，細的稱爲「肌動蛋白」（actin），粗的稱爲「肌凝蛋白」（myosin）（如圖**2-5**）。

　　神經是肌肉的另一個重要組成份子，透過神經的傳導，讓腦部隨時掌握肌肉的收縮程度，這對維持肌肉的協調性是非常重要的。神經末梢與肌肉的結合稱爲「肌神經」，而一個神經元與其所支配的所有肌纖維群，合稱爲一個運動單位（motor unit）（如圖**2-6**）。肌肉收縮的強度與參與收縮的運動單位數目多寡有關。小的運動單位有較小的運動神經細胞體且支配較少的肌肉纖維，受到刺激時只能產生較細微的動作，如眼部周圍肌肉，其神經支配比例（innervation ratio）平均約爲1：23，可以控制眼球的轉動；而大的運動單位有較大的運動神經細胞體且支配較多的肌肉纖維，可產生一個較大的動作，如肱二頭肌的收縮，其神經支配平均約爲1：1000。

> **神經支配比例**
>
> 係指運動神經元數與其支配之肌肉纖維數的比例。

　　由上述可知，肌肉的功能單位不是單獨的肌肉細胞，而是神經元與其所支配之肌纖維的結合（即運動單位）。因此任何破壞肌肉細胞或神經的東西都可造成肌肉功能喪失，例如脊髓灰質病毒（即小兒麻痺）之

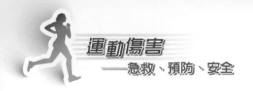
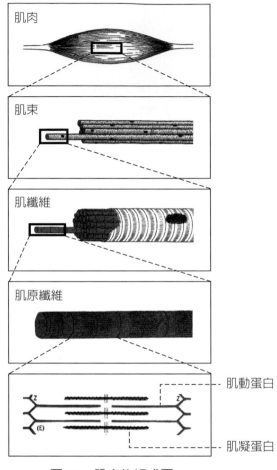

圖2-5　肌肉的組成圖

　　所以造成肌肉癱瘓，並非直接攻擊肌肉所致，而是感染後它會破壞神經
元。患者常因癱瘓部位長期廢用而併發肌肉萎縮，預防之道是對受影響
肢體施予例行性的運動，例如：抬、舉、按、握等。患者如果不是所有
的運動單位均被破壞，則可經訓練而重新獲得對肌肉的控制。再者，相
鄰的運動單位，其健全神經會萌發新的神經末梢以支配癱瘓之肌纖維，
重建其功能（蘇家聖等譯，1989）。

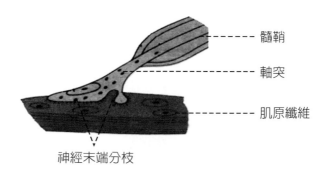

髓鞘

軸突

肌原纖維

神經末端分枝

圖2-6 神經元組織結構

骨骼肌具有再生能力，因故導致損傷時，可形成新的肌纖維。但損壞極嚴重時，受損的肌肉將被疤痕組織（scar tissue）所取代。平滑肌和心肌在受損後則沒有再生的能力，而是直接產生疤痕組織。

> **疤痕組織**
>
> 係指人體組織受傷後，失去或已死亡的細胞或組織會在癒合過程中逐漸被纖維組織與填充物取代成為新生的替代組織，其物理與生理特性與原組織有很大的不同。

四、肌肉收縮機制

(一)肌肉收縮的三個時期

肌肉每一次收縮包含潛伏期、收縮期和舒張期等三個分離期，且是按照順序一個接一個快速的進行。

1.潛伏期：幾乎沒有事情發生。
2.收縮期：肌纖維縮短。
3.舒張期：肌纖維會變長。

整塊肌肉的收縮強度決定在其收縮之單獨肌纖維數，而這又取決於刺激的強度、刺激的施加速度、刺激的時間長短、肌肉承受的重量及溫

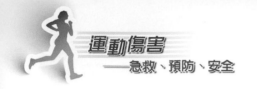

度等因素。

(二)肌肉收縮的能量來源

欲使肌肉產生收縮反應當然需要足夠的能量（簡稱ATP），而ATP的來源主要有以下兩種：

1.無氧途徑：不需要氧氣且形成的能量較少。
2.有氧途徑：需要氧氣且形成的能量較多。

如果長時間的運動，血液將無法提供足夠的氧氣，迫使肌肉細胞有一段時間只能依靠無氧途徑來產生能量，而這個途徑最終是將葡萄糖轉變成乳酸；因此，當運動不斷持續時，肌肉內的ATP耗盡，乳酸便開始堆積，肌肉慢慢出現疲勞狀態，此即是所謂的「乳酸堆積」。如果一個已經疲勞的肌肉再繼續不斷地收縮，而使ATP完全耗盡，將使肌肉一直處於收縮狀態，而無法放鬆，此時便易出現肌肉攣縮，也就是俗稱的「抽筋」。

> ### ATP（Adenosine triphosphate）
> 係腺嘌呤核苷三磷酸，又稱腺苷三磷酸，由腺嘌呤、核糖和三個磷酸基所構成，乃生命體系中重要的能量儲存物資，是能量貨幣單位。

如果過量的乳酸繼續堆積，會造成肌細胞中毒。正常情況下，無氧途徑所產生的乳酸將隨著血液運到肝臟，並在此氧化成丙酮酸，這些丙酮酸一部分再被合成葡萄糖，另一部分則被進一步氧化成二氧化碳和水。但是在激烈運動時，由於氧氣提供不及，以致這些反應無法即時進行，甚至停止，必須等待更適當的時機再來進行，此情形稱為「氧債」（林正常，1997）。當一個人賽跑後，氣喘吁吁，便是在償還氧債。

(三)全有全無定律

每一個神經細胞及其所支配的肌纖維皆遵守著一個定律——「全有全無定律」。根據此定律，如果一個興奮性的刺激，其強度夠強的話，

此肌肉纖維將盡一切可能的收縮，相反地，如果刺激強度未超過一定閾值（threshold）[1]，則肌纖維完全不會收縮，也就是不會出現中等程度的收縮，只有「有」和「無」的區別。

簡單地說，肌纖維要不是全力收縮，就是完全不收縮。既然如此，肌肉為何會有不同程度的收縮，其原因就在於一塊肌肉是由上百萬條肌纖維所組成，而一群肌纖維是由一個運動神經元的神經末梢分支所支配而構成一個運動單位。當一個強度夠強的刺激通過一個運動神經時，由此神經所支配的肌纖維（亦即整個運動單位的肌纖維）將同時收縮，而鄰近的其他運動單位如果受到的刺激不夠強時，這些肌纖維就不會跟著收縮。因此，一塊肌肉收縮的強度乃是取決於參與此收縮的運動單位數目。

(四)等張收縮與等長收縮

當有人告訴你：「肌肉收縮時不一定變短」時，相信你一定會感到非常驚訝。其實，肌肉的收縮可分「等張收縮」（isotonic contraction）和「等長收縮」（isometric contraction）兩種。

◆等張收縮

肌肉收縮使得長度減短，但張力一直不變。若肌肉的一端與一個可移動物體連接，肌肉收縮將可移動該物體。一般而言，所有反覆操作的動作均屬於等張收縮，如交互蹲跳、仰臥起坐、舉啞鈴（如**圖2-7**）等。

◆等長收縮

肌肉收縮時，肌肉的長度保持一定，但張力卻一直增加，當我們將一塊肌肉的兩端固定時，它的收縮便是等長收縮，例如：坐在椅子上推撐、半蹲不動或比腕力僵持不下（如**圖2-8**）等。

在日常生活中，這兩種收縮都不停地使用著，例如當我們爬樓梯

---

[1] 一個領域或一個系統的界限稱為閾，其數值稱為「閾值」。

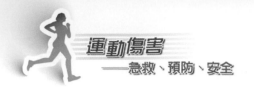
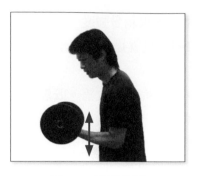

圖2-7　等張收縮

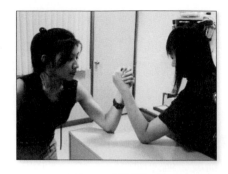

圖2-8　等長收縮

時，等張收縮將腿抬起並前移，腳著地後，腳的屈肌與伸肌同時作等長收縮，將腿變成一個僵直而可承受重量的構造。

(五)協同與拮抗

肌肉收縮時還有兩種現象常會發生，即「協同」和「拮抗」。

在肌肉群中參與主要的動作並協助主要動作的表現者，稱為「協同肌」；人體中的肌肉，多數皆屬此類。也就是說，當你做一個動作時，該動作過程中所涉及的肌肉群多數是處於協同合作的狀態，不過也有少數肌肉群是處於對抗狀態的。這種與主要的動作從事相反的動作表現者（例如當主要動作者正在收縮時，它卻呈現放鬆狀態），稱為「拮抗肌」。例如手臂要彎曲時，肱二頭肌必須要收縮，位於上臂外側的肱三頭肌也必須跟著舒張，如此前臂才能被拉起，完成屈臂動作（如圖2-9）；相反地，當手臂要伸直時，肱三頭肌就必須收縮，而肱二頭肌則必須舒張。諸如此類，肌肉兩兩成對，運動時相互配合的情形，稱做拮抗作用。肱二頭肌收縮使肘關節彎曲，是彎曲肘關節時的作用肌，與其行拮抗作用的肱三頭肌必須適當的放鬆，是肘關節彎曲時的拮抗肌。

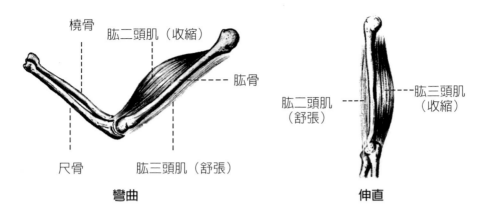

橈骨
肱二頭肌（收縮）
肱骨
尺骨
肱三頭肌（舒張）
彎曲

肱二頭肌（舒張）
肱三頭肌（收縮）
伸直

圖2-9　肌肉的拮抗作用

第三節　關節組織

　　當不同的骨頭互相靠連時，為避免不必要的摩擦並能穩固彼此間的相對位置，骨頭互相接觸的表面與附近的軟組織會結合成一種特殊的構造，稱為關節，以能控制或引導適當的相對位移。

　　關節依其活動度的大小，可分為不動關節（如頭骨）、微動關節（如頸椎椎間關節）和可動關節（如肩關節、肘關節等）。而影響關節活動的因素包括（蘇家聖等譯，1989；黃啓煌等，2003）：

1.形成關節的骨骼形狀。
2.連結骨骼的韌帶和包圍關節的關節囊之緊張度。
3.與此關節相關之肌肉的排列與作用。
4.年齡、性別與訓練程度等也是決定因素。

　　關節的主要結構包括關節面、關節囊和關節腔，其周圍常見有許多特殊的輔助性構造，包括韌帶、軟骨和滑液膜等（如圖2-10）。

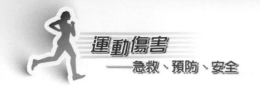
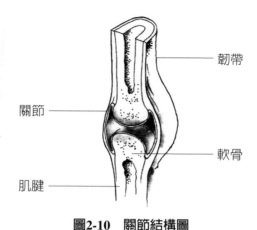

韌帶

關節

軟骨

肌腱

圖2-10　關節結構圖

資料來源：黃啓煌等（2003）

一、關節面

關節面是指互相接觸的骨頭表面區域，其形狀面積與是否有特化的軟骨組織，決定了關節的靈活性與運動幅度。

二、關節囊與關節腔

關節囊（articular capsule）是一強韌的纖維組織，包覆著互相接觸的骨頭末端，其所包圍的空間稱做「關節腔」。關節囊的厚度依其所屬關節而異，有些關節的關節囊很厚，甚至與關節韌帶相互交織在一起（如髖關節），共同維持關節的穩定。人體中主要的關節（如膝關節），其關節囊內層常常附有一層滑液膜，分泌滑液以潤滑關節，減少關節活動時的摩擦。

三、韌帶

韌帶是一種緻密的結締組織，呈帶狀，位於關節的周圍，連接互相接觸的骨頭，其作用是調節關節活動，以維持骨頭間的相對位置與關節的穩定度，避免不適當或傷害性的關節活動。

四、軟骨

軟骨主要附著在骨骼終端，富含彈性的纖維組織，它能吸收骨骼間因碰撞而產生的壓力，以及減低骨骼間之摩擦。

五、肌腱

肌腱是一種堅韌有彈性的結締組織，將肌肉連結到骨骼。肌腱的長度因人而異，乃取決於個人的遺傳基因。肌腱的長短會影響肌肉的鍛鍊，在其他生物條件相同的情況下，一個有較短肌腱的人，在增加肌肉質量方面會有更大潛力。

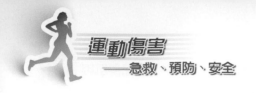

引用書目及文獻

林正常（1997）。《運動生理學》。台北市：師大書苑。

陳慶餘（2009）。〈骨骼系統〉。2014年7月5日檢索，http://www.healthy.com.tw/doc/98_anatomy1.pdf

黃啓煌、王百川、林晉利、朱彥穎（2003）。《運動傷害與急救》。台中市：華格那企業有限公司。

蘇家聖、吳維、魏志定、鄒繼羣、邱方遙、江朱雀、劉行哲、葉佐誠、吳鋼治等合譯（1989）。《人體解剖與生理》（*Human Anatomy and Physiology*）。台北市：合記圖書出版社。

第 II 單元
傷害處置

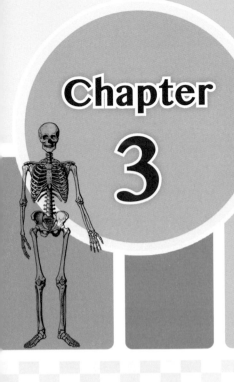
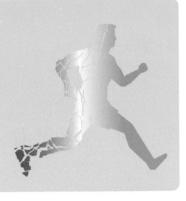
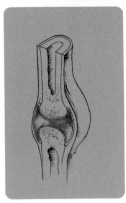

Chapter 3

緊急事故處置

學·習·目·標

- 認識急救所需之裝備、器具和相關用品內容
- 瞭解緊急事故處理的策略及流程

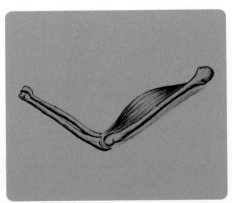
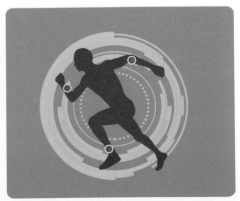

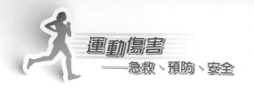
第一節　急救裝備、器具與用品

1. 緊急聯絡卡：附近緊急醫療中心、各分科醫院、鄰近消防局或救難隊等單位聯絡電話。
2. 外傷用品：無菌紗布塊（3吋和4吋）、無菌紗布捲、酒精片、碘酒片、殺菌肥皂、棉花棒、昆蟲咬傷用藥、鏡子、生理食鹽水、隱形眼鏡盒、壓舌板、橡膠手套、敷料、OK繃等。
3. 貼紮用品：繃帶剪、彈性繃帶（4吋和6吋）、硬性運動貼布、彈性運動貼布、保護膚膜等。
4. 骨折護具：各式夾板、三角巾、安全別針。
5. 噴劑：冷凍噴劑、肌樂噴劑、擦勞滅、助黏噴劑、去黏噴劑等。
6. 冰敷用品：專用冰敷袋、冰桶、冰塊、塑膠袋等。（如**圖3-1**）

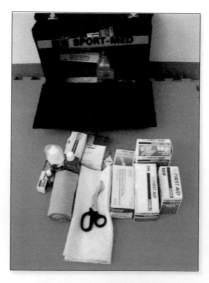

圖3-1　急救器具與用品

第二節　緊急事故處理流程

　　遇到緊急事故發生時，除了保持冷靜外，應該依照正確的處理步驟及流程加以處置，俾能讓傷者受到最妥善的救援與照顧。緊急事故處理步驟依序為：觀察現場、初步評估、電話求助和深入評估等。各步驟之具體作為說明如下：

一、觀察現場

　　1.現場是否安全。
　　2.發生的狀況。
　　3.受傷的人數。
　　4.有無旁人協助。
　　5.表明自己身分。

二、初步評估

　　1.檢查意識並找出醫療警示牌。
　　2.檢查呼吸道是否暢通。
　　3.檢查有無呼吸。
　　4.檢查有無脈搏。
　　5.檢查有無大出血。

　　完成初步評估後，可以得知傷者有無意識與呼吸、呼吸道是否暢通、有無脈搏等狀況，再依其狀況儘快採取必要且適當的作為。可能的狀況有以下幾種：

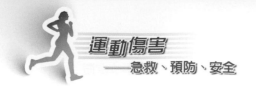
・狀況1：有意識、有呼吸、有脈搏→詢問事故發生原因及深入評估，必要時須打電話求救。

・狀況2：沒有意識、有呼吸、有脈搏→深入評估及打電話求救，然後讓傷者處於復甦姿勢（如**圖3-2**），保持其呼吸道暢通。

・狀況3：沒有意識、沒有呼吸、有脈搏→現場執行人工呼吸及打電話求救。

・狀況4：沒有意識、沒有呼吸、沒有脈搏→現場執行心肺復甦術（CPR）及打電話求救（如**圖3-3**）。

【步驟一】 施救者跪於傷者右側胸部旁，首先將其右手向其右側平移，置於與其肩同高。	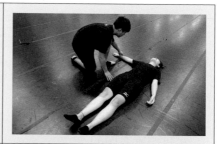
【步驟二】 將傷者左手舉起置於胸前，手掌貼於右肩上。	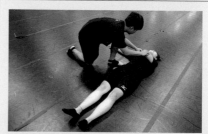
【步驟三】 將傷者左腿舉起置於右腿上，呈交叉狀。	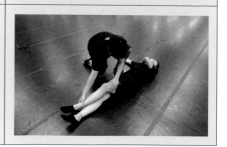

圖3-2　復甦姿勢施行步驟

【步驟四】 施救者面向傷者，左手掌輕扶貼其頸部，並輕輕扶起（注意力道輕，且扶起角度不可過大）。	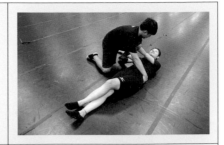
【步驟五】 右手抓住傷者左側褲腰處（腰部下側），以保持傷者身體呈一直線為原則，將其轉向施救者。	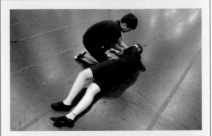
【步驟六】 右手將傷者左手小心地移至其頸部下方，手掌貼於地面，施救者再將其頭頸部小心地置放於其手背上。	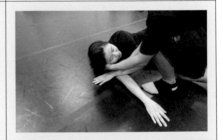
【步驟七】 將傷者上方側腿（左腿）前拉彎向腹部，使其呈側臥姿。	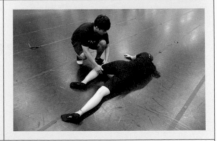

【重要原則】
1. 頭部的姿勢要能讓口中的分泌物流出。
2. 傷者姿勢必須保持穩定，且能平穩地轉回平躺姿勢。
3. 不可造成傷者胸部受到壓迫，影響其換氣。
4. 確保過程中不會造成傷者更嚴重的傷害。
5. 便於觀察和評估傷者的呼吸道。
6. 每30分鐘換邊一次。

（續）圖3-2　復甦姿勢施行步驟

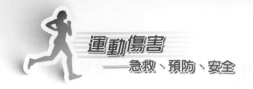
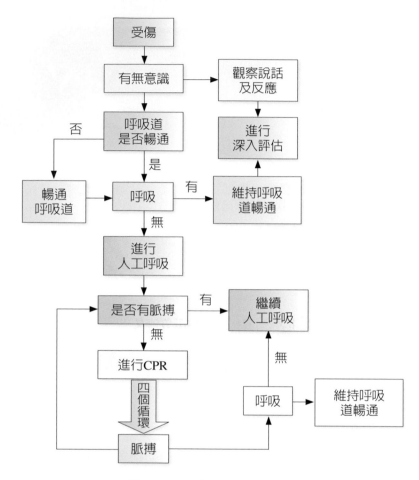

圖3-3 緊急事故處置流程圖

三、電話求助

1. 最好由兩人以上去打119電話。
2. 向對方說明意外發生的地點、明顯目標物、教室或房間號碼、此
   處的電話號碼、事發的層樓、發生狀況、受傷人數、傷患情況、
   正進行的急救作為以及打電話者姓名等。

3.為節省時間，最好派人在建築物外等待醫護人員並帶領至出事地
　　點。

4.確定對方清楚記下資料並等對方掛電話後再掛電話。

四、深入評估

1.詢問傷患本身感覺及受傷機轉。

2.檢查生命徵象：包括呼吸、脈搏、體溫、血壓、膚色、血液循環
　　等。

3.全身檢查：頭→臉部→頸→鎖骨→手→胸骨→肋骨→腹部→骨盆
　　→恥骨→背部→大腿→膝蓋→小腿→足踝→腳掌。

第三節　緊急事故處理策略

一、叫叫ABC

　　在運動場上發生意外，導致人員倒地不起時，此情況即屬緊急事
故。處理的基本策略就是評估傷者的狀況，如生命跡象（呼吸和血液循
環）。處理策略包括五個步驟：「叫叫ABC」（如**圖3-4**），分述如下：

「叫」：呼叫傷患，檢查意識狀態。

「叫」：請他人協助呼叫求救、打電話求援。

「A」（Airway）：以壓額抬下巴的方式暢通呼吸道。

「B」（Breathing）：檢查呼吸，若傷患無法呼吸時，則施行人工
　　　　呼吸。

「C」（Circulation）：檢查血液循環（脈搏），若傷患沒有脈搏
　　　　時，則施行心肺復甦術（CPR）。

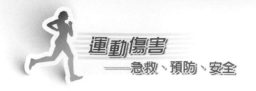
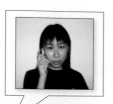

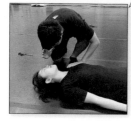

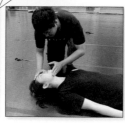

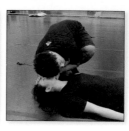

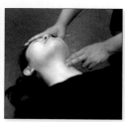

「叫」、「叫」　　　　　「A」　　　　　　　「B」　　　　　　　「C」

圖3-4　叫叫ABC步驟圖

二、叫叫CABD

　　衛生福利部（原衛生署）為促進民眾在專業人員抵達前，對突發性心跳停者的傷患進行第一時間的搶救，以提升存活率，於2011年公告新版CPR急救法，分為六個程序，簡稱「叫叫CABD」（步驟如圖3-5）。分述如下：

　　「叫」：確定病患有無意識及呼吸。

　　「叫」：呼叫救援，請他人協助撥打119求救，並請另一人立即將附近AED取過來。

　　「C」（Circulation）：施行胸外心臟按摩，壓胸30下。

　　「A」（Airway）：打開呼吸道，維持呼吸道通暢。

　　「B」（Breathing）：施予人工呼吸2次。

　　「D」（Defibrillation）：電擊除顫，依據AED機器指示操作進行急救。

自動體外心臟電擊去顫器（Automated External Defibrillator, AED）

2012年緊急醫療救護法修正通過，凡交通要衝、長距離交通工具、觀光旅遊地區、學校、大型集會場所或特殊機構、大型休閒場所、大型購物場所、旅宿場所，以及大型公眾育場或溫泉區等特定公共場所均應放置AED。其中亦規定救護人員以外的人以及沒有在值勤的救護人員，為了免除他人生命之急迫危險，在第一時間使用AED並且施予急救措施，適用民法、刑法緊急避難免責的規定（衛生福利部，2013）。

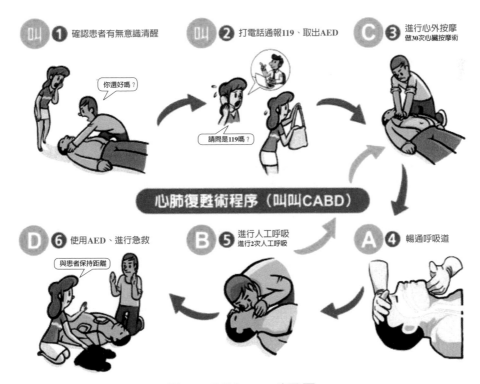

圖3-5 叫叫CABD步驟圖

資料來源：衛生福利部（2014）

胸外按壓（extrathoracic compression）

當心臟停止跳動，血液就無法進行循環，也無法將氧氣和養分輸送到重要的器官。人的腦部在血液循環停止4分鐘後，就會因為缺氧而造成損傷；缺氧超過10分鐘後，就可能會造成腦部死亡。

如果目擊者能在第一時間施行胸外按壓，就可以提供腦部含氧的血流，讓患者有機會可以恢復正常的心跳（衛生福利部，2014）。

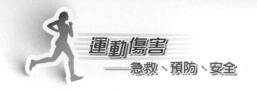

 引用書目及文獻

衛生福利部（2013）。〈公共場所必要緊急救護設備管理辦法〉。2014年8月26日檢索，http://tw-aed.mohw.gov.tw/

衛生福利部（2014）。〈公共場所民眾CPR+AED教材簡易版〉。2014年8月27日檢索，http://tw-aed.mohw.gov.tw/UploadContent/easy.pdf

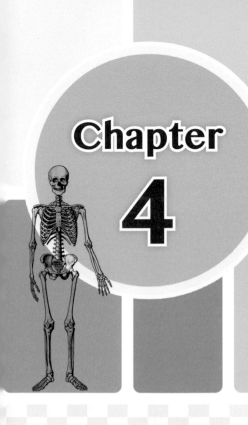

Chapter 4

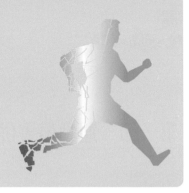

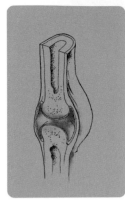

一般性運動傷害處置

學·習·目·標

■ 瞭解運動傷害可能的併發症
■ 瞭解急性運動傷害的處置策略與正確步驟
■ 瞭解各項常見運動傷害的成因、處置方法及預防策略

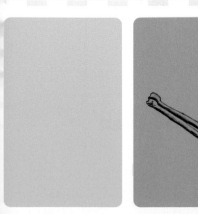

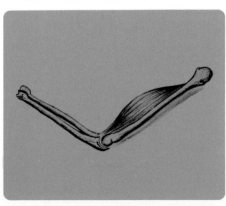

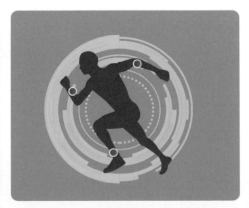

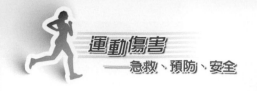

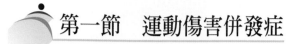 第一節　運動傷害併發症

運動傷害發生後，若未及時且妥善處理，會產生嚴重的後遺症或併發症。這些可能的後遺症或併發症，包括（賴金鑫，1992）：

1.患部腫脹加劇、瘀血塊增加。

2.肌纖維、肌腱或韌帶的斷裂程度惡化。

3.患部引發化骨性肌炎（myositis ossificans）。

4.肌肉和肌腱的收縮能力降低。

5.肌肉萎縮、肌力減退。

6.關節活動範圍減小或僵硬。

7.關節鬆脫不穩、軟骨破裂。

8.患部運動功能大幅減損，甚至長期無法恢復運動功能。

9.患部容易再度發生傷害。

化骨性肌炎

當肌肉受傷且合併有出血現象時，若未做好適當處置，肌肉會因再吸收不良而發生鈣化，此時患部仍隨意活動，鈣化情況會擴大，甚至可能引起出血，造成惡性循環，肌肉內會長出像骨頭般的硬塊，主要症狀是骨頭與肌肉交接處明顯鼓起（如圖4-1），患部會感到疼痛，活動也會受到限制。

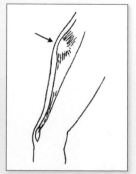

圖4-1　肌肉血腫

當肌肉發生急性拉傷時，未按照正確的方法處置，反而跑去讓國術師推拿、貼熱膏藥，以致患部肌肉出現紅、腫、痛等劇烈現象，此情形最容易演變成化骨性肌炎。一旦發生化骨性肌炎，在治療上非常棘手，且通常需要很長的治療時間（少則兩、三個月，多則半年以上），硬塊才會消除；如果處理不善，硬塊會越來越大，若欲手術去除，還須等半年以上，對選手的影響很大（賴金鑫，1992）。

第二節　急性運動傷害的處理策略

　　一旦受傷，急救處理的主要目的就是要減少體內出血、紅腫和疼痛的情形，同時避免傷口繼續惡化下去或出現併發症。運動傷害處理的策略，簡單地說，就是五個英文字母PRICE[1]，它分別代表五個處理步驟：保護P（protection）、休息R（rest）、冰敷I（ice）、壓迫C（compression）和抬高E（elevation）。PRICE的主要目的就是要達到迅速地止血、止腫、止痛。

一、保護（P）

　　受傷後的組織除了機械強度減低外，尚可能因疼痛而造成肢體動作協調不良，容易使組織再受到另一次傷害，因此傷害發生後，應迅速對受傷部位施予保護措施。此一步驟非常重要，卻又是最容易被忽略的。

---

[1] 早期運動醫學界所提出的急救步驟，僅止於ICE三個步驟；其後建議增加為RICE四個步驟；發展至今，乃提倡增加為PRICE五個步驟，至此傷害急救處理步驟已趨於完備。

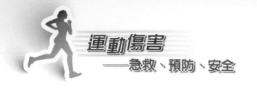
二、休息（R）

　　無論受傷嚴重程度，運動傷害發生後必須立即停止運動，否則除了受傷程度會加劇外，患部容易出血不止，因而形成血腫或水腫，如此將延長復原的時間。休息的方式除了停止運動、靜坐或靜臥外，亦可視受傷程度與種類，使用貼布或繃帶包紮，或以護木、護具固定，甚至使用拐杖（減輕傷肢負重）等方式，確保患部確實得到適當的休息。

三、冰敷（I）

　　局部冰敷可有效降低細胞代謝及對氧氣與養分的需求，因而減低組織壞死的程度，以及壞死組織釋放毒性物質的擴散速度。同時冰敷會造成血管收縮，增加血液黏稠度與降低微血管的通透性，減少組織的腫脹。冰敷的最佳時機是傷害發生初期立即實施，實施的方式是持續對患部進行局部冰敷，至少20～30分鐘。[2]

四、壓迫（C）

　　局部的外部壓迫可減少組織出血與防止血腫，甚至可以預防血塊堆積。實施壓迫的方法甚多，較方便的方式是使用彈性繃帶纏繞，冰凍處理過的繃帶更好，如此可同時兼具冰敷與壓迫的功能。若使用彈性繃帶纏繞時，必須特別注意患部周圍的血液循環狀況。

---

[2] 詳見第九章第一節冷療法。

五、抬高

抬高受傷部位可使患部組織的血壓降低，並增進靜脈回流，如此出血的情形可以獲得改善。抬高的肢體務必要有很好的固定，同時避免患部處於不穩定狀態，例如腳踝扭傷時，將腳跟置於桌子或椅子上，讓腳踝部位承受腿部重量，這就是一個典型的錯誤範例。

保護、休息、冰敷、壓迫、抬高等五個傷害急救處理策略必須在受傷後的一至三天持續地實施；夜晚睡覺時，可以適當地解除壓迫及暫緩冰敷，以利睡眠，並可避免阻礙血液循環，或避免發生凍傷意外。

以腳跟關節扭傷為例，傷害發生時要立即停止運動，並以雙手護住受傷部位，表現出已受傷的情狀，避免他人在未知的情況下，繼續施予碰撞而導致二次傷害（P）。受傷時，若患者無法自行移往安全地點休息時，應請旁人協助扶持，不可勉強移動，以免受傷程度加劇（R）。待休息環境安全無虞後，應立即脫去鞋子對患部施予冰敷（I），同時使用彈性繃帶將之包紮起來，或用雙手在患部後端做持續性壓迫（C），並且抬起高於心臟（E）。冰敷時間的長短得視受傷的嚴重程度，一般輕微的傷害至少24小時，嚴重的至少72小時之內要不斷施予間歇性冰敷；冰敷時，彈性繃帶也要配合間歇性的拆綁；傷害發生後的前兩、三天，儘量抬高患部，可以減少疼痛的程度。[3]

第三節　常見的運動傷害

一般性運動傷害概分為挫傷、擦傷、裂傷、扭傷、拉傷、脫臼、骨折及肌肉痙攣等，這類的傷害多半與肌肉、關節、韌帶、骨骼等部位或

---

[3] 詳見第九章第一節冷療法。

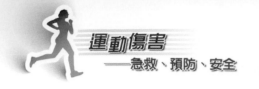
組織有關,且通常是屬於急性的運動傷害,須立即處理。以下即針對諸項傷害類型,詳述其個別之發生原因、症狀及處理策略。

一、挫傷

係因受到打擊、碰撞、撲倒等鈍力直接撞擊身體,而導致皮下軟部組織的損傷。例如眼部受到外力撞擊而形成俗稱的熊貓眼,即是典型的例子(如**圖4-2**)。一般而言,頭部、顏面、胸部和腹部等部位發生挫傷時,極易導致如腦震盪、腦內出血、視網膜破裂或剝離、肋骨斷裂、氣胸、內臟損傷等併發症。

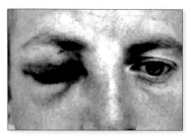

圖4-2　眼部挫傷

(一)挫傷的主要症狀

挫傷的主要症狀包括患部疼痛、腫脹和因出血導致的瘀血現象,分述如下:

1. 疼痛:患部會有自發性疼痛或壓痛,若深及骨膜,疼痛會更加劇烈。
2. 腫脹:因組織受損,患部周圍組織液、血液和淋巴液滲出而腫脹。
3. 出血:由於外力撞擊導致微血管或小靜脈破裂而出血,皮下因血液擴張,出現血斑和血腫。不久之後,血斑和血腫會逐漸變成暗紫色而形成所謂的瘀血。約1～2週後,顏色漸漸變淡至淡黃色,瘀血即可慢慢消失。

如何消除瘀血？

瘀血的形成係因撞擊使血管壁破裂，導致血液流出血管外並聚集於皮下而形成。當皮下組織發生挫傷時，應立即對患部施予冰敷（傷害發生初期24小時），可有效降低瘀血情況；待瘀血情況不再惡化後（約傷後48小時），可開始施予熱敷。因為熱敷可促進患部的血液循環，以及提高患部組織的新陳代謝率，故能有效加速組織對瘀血的吸收和代謝，達到散瘀的效果。切記！期間嚴禁對患部搓揉或按摩，否則瘀血情況恐更加嚴重。

(二)PRICE五原則

發生挫傷時，若無其他併發症，可按PRICE五原則處理。

1. 保護（P）：儘快將受傷部位保護起來，避免發生二次傷害。
2. 休息（R）：立即停止運動，防止患部出血、腫脹加劇。
3. 冰敷（I）：馬上施予局部冰敷，至少20～30分鐘，且傷後24小時內亦應持續進行冰敷。
4. 壓迫（C）：冰敷期間同時以彈性繃帶或海綿包紮做持續性地壓迫，以防止出血和腫脹。
5. 抬高（E）：若為手腳部位受傷，應將患部抬起高於心臟，以改進血液和淋巴的循環，防止充血並促進消腫。

二、擦傷

係因皮膚受摩擦而引起的傷害，易發生於身體接觸性的運動項目，較常發生於額頭、膝、肘、手掌等部位。

擦傷最明顯的症狀就是破皮，因此最重要的處置策略就是要防止傷

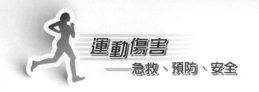
口受到細菌感染。一旦發生擦傷時，應該立即清洗傷口並消毒，然後敷上軟膏，待傷口慢慢結痂，即可自然痊癒。期間切勿讓傷口碰觸到水，盡可能保持傷口乾燥，如此可使傷口順利結痂，早日痊癒，亦可防止傷口受到感染、化膿。

發生擦傷時，傷口可能會附著沙子、泥土等雜質，為避免殘留於傷口內，以及發生細菌感染，消毒敷藥前應確實用清水或生理食鹽水清洗乾淨。

三、裂傷

係因外力碰撞所致，傷口細而長，常發生的部位是顏面，尤其是上眼窩部位。

發生裂傷時，若傷口周圍有睫毛或眉毛等毛髮，應先行剃除，然後進行消毒後並敷上清潔的紗布。發生出血時，應以清潔的紗布直接敷在傷口上，再施予適當包紮壓迫止血，但時間切勿過長，以免組織壞死。一般而言，裂傷的傷口較深，不易癒合，通常須進行手術縫合。復原期間不可讓傷口碰觸到水，以防感染、化膿。若傷後12小時仍未處理，細菌可能侵入深部，易造成感染，不可輕忽。

四、扭傷

係因身體某部位受強力拉扯而導致一條或多條的韌帶損壞或斷裂的傷害。運動場上最常見的扭傷部位為踝關節，此部位扭傷又區分外側踝關節扭傷（內翻）和內側踝關節扭傷（外翻）兩種，此種傷害俗稱「翻船」。根據統計，外側踝關節扭傷的發生率是內側踝關節扭傷的四倍，而較容易發生扭傷的運動項目通常是需要左右快速移位或較多身體接觸的運動，例如籃球、足球、舞蹈、網球、羽球、桌球等。此外，有天生

韌帶鬆弛現象或過去曾發生此類傷害者，日後的再發機率相對較一般人高出許多。

　　扭傷發生之際，嚴重時會聽到患部有「啪」的聲音（係韌帶斷裂所發出的聲響），且患部通常會有不同程度腫脹現象出現。扭傷依受傷的程度可分為輕度、中度及嚴重三種（如**圖4-3**），而處理方法即因受傷程度不同而有所差別，不過初期治療原則是一致的，那就是防止大量出血和腫脹，具體的作法是立即以PRICE五原則進行緊急處置。其他詳細處理方法，分述如下：

(一)輕度扭傷

　　僅一部分韌帶被拉扯斷裂，腫脹不嚴重，範圍也比較小。處理方法是立即冰敷，抑制皮下出血及腫脹，睡前可將患部抬高，同時施以冰敷。必要時可施以貼布包紮，或以彈性繃帶包紮固定關節保護韌帶，如此可以避免患部受到進一步傷害。第三天後可用水沖洗患部促進消腫，並繼續固定患部，一週左右即可復原。一般而言，輕度扭傷部位若能施予適當的貼紮固定和保護，通常可允許繼續參加比賽。

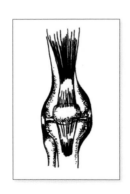
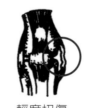

輕度扭傷	中度扭傷	嚴重扭傷
部分拉長	部分斷裂	完全斷裂

圖4-3　不同扭傷程度比較圖

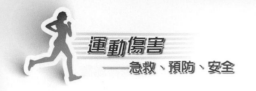

(二)中度扭傷

韌帶斷裂近半，可能傷及關節囊，疼痛和腫脹較嚴重，範圍也較廣。若傷及關節囊，可能導致血液積留關節內。發生中度扭傷時，關節會全面緊張腫脹，韌帶活動會感覺疼痛，但不會搖擺不定。處置方法是立即冰敷，防止持續腫脹，然後用貼布或彈性繃帶包紮或石膏固定至少三週。其後，繼續練習或比賽時，最好持續包紮固定，以防再度傷害。

(三)嚴重扭傷

韌帶完全斷裂，患部有劇烈疼痛感和腫脹現象，且由於缺乏韌帶的支撐，該部位關節會搖搖晃晃無法固定。處置方法是立即冰敷，待腫脹不再惡化後（即出血停止）再以石膏固定。嚴重時，必須以鋼釘固定。

三種不同程度的扭傷，僅輕度扭傷可自行處理外，中度和嚴重扭傷均必須儘早送醫診治，自行不當處置或延誤醫治時間，都可能妨礙韌帶癒合，甚至導致關節鬆脫不穩、活動範圍變小、容易再次發生傷害等併發症或後遺症。

五、拉傷

當肌肉在做離心收縮時[4]，肌肉與肌腱或肌腱與骨骼連接處發生強力拉扯而導致不同程度的剝落或斷裂。較常發生部位是「大腿後肌群」，又以田徑短跑選手為好發族群。發生拉傷的主因多半是因為肌肉本身柔軟度不足或因疲勞導致肌肉僵硬、肌力不足所引起，其他包括運動前缺乏充足的熱身運動、訓練方式不當或過度訓練、收縮肌與拮抗肌

---

[4] 重量訓練過程包含向上舉起和輕輕向下兩個階段，向上舉起的過程屬於「向心收縮」，向下輕放的過程則屬於「離心收縮」。向心收縮時，肌肉長度變短；離心收縮時，肌肉長度變長。

的協調性不佳或舊傷未痊癒等亦是可能的成因。[5]

拉傷依照受傷程度，區分為輕度、中度及嚴重三個等級（如圖4-4）。不同等級所產生的症狀也有程度上的差異，分述如下：

(一)輕度拉傷

肌纖維斷裂程度輕微，因此只會產生些微的腫脹與疼痛，肌力與活動度的喪失也較不嚴重。

(二)中度拉傷

部分肌纖維斷裂，腫脹、疼痛與肌肉功能喪失均較輕度拉傷嚴重，尤其是功能喪失部分會明顯許多。傷後數日，皮下也會有明顯的瘀血浮現。

(三)嚴重拉傷

肌纖維完全斷裂，患部有明顯的凹陷現象，肌肉功能的喪失更加明顯。

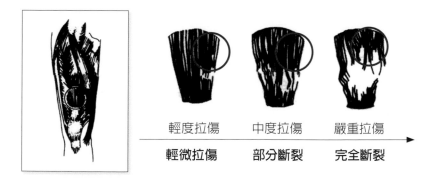

輕度拉傷	中度拉傷	嚴重拉傷
輕微拉傷	部分斷裂	完全斷裂

圖4-4　不同拉傷程度比較圖

---

[5] 當你做一個動作時，肌肉群處於對抗狀態，此種與主要的動作從事相反的動作表現者，即稱為「拮抗肌」。

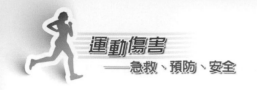
　　發生拉傷時，首先觀察患部的腫脹與瘀血狀況，再進一步觸摸患部周圍，以瞭解是否有肌肉凹陷現象，如此可大致掌握拉傷的程度等級。拉傷發生初期（急性期，即傷後前三日），立即採PRICE五原則進行緊急處置，以控制腫脹與疼痛。之後，可改採熱療法或冷熱交替療法，以加速傷口癒合及恢復彈性。在此期間，盡可能在疼痛忍受範圍內儘量做肌肉伸展活動，以增加肌肉的伸展範圍及關節的活動範圍。[6]

　　一般而言，輕度和中度拉傷經正確急救處置後，一週內可恢復正常的步行動作，三至四週左右可從事輕微活動，日後則應逐步增加該部位的柔軟度與肌力，特別是離心收縮的能力，以降低再次傷害的機率。若是屬於嚴重性的拉傷，則需要外科手術縫合和長期的復健，才能恢復運動能力。

六、脫臼

　　又稱「脫位」，係受外力直接撞擊或其他原因，導致關節骨端離開關節囊向外脫出。根據病因，可分為外傷性、習慣性、病理性及先天性脫臼四種。臨床上以外傷性脫臼較為常見，多發生於肩、肘、指、髖等部位關節。按脫出程度，可分為全脫和半脫兩種；按脫出方向，則又可分為前、後、上、下及中心脫臼等。

　　脫臼的臨床主要症狀是患部會有腫脹、劇痛，並有明顯畸形及功能障礙；嚴重時，甚至會有出血現象。

　　脫臼的處置除了指關節脫臼可以嘗試自行處理外，其他部位脫臼均應送醫處理，以免弄巧成拙。[7]脫臼處理不當，腫脹會更加嚴重，且會導致肌肉短縮，神經也容易受到波及，若是肩關節脫臼則容易演變成習慣性脫臼。

---

[6] 詳見第九章運動傷害療法。
[7] 運動場上常見因接球動作不當或受到碰撞導致指關節脫臼，俗稱「蘿蔔指」。

發生脫臼時，應先檢視並確認受傷部位及傷勢狀況，在送醫救治前，先施予適當的固定包紮，同時注意患者是否出現休克徵兆。若不會引起不適，應在患部做冰敷處理。若發生頸椎脫臼，患者頸部將動彈不得，也可能手臂麻木，嚴重時也可能因呼吸麻痺而喪命，因此必須妥善處理，儘速送醫救治。現場的處置是先固定頸部，然後再用擔架搬運將患者緊急送醫，若無適當擔架可供搬運時，最好使用木板搬運，千萬不可將患者背負於肩上，且搬運途中勿使其頭部搖晃。

七、骨折

係因用力過猛的錯誤動作或突如其來的外力撞擊造成骨頭變形、碎裂或折斷。此外，長期反覆累積的壓力也可能致使肢體某一特定部位發生骨折現象，稱為疲勞性骨折（fatigue fracture）或壓力性骨折（stress fracture），這種情況最常見於馬拉松選手，而最常發生的部位包括脛骨、腓骨、蹠骨等。

骨折有閉鎖式骨折和開放式骨折之分，兩者在外觀上所顯現的形態差異甚大，很容易加以分辨，在運動中所發生的骨折多屬前者。分述如下：

1. 閉鎖式骨折（如圖 4-5）：骨頭斷裂、變形或粉碎，但無外傷現象。
2. 開放式骨折（如圖 4-6）：骨頭斷裂導致外傷，並且露出傷口外。

由於骨頭本身沒有神

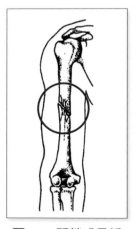

圖4-5 閉鎖式骨折

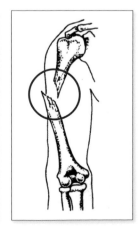

圖4-6 開放式骨折

經，但骨頭外部的骨膜有密集的神經，因此骨折時會有劇烈的疼痛感；同時可能併發皮下出血、腫脹和周圍大神經、動靜脈的壓迫及損傷、碎骨聲、功能喪失、骨骼變形、假關節活動及骨摩擦聲等。若是多發性骨折（係兩處以上骨折）、骨盆骨折、股骨骨折、脊柱骨折及嚴重的開放性骨折，患者甚至可能會因為廣泛的軟組織損傷、大量出血、劇烈疼痛或併發內臟損傷等而引起休克現象。

　　發生骨折時，應先用夾板、繃帶或三角巾將患部做適當包紮固定，使患部不再活動，稱為「臨時固定」，這是處理骨折的重要急救程序，其目的在減輕疼痛、避免再損傷，以及便於轉送醫院救治。如有休克現象時，處置原則是先抗休克，後處理骨折。如有傷口出血，應先清理傷口並用乾淨棉花或毛巾等物品進行加壓包紮止血，然後再固定骨折部位（如圖4-7、圖4-8、圖4-9）。[8]

八、肌肉痙攣

　　俗稱「抽筋」，係人體局部肌肉突然不自主地收縮，而呈攣縮狀態，即使患者集中精神亦無法讓該肌肉自行放鬆。運動時最常發生肌肉痙攣的部位，包括小腿的腓腸肌、大腿的股四頭肌、腹部的腹直肌和腳趾等。

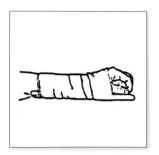

圖4-7　手部骨折固定

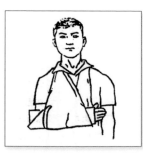

圖4-8　前臂骨折固定

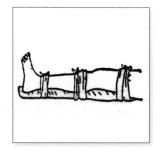

圖4-9　髕骨骨折固定

---

[8] 詳見第十章止血與包紮。

臨時固定的注意事項

1. 包紮固定前切勿無故移動傷肢，若為了讓傷口暴露，可剪開衣物，但不要脫，以免因不必要的移動而增加傷者的痛苦和傷勢。
2. 包紮固定時勿試圖整復骨折部位，若畸形嚴重時，可順傷肢長軸方向稍加牽引。
3. 夾板的長度和寬度要與骨折的肢體相稱，長度須超過骨折部位的上、下兩個關節。如果沒有夾板，可就地取材（如樹枝、木棍、球棒、硬紙板等），或將傷肢固定在傷者的軀幹或健肢上。
4. 夾板與皮膚之間最好墊上軟物，如棉墊、紗布等。
5. 包紮時鬆緊要合適、牢靠。過鬆則失去固定的作用，過緊會壓迫神經和血管。四肢骨折固定時，應露出指（趾）尖，以便觀察血液循環情況。如發現指（趾）尖蒼白、冰涼、麻木、疼痛、浮腫和呈現青紫色等徵象時，應鬆開夾板，重新固定。

　　肌肉痙攣的成因極多，一般認為與肌肉過勞或受傷有直接關係。以下即是一些較容易發生肌肉痙攣的情況：

1. 持續運動時間太長且所穿戴之衣物鞋襪或護具過緊，使肌肉維持收縮狀態，導致血液循環不佳，產生局部缺氧和代謝廢物堆積。
2. 在炎熱天氣下從事激烈運動，身體大量流汗，鹽分流失過多，導致體內電解質缺乏或不平衡。飲食中的礦物質含量不足、嚴重腹瀉、嘔吐等也會影響肌肉收縮。[9]
3. 身體能力不足，加上不適當的姿勢從事運動，導致肌肉肌腱輕微

---

[9] 鈉離子（Na^+）和鉀離子（K^+）均為神經刺激傳導和肌肉收縮的重要媒介，當人體發生鹽分流失過多、腹瀉和嘔吐等情況時，均會導致血液中濃度大幅降低，此時容易出現神經傳導異常而發生肌肉痙攣。

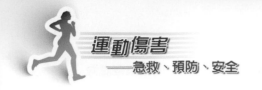

受傷，因此引起痙攣作爲停止運動的警訊。

4.周圍環境溫度突然改變使肌肉急遽收縮。

5.心情太過緊張，使得肌肉緊繃、協調性降低。

6.運動強度驟增或突然改變運動方式而促使肌肉急遽收縮。

7.劇烈運動前熱身不足。

當發生肌肉痙攣時，該部位肌肉會顯得非常僵硬，並迫使附近關節無法活動，而且會有劇烈的疼痛感。此時應立即停止運動，坐下來或躺下來休息，自己設法抓住痙攣的肌肉，緩慢而持續地伸展拉長該肌肉，使其到達應有的活動角度即可。千萬不可用力叩打肌肉或將肌肉過度拉長，以避免疼痛加劇或造成肌纖維斷裂。例如小腿腓腸肌抽筋時，應採坐姿體前彎的伸展動作緩慢而持續的將之拉長，但腳板向前按壓不可超過90度；若是大腿後肌抽筋時，膝關節要伸直，但不可用力把腳或小腿突然抬高，否則會拉傷大腿後肌。[10]如果抽筋時間長，最好於解痙後能施予局部熱療，例如泡熱水、噴或擦一些如肌樂、擦勞滅的鬆筋藥水或藥膏，如此可以迅速消除局部肌肉痠痛。

肌肉痙攣是運動時最惱人的傷害之一。因爲它是極常且極易發生的一種傷害，而且一旦發生，除了進行必要的處置外，一般都無法繼續運動。因此運動前、中、後做一些必要的措施，可以有效預防或降低肌肉痙攣的發生，例如：

1.運動時和日常飲食中皆能注意補充足夠的水分和電解質（如運動飲料、香蕉、柳橙汁等）。

2.運動時不穿太緊或太厚重的衣褲、鞋襪或護具。

3.激烈運動前要先做充足的熱身運動和伸展操。

4.不過度運動或持續太長時間的運動，避免讓肌肉過度勞累或超過負荷。

---

[10]詳見第十三章伸展運動。

5.運動時心情放鬆使肌肉協調。

6.運動前對易抽筋的肌肉做適當的按摩。

7.在寒冷環境下運動須注意保暖，游泳後應立即更衣。

8.避免在高溫濕熱的環境下運動。

九、肌肉痠痛

因運動而引起的肌肉痠痛，對時常運動的人而言，是很普遍的傷害經驗；對甚少運動的人而言，突然一次激烈的運動，除了發生運動傷害的機率高之外，更容易產生肌肉痠痛的現象。一般來說，運動引起的肌肉痠痛可以分為急性肌肉痠痛與慢性肌肉痠痛（或稱遲發性肌肉痠痛）兩種。分述如下：

(一)急性肌肉痠痛

係因運動過程中血液循環不良導致肌肉暫時性的缺血，而在缺血的情況下，代謝產物無法及時清除而堆積在肌肉中，當代謝廢物愈積愈多時，便會刺激痛覺產生。一般只有肌肉做激烈或長期的活動下才會發生，當減少肌肉收縮的強度或完全停止運動後，肌肉的血流量便會增加，痠痛症狀即可迅速減輕，甚至消失。急性肌肉痠痛通常會伴隨肌肉僵硬現象，臨床上常被誤認為是肌肉拉傷。

(二)慢性肌肉痠痛

係指肌肉痠痛現象並非在運動中發生，而是在停止運動後一段時間（數小時到24小時左右）才出現，並且持續的時間很長（約1～3天左右）（賴金鑫，1992），通常痠痛感在運動停止後的24～48小時之間最為強烈。這種痠痛可能和肌纖維損傷有關（林正常，2002），而痠痛的程度則與肌肉收縮的形式有關，其中以離心收縮最容易造成慢性肌肉痠痛，等張收縮最不顯著。肌肉有慢性痠痛的情形出現時，肌力會明顯下降。

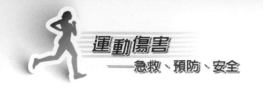

一般認為肌肉痠痛是乳酸堆積所造成的觀念並非全然正確，例如較少使用或訓練肌肉突然進行激烈或過度反覆的活動，這種情況所引起的肌肉痠痛，乃是因反覆積累的微細損傷而引起的一種慢性肌肉痠痛。

不論是急性或慢性肌肉痠痛，最有效的處理方法就是休息和熱療。如果已有肌肉痠痛現象，應立即休息，不宜再過度活動，否則易產生更嚴重的傷害。運動停止後，可將患部置於熱水中，邊做伸展運動邊按摩，症狀很快即可減輕或消失。

肌肉痠痛主要是因肌肉缺血和肌肉損傷所引起的，最佳的預防之道便是以漸進的方式進行肌肉活動，使肌肉能夠負荷繁重或多次的反覆運動。其他有效的預防方法包括：

> **乳酸堆積**
>
> 係激烈運動的過程中，人體需要大量能量，此時人體內乳酸的生產比組織移走的速度高，使得組織內的乳酸濃度提高，會有肌肉痠痛、乏力等難受的生理反應。

1. 減少肌肉進行持續性的等長收縮或離心收縮。
2. 儘量避免長時間集中練習身體某一部位，以免局部肌肉負擔過重。
3. 激烈運動前，加強熱身運動和伸展運動，適度地拉長肌肉、肌腱。
4. 激烈運動後，除了進行一般放鬆活動外，應針對活動量大的肌肉進行靜態式伸展運動，以預防局部肌肉痙攣。
5. 不要過度運動或訓練，運動量要逐漸增加且運動強度不宜太強。
6. 運動要遵守漸進原則，由慢而快，由輕而重。
7. 口服維生素C有促進結締組織中膠原合成的作用，可加速受損組織的修復和緩解痠痛（醫學百科，2015）。

十、內臟損傷

　　從高處墜下、腹部遭受撞擊或被他人踢中時均可能發生內臟損傷，如肝臟、脾臟、腎臟或膀胱破裂等。內臟發生損傷時，外表皮膚毫無受損跡象，因此判斷極為不易。這類傷害屬嚴重性傷害，傷者可能因為合併內出血或休克而導致死亡，千萬不可輕忽。

　　腹部或腰部受撞擊或被踢打後，當下可能不感覺到痛，隨後疼痛感逐漸增加，最後臉色蒼白，脈搏漸弱，這是內出血的徵兆。當發生內臟損傷時，往往會引發休克，尤其是女性更容易發生休克現象。

　　若判定為內出血時，應立即仰臥，冷敷疼痛部位，如果是肝臟部位則冷敷右側腋，腎臟部位則冷敷第十二肋骨附近，膀胱部位則冷敷下腹部。若出現休克現象時，傷者血壓會降低，體溫喪失，此時要注意保溫。如在夏天，不可讓傷者直接躺臥在地上，應墊上如毛巾或衣物等隔熱物。

十一、頭部損傷

　　係因頭部遭外力撞擊而損傷，俗稱「腦震盪」。被外力擊中頭部而倒地不起，或者衝撞、墜落或跌倒時，都可能造成頭部損傷。

　　頭部損傷極易置人於死地，至於何種情況會發生不幸事件則不易判別。一般而言，若頭部遭受外力撞擊而出現下列症狀時，就應該懷疑可能有頭部損傷現象，必須特別處理及照顧。

1.嚴重休克時。
2.發高燒，尤其在24小時內高燒達40度以上時。
3.昏睡程度相當嚴重，時間過長時。
4.頭部損傷後不久，全身引起痙攣時。

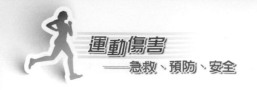
5.有噁心、嘔吐、走路不穩、單側手腳無力、頭重腳輕等現象（蔡明世，2012）。

6.一段安靜時間後，突然引起意識障礙時。

7.恢復意識後，行為變得相當粗暴，動作相當粗魯時。

　　輕微的頭部損傷只要讓傷者安靜躺下休息，不久即可恢復意識。一旦有上述情況時，則必須立即送醫診治，以防止病情惡化。頭部受傷時，應使傷者安靜橫臥並冷敷頭部，頭部以外的部位則須注意保溫。[11]

十二、出血

　　係因撞擊、跌倒或遭利器刺割等意外導致血液從動脈、靜脈或微血管流出，可能是流出體外的「外出血」或不流出體外的「內出血」，兩者均可能造成危險情況。尤其是內出血，因不流出體外，外觀不易察覺是否出血，因此比較容易因出血過多導致休克，甚至死亡。運動時若遭激烈碰撞而感覺身體不適時，最好立即送醫接受詳細檢查，確定有無內出血。

　　出血會因血液流失而導致血流量降低、心跳速率加快、血壓下降。若出血嚴重或失去控制將產生休克現象，嚴重者可能死亡。因此處理出血的最重要步驟就是止血，而體外出血的處理方法，包括直接加壓止血法、抬高傷肢止血法、夾板固定法、止血點止血法、冰敷法和止血帶止血法等。當意外發生時，對外傷出血者能妥善予以止血處理並迅速送醫，即可使傷害減至最低；若發生碰撞時，一旦懷疑可能有內出血情況時，務必立即送醫檢查和處置。[12]

---

[11] 詳見第八章頭胸腹部傷害的處置。
[12] 詳見第十章第一節止血法。

十三、休克

受傷時，體內血液可能出現暫時性停止流動，導致組織長時間缺乏血液和氧氣，因而造成組織的損傷，可能危急生命的一種現象，此情況即稱為「休克」（shock）。引起休克的原因很多，在臨床上亦有多種分類方法，至今尚無一致意見，一般是採病因學分類，將休克分為以下幾類（邱艷芬，2010）：

(一)低血容量性休克（hypovolemic shock）

指由於循環血量過低引起循環衰竭的休克，其危險因子包括創傷、出血、燒傷、中暑、嘔吐或腹瀉造成的體液流失。

(二)散布性休克（distributive shock）

指由於血管擴張或血管張力下降，血液散布至擴建之血管，導致循環血量過低引起循環衰竭的休克。目前歸類為散布性休克者包括：神經性休克、過敏性休克與敗血性休克。主要的危險因子包括過敏性反應、血管的神經支配喪失、嚴重的敗血症等（黃玉純，2015）。

(三)心因性休克（cardiogenic shock）

指循環之衰竭係因心臟幫浦功能不足引起者，可分急性發生與慢性發生兩型。急性心因性休克常因心肌梗塞、心律不整而起；慢性心因性休克則起因於高血壓、瓣膜疾病、先天性畸型進展至鬱血性心臟衰竭。

(四)阻塞性休克（obstructive shock）

指由於回心血受阻、心排出受阻或心舒張受阻，導致心搏出量減少，循環衰竭的休克現象，主要成因包括危險性壓力性氣胸、肺栓塞與心包填塞。其中危險性壓力性氣胸主要發生於胸部外傷病患；肺栓塞的

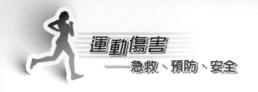
危險族群包括長期臥床、深部靜脈血栓、長骨骨折或手術、心律不整、瓣膜性疾病及有血栓形成傾向者；而心包填塞則以接受導管檢查、開心手術、胸部受傷者，以及心包膜炎、心包膜黏膜沾黏者等為危險族群。

　　休克初期，傷者神志清醒，但會表現出害怕、焦慮、激動或煩躁不安等情緒不穩定的樣子，面色及皮膚蒼白，嘴唇和指甲略帶青紫，冒冷汗，肢體濕冷，以及包括暈眩、噁心、疲倦、衰弱、口渴、脈搏弱而快、呼吸淺而快等徵象。中、後期時，傷者神志尚清楚，但有意識模糊、反應遲鈍、表情淡漠、軟弱無力、脈搏細微（按壓稍重即消失）等徵象。重度休克時，傷者會呼吸急促，甚至陷入昏迷狀態。

　　當傷者有休克現象時，現場應依照下列原則和步驟加以處置：

1. 脈搏和呼吸正常且有意識時，若沒有頭部或脊椎傷害，可讓傷者躺在地上，臉朝上，腳略提高。
2. 脈搏和呼吸正常但無意識時，可讓傷者處於復甦姿勢。[13]
3. 傷者有任何頭部或脊椎傷害的可能時，應讓其平躺在地上，臉朝上。
4. 若傷者所處環境有安全疑慮時，應運用適當的搬運法將其移至適當地點。[14]
5. 隨時注意傷者體溫變化，並盡力維持其正常的體溫。
6. 若有出血或其他傷害時，應適時並妥善處理。
7. 必要時，施予人工呼吸或心肺復甦術。
8. 盡量讓傷者鎮靜下來，不要過度驚嚇，讓他放心。
9. 處理傷者同時應尋求醫療救援。

---

[13] 請參閱第三章第二節之圖3-2復甦姿勢施行步驟。
[14] 請參閱第十一章傷患搬運。

處理休克時的注意事項

1. 勿將傷者的頭部抬高，若懷疑有頭部或脊椎傷害時，應使其平躺並固定頭部與頸部。
2. 勿給傷者任何食物或水。
3. 勿覆蓋任何衣物，特別是當傷者已感到熱時。
4. 勿抬高傷者腳部，當傷者感到呼吸困難時，應將其頭部抬高。

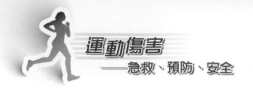
 引用書目及文獻

林正常（2002）。《運動科學與訓練》。新北市：銀禾文化事業有限公司。

邱艷芬（2010）。〈休克之生理監測與臨床評估〉。《護理雜誌》，57(1)，5-10。

黃玉純（2015）。〈外傷休克〉。取自實證醫學與知識學習系統網站，www.wanfang.gov.tw/ebm/ebn/class_files/advance_files/N2/5x13/N2-02.ppt

蔡明世（2012）。〈頭部外傷的迷惘〉。《科學發展》，473，48-52。

賴金鑫（1992）。《運動醫學講座第一輯》。台北市：健康世界雜誌社。

醫學百科（2015）。〈肌肉酸痛〉。2015年2月11日檢索，http://cht.a-hospital.com/w/%E8%82%8C%E8%82%89%E9%85%B8%E7%97%9B

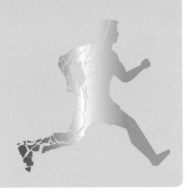
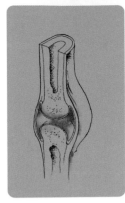

Chapter 5

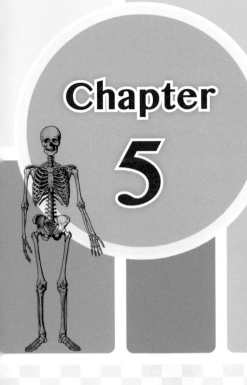

特殊性運動傷害
的處置

學·習·目·標

■ 瞭解熱傷害的成因、處置與預防方法
■ 瞭解凍傷害的成因、處置與預防方法
■ 瞭解紫外線的種類及其可能引起的傷害及預防方法
■ 瞭解與鞋子有關的運動傷害及其處置與預防方法

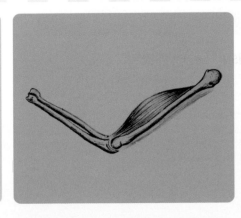

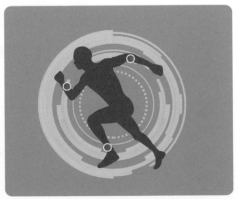

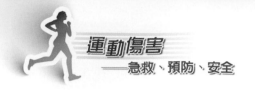
第一節　熱傷害

　　人類是屬於恆溫動物，具有很好的控溫能力，能夠忍受極熱的氣候。「下視丘」是人體體溫調節中樞[1]，當體溫過高時，身體會透過輻射、傳導、對流、蒸發和排泄等方式來散熱（如**圖5-1**）。但是在高溫溼熱的環境下從事運動，體內產生或吸收過多的熱量而無法正常排除，加上體內水分散失過多，導致體溫調節中樞無法正常運轉，此時將有發生熱傷害的危險。

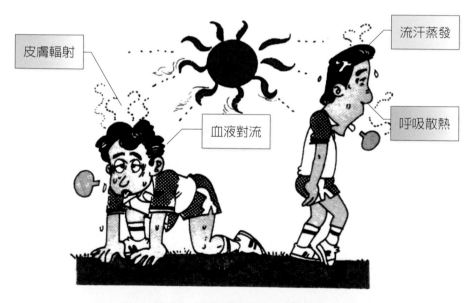

圖5-1　身體散熱機制示意圖

---

[1] 下視丘（hypothalamus）位於腦的底部，由幾個不同區域所組成，體積小如一粒豆子，重量約僅腦部重量的1/300，不過它負責許多相當重要的行為功能，如體溫、情緒、飽食、口渴、性行為、睡眠等。

所謂熱傷害，係由於人體調節體溫的散熱功能發生障礙，因而引起各種疾病或功能失調的現象。人體本有極佳的體溫調節機制（如**表5-1**），可在極低溫和極高溫的環境中生存。但若人體內中心溫度變化幅度超過攝氏4度以上時，生理和精神層面的活動力都會受到影響。一般而言，人體對寒冷的抵抗力遠勝過對炎熱的耐受力，因此體溫調節的主要作用在保護身體組織不致於因過熱而發生障礙（賴金鑫，1992）。

　　近年來，台灣本島受地球生態環境改變影響，夏季氣溫動輒35℃以上，使得學校或軍事單位時有因高溫酷熱導致熱傷害情事發生。為此，國內各級學校及國軍部隊均已明文規定「氣溫超過32℃，相對溼度超過80%時，應停止戶外活動課程與軍事訓練活動」，目的即在預防發生熱傷害。

　　在探討熱傷害的起因與處理策略前，讓我們先瞭解人體對熱的反應（如**圖5-2**）。當人體處於高溫溼熱的環境下，或者長時間的運動時，體內溫度會不斷升高，為達到散熱的目的，體表血管會擴張，藉著血液循環將體熱由中心帶到體表周圍，一方面利用大量流汗來蒸發散熱，一方面由增加呼吸量將熱排出體外。

　　當人體的散熱機制發生障礙時，就會引起各種的熱傷害。例如太陽底下站立過久，造成下肢血管過度擴張，使得大部分血液滯留在下肢部位，而流回心臟的血液量大減，血壓降低，患者會出現臉色蒼白和視力模糊的「熱暈厥」（heat dizziness）現象；如果持續大量流汗，導致體內的水分和鹽分流失過多，前者容易引起「脫水」（dehydration）和「熱

表5-1　運動時熱的獲得與散失

熱的獲得	熱的散失
・基本生理代謝 ・肌肉活動 ・地面傳導 ・太陽輻射	・直接傳導至體表 ・空氣或水流的傳導與對流 ・呼吸散失 ・汗水蒸發 ・尿液排泄

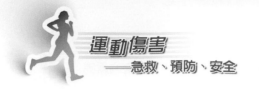

衰竭」（heat exhaustion），後者容易發生「熱痙攣」（heat cramp）；又如果人體排汗功能發生障礙（減少排汗、甚至停止排汗）時，體溫會迅速上升，此時極可能引發嚴重的「熱中暑」（heat stroke）現象。

臨床上，常見的熱傷害包括熱痙攣、熱暈厥、熱衰竭和熱中暑等四種。脫水通常未被列入熱傷害的範疇，其主要是因為在一般情況下很少會出現脫水現象。但在運動的場域中，常因大量流汗而使體內水分快速

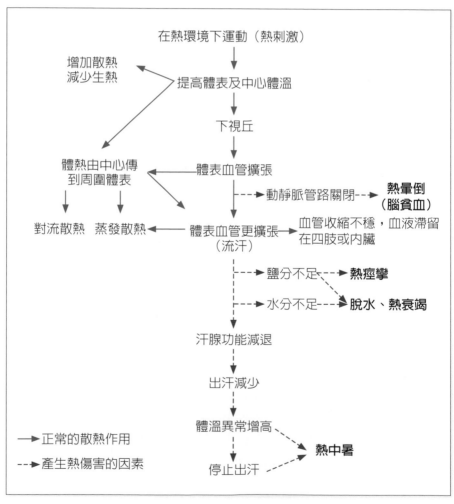

圖5-2　人體對熱的反應

流失，很容易造成程度不一的脫水問題，故亦將其列入熱傷害的範疇並進一步詳細介紹之。

一、脫水

水分約占人體體重的70%，當人體處於高溫環境，或運動後大量出汗，以致人體流失的水分占體重的1%以上，即屬脫水現象。在運動中，人體每流失1公升的水，會使體溫上升0.3℃、心輸出量降低1公升、每分鐘心跳率增加8下（郭婕，2007）。

有脫水現象者，通常會造成排汗率、血漿量、心輸出量、最大攝氧量、工作能力、肌肉力量等下降。當人體失水占體重1%時，體溫和心跳率明顯上升，同時引起渴感。失水占體重5%時，肌力和耐力明顯下降，身體將感到不適，會有嗜睡和精神緊張等現象交替出現，同時還會出現易激動、疲勞和食慾不振等現象。若失水達體重20%時，皮膚會出現出血、乾裂等症狀，若再繼續脫水將導致死亡。

脫水乃體內水分流失所致，故運動時應有規律地補充水分，不要等到口渴時才喝水。最理想的補充水分方式是運動前2小時先補充400～700毫升，運動中每15至20分鐘補充150～300毫升，運動後補充的液體量應大於所減輕的體重，如此才能有效達到水分補充的目的。注意！飲料的種類最好是開水或礦泉水，避免飲用含糖飲料，因為含糖飲料會延遲水分的吸收。

二、熱痙攣

在高熱及高濕度環境或是散熱不佳及空氣不流通環境中運動，導致流汗過量、體內水分與電解質（如鉀、鈉等離子）大量流失，此時若

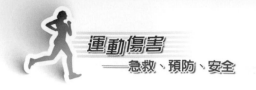
只補充大量水分，會使電解質濃度降低，而引發肌肉痙攣（抽筋）。[2]
常見的痙攣部位包括腹直肌、股四頭肌、股二頭肌、腓腸肌與脛骨前肌
等。

發生熱痙攣時，應以下列處理方式施予急救：

1. 將患者迅速移到陰涼通風處仰臥休息，並立即解開其衣鈕、拉
   鍊、腰帶，敞開上衣，使患者體溫得以快速降低。
2. 協助患者緩慢伸展痙攣肌肉，但不要按摩或摩擦該部位肌肉。
3. 可讓患者喝些涼開水或含有電解質的運動飲料。
4. 可經由口服鹽片或靜脈注射鹽水，補充鹽分。
5. 若5分鐘後痙攣情況仍無改善，應讓患者採取復甦姿勢，並保證
   呼吸道暢通，然後儘速送醫處理。[3]
6. 無論如何，嚴禁讓患者自立行走，或使用任何鎮靜、安眠或抗癲
   癇藥物。

三、熱暈厥

劇烈運動後，沒有適當的休息散熱，反而長時間站立；或者在高溫
環境下活動，加上站立過久或突然停止運動等情況下，造成皮下血管擴
張，而靜脈輸送回心臟的血流量變小，使得供應大腦及身體各部分的血
液減少，此時引發頭重腳輕或暈眩的感覺，甚至可能導致短暫的昏迷，
此即所謂的熱暈厥。熱暈厥的現象也常發生在洗三溫暖或泡湯時，尤其
是在室內較不通風的環境下，更容易發生。

引發熱暈厥時，患者最明顯的症狀便是暈倒，其他尚包括脈搏減
弱、臉色蒼白、盜汗、皮膚濕冷、噁心等症狀，有時會有腹痛現象（林
保方，2014）。

---

[2] 詳見第四章第三節常見的運動傷害之肌肉痙攣。
[3] 詳見第三章第二節圖3-2復甦姿勢施行步驟。

處理熱暈厥時，應先立即將患者移至陰涼處，並設法抬高下肢及冷卻皮膚來增加靜脈血液回流，期間需注意脈搏、心跳及呼吸狀況是否穩定。若呼吸和心跳穩定，患者通常在陰涼環境下平躺後，即可迅速恢復意識，無須送醫院治療。

四、熱衰竭

　　熱衰竭主要是因為水分和鹽分流失過多所引起的疾病。這類患者的體溫調節中樞是正常的，所以依然會大量排汗，只是不斷排汗的結果，反而使得體內水分不足，無法繼續藉由排汗來蒸發身體所產生的熱，此時體溫會開始逐漸上升。另一方面，由於在高溫下運動，皮膚和肌肉中的血液循環會大量增加，而另一方面人體仍須對腦部保持血液循環，結果心臟所流出的血液量達不到末梢血管所需求的程度，因而產生熱衰竭現象。

　　熱衰竭患者會有全身無力感、倦怠感、頭昏、噁心嘔吐、血壓降低、心跳急速（每分鐘90次以上）、臉色蒼白和極度口渴等症狀；此外，由於排汗功能並未喪失，因此患者的皮膚會呈現濕濕黏黏的情形。亟需注意的是，患者初期體溫沒有明顯上升現象，但大量流汗後，體內水分大量減少而影響排汗時，體溫會逐漸升高至38℃以上。如果沒有適當急救處理，可能會惡化成中暑，甚至危及生命。

　　熱衰竭的處置是先將患者搬移至涼爽處，並使其採「降低頭部、抬高下肢」的姿勢躺臥，以加快血液回流的速度。若患者意識清醒，可立即給予飲料，適當補充水分和鹽分，情況較嚴重或意識不清者應送醫接受生理鹽水的輸液治療。此外，由於患者大量流汗而全身濕透，應適時協助其更換衣物，並注意保暖。

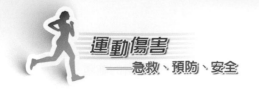
五、熱中暑

　　俗稱「發痧」或「中痧」，係長時間暴露在大太陽下或高溫的室內，因為體溫的調節系統失調，汗腺失去排汗功能，因此無法適時散熱，使得體溫升高至40℃以上，屬最嚴重的熱傷害。一般人都以為只有炎熱的夏天才會發生熱中暑現象，其實不然，只要所處環境夠悶熱，隨時都可能引起熱中暑。

　　熱中暑患者的體溫通常在40℃以上，且因為無法有效排汗，皮膚摸起來是乾而熱的。臨床上，患者會有頭痛、頭暈、噁心嘔吐、血壓上升、呼吸和脈搏急促、失去方向感及判斷能力等症狀表現，較嚴重者可能會併發癲癇、休克。熱中暑的關鍵徵兆是「皮膚乾燥、膚色潮紅」，這是辨別熱中暑與熱衰竭的主要指標。

　　熱中暑是屬於最嚴重的熱傷害，可能會危及生命，請務必依照下列幾個重要原則和步驟，謹慎處理，千萬不可馬虎行事：

1. 協助患者離開高熱環境，讓患者坐於地上或平躺地上，頭部稍微抬（墊）高。

2. 設法降低患者的中心體溫，最好立即解開其衣服，用冷水袋、冰枕等冰敷於較快散熱部位（如頸部、腋下、鼠蹊部）幫助散熱，持續此法處理直到體溫回到38℃左右；亦可搧風、使用風扇或冷氣，或用約15℃左右的涼水噴灑在患者身上，來幫助降低體溫。但切勿用冰水來降溫，因為這種做法可能造成血壓下降，也會引起皮下血管收縮，反而使降溫效果大打折扣。

3. 每5～10分鐘注意患者的體溫變化，若降至38℃以下，即應停止降溫動作。

4. 不要補充過多鹽分，因為過多鹽分只會讓水多停留在胃中，使得原來可以藉由排汗而降低體溫的能力更顯不足。

5.為確保安全，最後仍應送醫診治。

熱衰竭與熱中暑均屬嚴重性熱傷害，且症狀之判斷容易造成混淆，以致誤判，而無法適時施予適當且正確的急救措施。因此施救者在處理類似熱傷害時，務必熟知這兩種熱傷害的典型症狀，以能做出正確的急救策略。兩種熱傷害之典型症狀如**表5-2**、**圖5-3**所示。

表5-2　熱衰竭與熱中暑的典型症狀比較表

症狀＼熱疾病	熱衰竭	熱中暑
感覺與意識	頭痛、暈眩	迷亂、失去意識
流汗情況	大量流汗	流汗停止
皮膚	濕冷蒼白	乾熱潮紅
脈搏	快而弱	快而強
體溫	正常或略高	高於40°C

熱衰竭

· 皮膚濕黏、蒼白
· 瞳孔散大
· 較正常體溫略低
· 虛弱、頭暈
· 頭痛
· 沒有食慾、噁心

熱中暑

· 皮膚乾、熱、紅
· 瞳孔縮小
· 非常高的體溫
· 昏迷或幾乎昏迷
· 快而強的脈搏
· 噁心或嘔吐

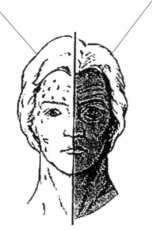

圖5-3　熱衰竭與熱中暑的比較圖

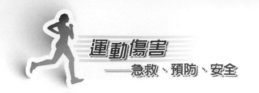
六、預防熱傷害

只要遵循下列幾個簡單的原則，即可使熱傷害減到最小的程度：

1. 從事運動前，確認自己的身體狀況良好。若有身體不適（如感冒未癒、嘔吐、腹瀉等），不宜在炎熱的環境下運動。
2. 避免在高溫溼熱的環境下運動。若無法避免時，應盡可能減少運動量、減短運動時間，並避免穿著厚重且不透氣的衣服。
3. 運動前30分鐘應先喝400～600毫升的水；運動時應有規律的喝水及休息時間；運動員最好每20分鐘喝一次水，每次約喝1～2杯。
4. 飲料宜稍涼（10～15℃），涼開水較快且較容易被身體所吸收；避免飲用含糖分飲料，因為糖分子較大，會減緩水分吸收速度。
5. 運動期間可適時在皮膚上撒點水，有助於冷卻運動所產生的高體溫。
6. 排汗過多時必須補充電解質（如鈉、鉀等），最好的補充方法是從一些新鮮蔬果中攝取（如香蕉等）。
7. 運動期間若出現頭暈、噁心、意識恍惚、步態不穩、腹瀉、臉色蒼白或潮紅、呼吸不順暢、身體虛弱等現象時，必須立即停止運動，並至陰涼處休息。
8. 過去曾有過「熱暈厥」或「熱衰竭」者要特別小心，這些人比較容易發生嚴重的「熱中暑」（賴金鑫，1992）。

第二節　凍傷害

運動時，發生凍傷的原因大多是PRICE處理不當所引起的。運動選手為使傷口儘快復原，過度操作冷療（冰敷或冷凍噴劑），導致患部發生凍傷。

一、凍傷的成因

(一)冷凍噴劑引起的傷害

使用冷凍噴劑時，距離患部太近或噴灑時間過長均會使該部位發生凍傷。正確的冷凍噴劑使用方法是在距離患部皮膚45～60公分處，噴射15～20秒，直到皮膚出現一層白霜即可。[4]

(二)冰敷引起的傷害

使用冰敷袋冰敷時，患者初期患部會有疼痛感，並逐漸感到冰涼，但是到最後反而會有灼熱感，此時若持續冰敷就會開始感覺麻木、失去知覺，進而發生凍傷的現象。正確使用冰敷方法是冰敷至皮膚出現泛紅時就應停止，休息二十分鐘左右，方可再度冰敷。[5]

二、凍傷的輕重程度及其處置方式

分為一至三級，症狀及處理方法分述如下：

(一)第一級（紅斑性凍傷）

皮膚發紅、喪失知覺、發癢、疼痛，腫脹時變得更紅。敷上凍傷軟膏，輕輕按摩，一段時間後即可復原。

(二)第二級（水泡性凍傷）

皮膚起水泡，大部分出現在發紅部位。利用消毒針刺穿水泡，漿液

---

[4] 詳見第九章第一節冷療法之冷凍噴劑法。
[5] 詳見第九章第一節冷療法之冰敷法。

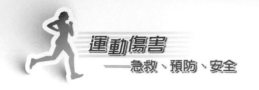

流出後，敷上紗布，周圍塗抹凍傷軟膏後輕輕按摩。

(三)第三級（壞死性凍傷）

皮膚壞死，常因強冷引起。必須迅速就醫，過程中應慎防細菌感染性化膿。

第三節　紫外線傷害

一、認識紫外線

太陽是地球上所有生物的能量來源，太陽光根據波長由短而長可概分為紫外線（ultraviolet ray, UV）、可見光（visible light）及紅外線（infrared），其中看不見的紫外線在通過大氣層時，由於臭氧等氣體的吸收使得到達地面的強度不致造成人類健康不良影響。但由於高空臭氧層受到人為排放汙染物的破壞而減少，導致地面紫外線強度的增加，因而在晴朗無雲的天氣時，過度曝曬可能對人體有不良影響（行政院環境保護署，2014）。

紫外線依其能量和波長分為UVA、UVB和UVC等三類，其中所有UVC和大部分UVB會被臭氧層所吸收，因此到達地面的紫外線大多是UVA和小部分UVB。各類型紫外線的特性及其影響概述如下：

(一)UVA

波長介於315～400奈米，約有超過98%以上可穿透臭氧層到達地球表面，且可穿透皮膚真皮層而造成曬黑，是皮膚老化、出現皺紋及皮膚癌的主因。

(二)UVB

波長介於280～315奈米，會被平流層的臭氧所吸收，不足2%會到達地球表面，是紫外線指數監測與預報的重點。當臭氧層受到破壞時，將使得到達地球表面的UVB量增加，而對人體健康和生態造成極大衝擊。UVB會引起曬傷及皮膚紅、腫、熱及痛，嚴重者還會起水泡或脫皮（類似燒燙傷症狀）。

(三)UVC

波長介於100～280奈米，波長更短、更危險，幸好會被臭氧層阻隔，完全不會到達地球表面，較不會侵害人體肌膚。

二、紫外線引起的傷害

紫外線對健康的傷害大致分為皮膚的傷害（如皮膚老化、皮膚癌等）及眼睛的傷害（如角膜炎、白內障等），其中又以皮膚的傷害最為常見且嚴重，而皮膚的傷害又可分為急性反應與慢性反應兩種；急性反應會出現發炎（紅、腫、熱、痛、起水泡）和色素沉著（皮膚變黑）等現象，慢性反應則會有皮膚老化的現象，嚴重的會造成皮膚癌。此外，紫外線也會造成人體免疫系統的傷害，因為它會抑制細胞免疫能力，造成DNA破壞，使得白血球抵禦功能降低。

一般紫外線給人的印象普遍都是負面的，其實紫外線對於人類的生活是具有諸多正面功能的，例如飲用水和器皿消毒和殺菌、辨別偽鈔、油墨和塗料的迅速固化、防治蟲害等（如**表5-3**）。此外，紫外線與人體健康的關係也不全然是有害的，它在身體成長和醫學用途上是具有正面影響的，例如適當的紫外線照射，可使紫外線和儲存在皮膚內的膽固醇發生反應而產生維他命D_3，進而增強對鈣和磷的吸收。這兩種元素是構成骨骼的重要成分，缺少維他命D_3的人，骨質較差，較容易發生骨折意

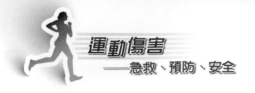
表5-3　紫外線對人類生活的功能

應用	原理	種類
水和器具殺菌	高能量的紫外線可以破壞細菌和微生物的脫氧核糖核酸（即DNA）。	紫外線C
辨別偽鈔	紫外光可照出真鈔的螢光印記。	紫外線A
油墨和塗料固化	一些油墨和塗料經紫外線照射後會迅速固化。	紫外線A或B
防治蟲害	捕蚊蠅器利用紫外光吸引蚊蠅，然後用電流把牠們殺死。	紫外線A

外。在醫學上，紫外線也常被作為殺菌、消炎之用，特別是用來治療牛皮癬、肺結核等疾病上（行政院環境保護署，2015）。

三、預防紫外線

　　既然紫外線對健康會造成嚴重的傷害，在從事戶外活動時，就應該適時地做好預防的措施，將紫外線的傷害減至最低的程度。

　　預防紫外線傷害的方法，包括：

(一)掌握紫外線指數預報

　　紫外線指數共分五級，指數0～2屬低量級；3～5屬中量級；6～7屬高量級；8～10屬過量級；11以上屬危險級（如**表5-4**）。紫外線指數愈高，皮膚就愈容易在短時間內造成傷害。行政院環境保護署於每日上午十點三十分以及下午五點會將隔日各地區紫外線指數預報公布在環保署全球資訊網上，在該網站上也會隨時公布即時監測結果，供民眾查詢。[6]

---

[6] 紫外線指數預報，http://taqm.epa.gov.tw/taqm/tw/UvForcastMap.aspx

表5-4 紫外線指數及其對應級數與防護措施

指數	曝曬級數	圖示	曬傷時間	防護措施
0～2	低量級			
3～5	中量級			
6～7	高量級		30分鐘內	帽子／陽傘+防曬液+太陽眼鏡+儘量待在陰涼處
8～10	過量級		20分鐘內	帽子／陽傘+防曬液+太陽眼鏡+陰涼處+長袖衣物+上午十點至下午兩點最好不外出
11以上	危險級		15分鐘內	帽子／陽傘+防曬液+太陽眼鏡+陰涼處+長袖衣物+上午十點至下午兩點最好不外出

資料來源：行政院環境保護署空氣品質監測網，http://taqm.epa.gov.tw/taqm/zh-tw/UvForcast.aspx

(二)依紫外線指數選擇適當活動

紫外線指數在中量級以上時，應儘量以從事室內活動為佳，仍必須安排戶外活動時，應做好適當的防曬措施，並盡可能避開上午十點至下午兩點之間實施。

(三)塗抹防曬油

防曬油依成分與特性可分為化學性及物理性兩大類，其中化學性防

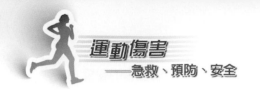

曬功效較佳，因為化學性可將紫外線吸入成分中，使其不進入皮膚，擦拭後的感覺較清爽，但所含化學成分可能會對皮膚產生過敏現象，購買前最好先做個簡單測試；而物理性防曬油是在肌膚表層形成反光膜，以反射的方式減少紫外線對皮膚的傷害，這類防曬油感覺較油膩，但較不會引起過敏。

防曬係數（sun protection factor, SPF）是指對中波紫外線（UVB）的防禦能力，係數愈高，表示延緩曬紅的時間愈長。一般而言，在未防曬的情況下，皮膚約10分鐘就會曬紅。若擦拭SPF15防曬油，即表示可有效延緩曬紅的時間是150分鐘（SPF15＝15×10）。另一種日系品牌防曬油，其防曬係數PA（protection grade of UVA）是指對長波紫外線UVA的防禦能力，以+表示，+愈多防禦能力愈佳，三個+是上限，可抵擋約90%的UVA，一般消費者用兩個+即足夠。

(四)穿著長袖衣服及戴帽

塗抹防曬油無法100%隔離紫外線，若能穿著長袖衣服，並戴上帽子，才能將防曬效果發揮的淋漓盡致。

第四節　與鞋子有關的傷害

其他與運動有關的傷害，如繭皮、水泡、雞眼、足癬等，這些傷害除了與運動時間過長有關外，主要還是因為運動鞋不合適所引起，例如鞋子太小、太大、鞋墊太硬、透氣度不佳等等。因此為預防或降低發生這類型傷害的機率，最好能選穿一雙合適的運動鞋。[7]

---

[7]詳見第十六章第三節「如何挑選合適的運動鞋？」。

一、繭皮

係皮膚反覆受到刺激，因保護作用之故，導致角質層不斷增殖而變厚。這類傷害通常發生在器械體操、高爾夫、網球、滑船選手的手掌部位，以及足球、橄欖球、徑賽等選手的腳底部位。一般腳底部位容易長繭皮的話，可能與鞋墊不夠厚或不夠軟有關。

角質層不斷增殖變厚使表層皮膚變硬且凸出，變厚的繭皮內部容易起水泡或瘀血，而引起疼痛。最好在還未變厚時即剪除，目前市面上已有去除繭皮的專用器具（如**圖5-4**）。

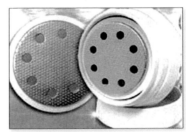

圖5-4　磨繭器

二、水泡

運動時，皮膚經長時間反覆地摩擦易產生水泡，但不是全身任何一處皮膚都會產生水泡，只有在具較厚角質層且經得起摩擦力刺激的部位（如手掌、腳底等）才會產生，其他大部分身體表皮的角質層都很薄，一旦受到反覆性的摩擦往往只會使整個角質層和部分表皮脫落，不易形成水泡（賴金鑫，1992）。例如馬拉松選手長時間摩擦腋窩，只會出現發紅或脫皮，而不會起水泡。

易起水泡的皮膚通常和深部組織黏得緊，受到摩擦時無法與最表層的皮膚一起移動，因此在兩層皮膚間產生不同方向的作用力而裂開，此時組織液便迅速流入此裂縫而形成水泡。運動時，如果所穿鞋子尺寸過大，腳趾與後腳跟未能適當且穩固地支撐住，以致腳掌表層皮膚摩擦更加劇烈，更容易產生水泡。此處所提的水泡係指因運動摩擦所引起，非指高溫燙傷或過度冰敷引起的。不過如果皮膚的溫度增高時，會加速水泡的形成，因此長時間穿著鞋襪或戴著手套都比較容易產生水泡。

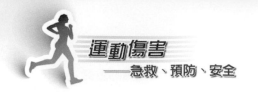
運動摩擦引起的水泡，可分為兩個時期，第一期是在表皮的中上層出現裂縫，造成局部細胞壞死；第二期是液體進入表皮內的裂縫。

水泡最好的處理方法是盡可能地保留水泡頂部表皮的完整。正確的做法是，在起水泡的頭一天，以乾淨無菌的針將水泡刺破，並擠出液體，使水泡的頂部和底部重新相連，如此不僅能使疼痛減至最低，亦可預防細菌感染，表皮再生效果也比較好。但千萬不要讓水泡內的液體脫乾，這樣反而會妨礙癒合的速度，而且容易發生細菌感染。

水泡的頂部與底部貼住後，疼痛便會消失，患者可能因此輕忽而讓患部受到再次的摩擦而分開，導致水泡擴大。因此在表皮尚未完全再生前，最好能用保護墊（如軟皮墊、厚紗布或棉墊）加以預防。無論如何，千萬不要將水泡整個弄破了，更不可將水泡的表皮去除。

在所有水泡中，以結成血塊的水泡最痛，有此現象時應先冰敷，其後再依照上述方法處理。血液流出會感到比較舒服，但擠出血液後應暫時壓迫患部，否則很容易產生瘀血現象。

完全預防水泡的方法，至今仍做不到，但若能遵照以下的原則和方法，則可減少水泡的發生。

1. 容易起水泡的人在運動時最好穿兩雙襪子，裡層穿薄襪，外層再穿上厚運動襪，如此可以將運動摩擦所產生的反向拉扯力集中在兩層襪子之間，而不是發生在表皮。

2. 鞋內放一層防滑的內墊，防止腳的前部在迅速起步或停步時滑動。運動前在鞋內灑一點乾燥粉在腳底部，也能減少濕度而預防水泡的產生。

3. 穿著合適的運動鞋，鞋子的後部必須堅實，中度要耐穿，最前部和趾尖必須有四分之一吋（約0.6公分）的空隙，不可太大或太小。[8]

4. 穿新運動鞋時，容易起水泡的部位最好用軟皮墊加以保護。

---

[8] 詳見第十六章第三節「如何挑選合適的運動鞋？」。

三、雞眼

醫學上稱為「蹠疣」（verruca plantaris），主因係穿過緊或窄的鞋子，或者足骨畸形，使和鞋子接觸的部位長期受到擠壓摩擦，造成角質層增生，形如圓錐體嵌入皮內，尖頂突入真皮中並壓迫到神經末梢，患部稍微擠壓就會引起疼痛。雞眼的好發部位是足底骨頭凸出處，尤其是小趾外側、趾間突出處、拇趾脛側緣和足前中部等，這些部位最常受到壓迫與摩擦，皮膚容易厚質化而形成雞眼。此外，女性常穿高跟鞋時，腳掌前部和腳趾長期受到擠壓，也非常容易產生雞眼。

雞眼乃圓椎形角質增生硬塊，根部深陷，皮膚表層增厚，頂端凸起略高於皮膚，中央呈淺黃色，周圍顏色略深，狀似雞的眼睛，一般約黃豆大小（如**圖5-5**）。主要症狀是患部受到擠壓就會感到疼痛，尤其在行走或跑步時疼痛感更加明顯。

雞眼治療比較困難，不易根治。若欲持續參與運動，可以用透氣膠布貼在雞眼中心。若雞眼已有硬粒嵌入皮中，就貼上專治雞眼的水楊酸貼布，或者請外科醫師動手術拿掉。一旦有長雞眼現象，就應該改穿寬鬆、合適的鞋子，這才是解決和預防雞眼的最佳方法。

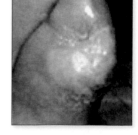

圖5-5　足趾雞眼

四、足癬

俗稱「香港腳」，又稱「運動員腳」（athlete's foot），係腳掌表皮受到絲狀真菌感染長成的一種癬類皮膚病。[9]其成因係當足部一直處

---

[9] 絲狀真菌，俗稱「黴菌」，意指發黴的真菌，在潮濕溫暖的環境中會迅速大量的繁殖。

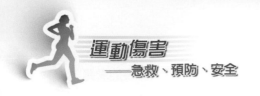
於潮濕的環境，腳掌周圍表皮皮膚便很容易孳生真菌並大量繁殖，其後又侵入皮層，便誘發足癬。而腳掌潮濕的原因很多，例如腳掌本來就很容易出汗、洗澡或游泳後未確實把腳掌特別是趾縫擦乾、穿著透氣不佳的運動鞋、穿著吸汗力差的襪子、處在炎熱或潮濕的環境等。

常見感染部位為腳趾間，主要症狀包括皮膚起紅斑、局部搔癢、皮膚起小水泡、剝落或龜裂；嚴重的可能因皮膚破損導致暴露的皮下組織腫脹，甚至可能併發細菌感染，進而引發蜂窩性組織炎；細菌感染還可能擴展到身體其他部位，如腋下、腹股溝等。

足癬的治療一般多使用抗真菌藥來治療，如Miconazole（邁可那挫）、Itraconazole（適撲諾）、Terbinafine（療黴舒）等，治療期間不可擅自中斷用藥，以免因治療不完全而復發，但也必須注意藥物毒性對肝腎的副作用。一旦已感染足癬者，應將平日替換下來的衣襪和其他貼身用品用熱水（60℃以上）燙洗，以及不可赤腳在公共浴室、游泳池或地板行走，以避免擴大傳染。

高溫、潮濕、悶熱是黴菌的溫床，因此保持足部乾爽就是預防足癬的最佳方法。具體做法包括：

1. 運動時穿著透氣的運動鞋，儘量避免長時間穿著高筒或以皮質為主要材質的運動鞋。
2. 運動時穿著吸汗力較佳的棉質襪，避免穿著絲襪或以尼龍為主要材質的襪子，且襪子要勤換洗。
3. 運動鞋最好準備兩雙以上，可替換穿，讓剛穿過的鞋子有足夠時間乾燥。
4. 運動後最好立即脫掉鞋襪，讓足部透氣和乾燥。
5. 洗澡和游泳後，立即將腳擦乾，尤其是趾縫。

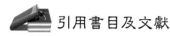 引用書目及文獻

行政院環境保護署（2014）。〈認識紫外線〉。取自空氣品質監測網，http://taqm.epa.gov.tw/taqm/zh-tw/b12081.aspx

行政院環境保護署（2015）。〈紫外線相關資訊〉。取自空氣品質監測網，http://taqm.epa.gov.tw/taqm/tw/b12071.aspx

林保方（2014）。〈當心熱急症〉。取自德來企業有限公司網站，http://derlai.com/index.php?option=com_content&view=article&id=171:2011-07-20-02-18-32&catid=3:2010-12-14-08-03-35&Itemid=54

香港天文台（2014）。〈紫外線與紫外線指數簡介〉。取自紫外線資訊網，http://www.hko.gov.hk/wxinfo/uvindex/chinese/cwhatisuv.htm

郭婕（2007）。〈運動中體溫調節、預防脫水及保持水分平衡之重要性及方法（上）〉。http://www.phed.fju.edu.tw/teaching/KuoJip/95-2/Fluid%20replacement--1.pdf

NOTE

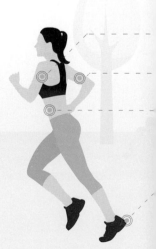

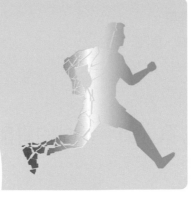

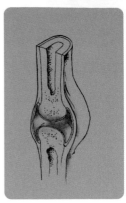

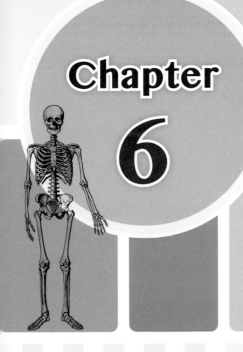

Chapter 6

上肢部位傷害的處置

學·習·目·標

- 瞭解常見肩部傷害的成因、處置與預防方法
- 瞭解常見上臂傷害的成因、處置與預防方法
- 瞭解常見肘部傷害的成因、處置與預防方法
- 瞭解常見前臂傷害的成因、處置與預防方法

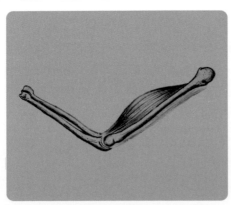

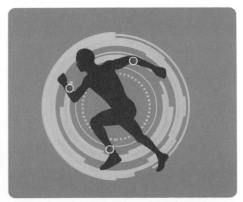

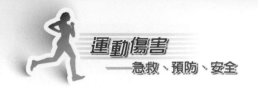
第一節　常見的肩部傷害

一、鎖骨骨折

(一)成因

　　鎖骨是組成肩膀的一部分，負責將肩胛骨固定在正確的位置上。當鎖骨遭外力強烈撞擊，或是跌倒時以手撐地，手臂瞬間產生向上衝擊力量並急速傳至鎖骨而造成鎖骨骨折。

(二)症狀

　　一旦發生鎖骨骨折時，患部會有劇痛、局部腫脹、瘀青、鎖骨外觀變形、手臂麻痺等症狀。若骨折處兩端嚴重錯位，以致斷裂處無法順利癒合，此情況將導致肩膀變形；若骨折未完全癒合前即恢復運動，將有發生骨性關節炎的風險（李恆儒、宋季純譯，2012）。

(三)檢查

　　當鎖骨遭受到外力撞擊受傷時，要辨別是肩鎖關節傷害或僅是鎖骨骨折，可以施做鎖骨關節的「拉離測試」。但如果患部外觀上有任何變形情況時，不宜進行壓力測試，應先測量橈動脈的脈搏，評估上肢遠端的循環；同時檢查手部的感覺和活動能力，評估神經功能是否有變差的傾向（黃啓煌等，2003）。即使初期循環與神經功能沒有問題，在送醫過程中，仍要持續檢查。

(四)處置

發生鎖骨骨折時，為避免傷勢惡化或發生二次傷害，應以8字形鎖肩包紮法將肩膀向後固定在一個直立、上提的位置，並持續數週時間（如**圖6-1**）。[1]受傷初期，可在不會引起不適的情況下，對患部做冰敷處理，以減緩傷勢，並減輕疼痛感。此外，由於鎖骨骨折時會有劇烈的疼痛，在急救處理與送醫過程中均應隨時觀察傷者是否出現休克的徵兆，並適時加以處理。

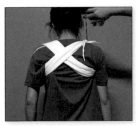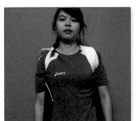

圖6-1　鎖肩包紮

二、夾擠症候群

(一)成因

當旋轉肌群從事過多或不當的肩部活動，尤其是如棒球投手、標槍選手和游泳選手等在做高舉過頭的外旋或外展動作時，會導致三角肌將肱骨向上帶動，此時若旋轉肌群無力拉住肱骨，對抗肱骨向上的衝擊，就容易造成旋轉肌群肌腱在肱骨大結節間被夾擠壓迫而感到疼痛。

> **旋轉肌群**
>
> 是起端在肩胛骨而向外延伸包住肱骨頭的一組肌群，包含棘上肌、棘下肌、小圓肌、肩胛下肌，與三角肌協同運作，讓環肩帶得以做出複雜的三度空間動作。

---

[1]詳見第十章第二節之鎖肩包紮法。

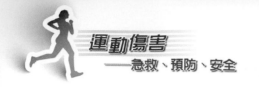
(二)症狀與檢查

當肩膀長時間動作時出現疼痛和無力感，可進行「前屈測驗」（如**圖6-2**），確認是否發生夾擠症候群。此測驗係將傷側手掌轉向前，並將其手臂向前、向上抬，抬至極限的位置，若會引發疼痛，即表示肩關節內有夾擠的現象（黃啓煌等，2003）。此外，亦可檢查患者做手臂內旋、外旋和外展等動作時，是否有疼痛感。一般而言，患者用患側側身睡覺時會有劇烈疼痛感，因為側身的姿勢會使關節內的夾擠情形更嚴重。

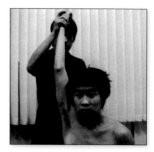

圖6-2　前屈測驗

(三)處置

發生夾擠症候群初期，把握PRICE原則處理，症狀應可逐漸減輕或消失。若症狀持續，應就醫做詳細檢查。此傷害係過度使用或動作錯誤所致，因此最好調整運動量，甚至休息一陣子，修正錯誤動作也是必要的。一旦出現夾擠症候群，切勿輕忽不處理，否則恐演變成旋轉肌撕裂傷。

滑膜
主要分布於關節周圍，淡紅色，與關節腔相通，分泌滑液潤滑關節，在關節活動中起重要作用。

三、盂肱關節脫位

(一)結構

肩關節即所謂「肩帶」，俗稱「肩膀」。肩關節是由數個關節所組成，其中一個就是盂肱關節（亦即狹義的肩關節），它是肱骨頭與肩胛骨盂臼間的滑膜性聯結，是人體運動範圍最大而又最靈活的關節，可做包括前屈、後伸、內收、外展、內旋、外旋以及轉環等動作。但它的牢固性和穩定性極差，可以說是全身大關節中結構最不穩固的關節。

(二)成因

盂肱關節脫位係肱骨頭與肩胛盂發生移位，是臨床上最常見的脫位之一。根據脫位後肱骨頭的位置，可分為向前脫位、向下脫位和向後脫位三種類型。各類型脫位機轉及其症狀，分述如下：

◆向前脫位

肩部被迫外展、外旋的動作，或外力直接撞擊肩部外側，使肱骨頭自肩胛盂前方滑落脫出關節，手臂的位置被卡在略做外展及外旋的姿勢，肩膀前側感到劇痛。

◆向下脫位

手臂做外展動作時，肩部受到由上而下的外力撞擊，使得肱骨向下塌陷，並導致腋窩處鼓起，手臂被卡在外展約45度的位置，肱骨可能會擠壓血管而造成缺血。

◆向後脫位

手臂做內旋動作時，肩部前側受到外力直接撞擊，或者跌倒時以手撐地，使得肱骨頭自肩胛盂後方滑落脫出關節，以致手臂被卡在內收及內旋的姿勢。

(三)症狀與檢查

盂肱關節發生脫位時，患部會失去功能、無法動彈、劇痛和腫脹等明顯症狀；若外觀上有任何變形時，應評估上肢遠端的循環和神經功能是否有變差的傾向。評估循環功能可以量橈動脈的脈搏，而評估神經功能則可以檢查腋神經（即輕觸三角肌外側皮膚的感覺區）或檢查更遠端手部的感覺和活動力（黃啟煌等，2003）。

(四)處置

一旦確認發生盂肱關節脫位後，應立即施予適當固定，並儘速送醫

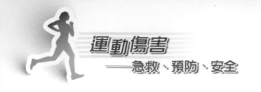

做進一步處理；期間可在不引起不適的情況下，對患部做冰敷處理，同時不斷地觀察患者是否出現休克徵兆，並適時加以處理，但千萬不可在現場做任何復位或移動的動作，以免傷勢更加惡化。

四、肩鎖關節脫位

(一)結構

肩鎖關節是組成肩膀關節的一部分，位於肩關節的最高點，由鎖骨遠端和肩胛骨的肩峰共同組成，關節內具有軟骨盤用來增加關節的穩定度，周圍有關節囊和韌帶加強。

(二)成因

在運動場域中，肩鎖關節脫位並不少見，主因係翻身或摔倒時以肩膀著地，或是肩部受到直接的外力撞擊，導致肩胛骨被迫向下而使鎖骨突出，最常發生在如美式足球、橄欖球、競技體操等接觸激烈的運動。

肩鎖關節脫位根據關節移位與支撐肩鎖關節的韌帶受傷情形，可區分成以下六種類型（ShoulderDoc網站，2015）：

1.第Ⅰ型：肩鎖關節韌帶扭傷。

2.第Ⅱ型：肩鎖關節韌帶斷裂。

3.第Ⅲ型：肩鎖關節脫位。

4.第Ⅳ型：肩鎖關節脫位且鎖骨往後位移至斜方肌群。

5.第Ⅴ型：肩鎖關節脫位且位移大於100%。

6.第Ⅵ型：肩鎖關節脫位且鎖骨位移至喙狀突或肩峰下方。

(三)症狀

無論發生上述何種型態傷害，只要觸碰患部就會感覺疼痛，令其施

做外展動作時也會痛，甚至不敢動；患部同時有出血、腫脹、發炎、外觀變形等狀況。若肩關節上峰出現局部腫脹及瘀斑，肩關節上舉受限，鎖骨遠端疼痛與壓痛等症狀時，即高度懷疑可能發生肩鎖關節脫位，尤其是第Ⅲ型及第Ⅴ型傷害甚至會出現所謂「琴鍵徵兆」（piano-key sign）。

> **琴鍵徵兆**
>
> 係以手向下壓鎖骨遠端時，鎖骨會下沉，手放開時，鎖骨遠端會立即向上彈回，就像鋼琴琴鍵一般。

(四)檢查

診斷肩鎖關節脫位主要就是檢視肩峰凸起的程度，一旦發現肩峰部有不正常凸起現象時（與另一側肩峰比較），可進一步輕壓鎖骨遠端，檢視是否出現琴鍵徵兆，並檢視患部是否有腫脹及瘀斑。若要確認傷害的嚴重程度（亦即傷害的型態），則必須進行X光片檢查，始能清楚顯示關節分離的情況，並鑑別是否合併鎖骨骨折。

(五)處置

對於肩鎖關節脫位的處置原則，依其嚴重程度而有不同的處置策略。第Ⅰ型和第Ⅱ型傷害屬於較輕微損傷，除了休息、冰敷外，另外用三角巾或肩帶固定上肢（如**圖6-3**），一段時間後，即可復原，只要不痛即可恢復正常活動。若有變形情況時，則應以8字形鎖骨固定的方式包紮固定，並立即送醫診治。[2]一般第Ⅰ型傷害需休息2週，第Ⅱ型傷害約需休息6週。第Ⅲ型傷害的處置前兩型原則上相同，如有鎖骨遠端向上凸起現象，可用膠布固定回原位，約需要休息12週左右。第Ⅳ、Ⅴ、Ⅵ型傷害均須開刀治療，即包括肩鎖關節復位和固定、重建韌帶等。

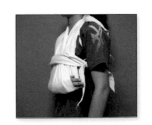

圖6-3　肩帶包紮

---

[2] 詳見第十章第二節之肩帶包紮法與鎖肩包紮法。

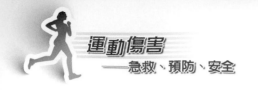

五、肩盂唇撕裂

(一)結構

　　肩胛骨有一個淺窩，就是關節窩和肱骨頭連接組成的盂肱關節。關節窩周圍有一稱為關節盂唇的軟組織包繞，其構造像個墊片一樣，加深且加寬了關節窩，使得原本較關節窩大得多的肱骨頭有較穩定的支撐，從而增加盂肱關節的穩定性。

(二)成因

　　肩盂唇撕裂主要發生在盂唇上方從前到後的部位（Superior Labrum from Anterior to Posterior），故又稱為「SLAP」傷害。Mileski和Snyder（1998）將此傷害分成以下四個類型：

　　1.第 I 型：盂唇上方有磨損但仍然完整。
　　2.第 II 型：盂唇上方有磨損且二頭肌附著點分離。
　　3.第 III 型：肱二頭肌附著點的上盂唇處破裂。
　　4.第 IV 型：上盂唇處破裂且延伸到肱二頭肌接點。

　　在運動過程中，如直接撞擊盂肱關節、過多的投擲或舉重動作、肩關節突然地牽拉重物等肩關節急性損傷或肩關節反覆磨損均易引起肩盂唇撕裂。

(三)症狀

　　一旦發生肩盂唇撕裂時，患部會有疼痛感，尤其是在做上舉過頭的動作，痛感更加明顯，肩關節活動也會受到限制，無法做出順暢的動作。若被迫做外旋動作時會聽或感覺到有摩擦聲響且會痛，若先外展90度再做外旋動作時也會痛。

(四)檢查與處置

　　欲檢查是否發生肩盂唇撕裂，可施予「恐慌測試」（如**圖6-4**），亦即在患者後方，將其手臂帶到外旋、外展位置，並以手抵住肱骨頭，略施力向前推，若患者出現懼怕、恐慌的神情，測試結果即屬陽性（黃啓煌等，2003）。傷害初期應把握PRICE處置原則，上述症狀持續或嚴重時應送醫診治。

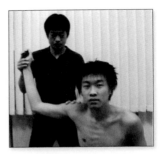

圖6-4　恐慌測試

六、肩旋轉肌群撕裂

(一)結構

　　肩旋轉肌是由棘上肌、棘下肌、肩胛下肌及小圓肌等四塊肌肉所組成的一組肌群，其包圍著肱骨近端，且與肱骨大粗隆或小粗隆相連，控制及協調肩關節外展、內收、內旋及外旋等動作，以及穩定肩關節的功能。由於外型類似衣服的袖口，又稱「肩袖」。

(二)成因

　　肩旋轉肌群撕裂多數發生在40歲以上中老年人，主因係肌腱退化所致，而發生率及嚴重程度隨著年紀增加成正相關（Feng, Guo, & Nobuhara, 2003）。年輕人則較為少見，大都是重複提舉手臂過頭動作，或因運動時突然地劇烈收縮、伸展而引起，排球、網球、游泳及棒球等運動員是此類傷害的好發族群。

(三)症狀

　　雖然年輕人與中老年人引起肩旋轉肌斷裂的病因不同，但大多數患

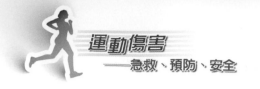
者仍以疼痛與功能失調為主要表徵，且疼痛在晚上會惡化，尤其在做手臂高舉過頭動作時特別容易誘發徵狀（周正亮等，2006）。嚴重時，甚至可能出現肌肉缺損及血腫。

(四)檢查與處置

發生肩旋轉肌損傷時，可做「空罐測試」（如圖6-5），亦即將患者手臂帶到水平內收約30度的位置，讓患者做手臂內旋動作（如同將手中罐子裡的水倒掉一般），此時檢查者以雙手向下壓住其雙臂，並要求患者向上抵抗，若會引發疼痛或根本無法使力，即表示測試結果為陽性。傷害初期應把握PRICE處置原則，上述症狀持續或嚴重時應送醫診治。

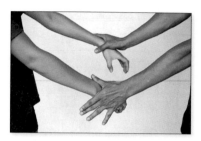

圖6-5　空罐測試

第二節　常見的上臂傷害

一、肱二頭肌長頭斷裂

(一)結構

肱二頭肌長頭起於肩胛骨肩盂上端處，穿越肩關節內而經肩關節囊到二頭肌腱結節間溝而下，與短頭會合往下形成二頭肌肌腹部分，再下行經過肘部前側而附著在近端橈骨結節，其主要功能在使前臂旋後動作及肘關節屈曲動作。

(二)成因

運動時未做好適當的熱身運動便突然強力屈肘，此時肱二頭肌劇烈收縮且過大的反向力量或負荷，極可能造成二頭肌長頭肌腱斷裂。若二頭肌本身有舊傷或發炎時，更容易發生此傷害。

(三)症狀

一旦發生二頭肌長頭肌腱斷裂時，患者會突然感到肩部撕裂性劇痛，並可能聽到「啪」的清脆斷裂聲響，三角肌下方腫脹，上臂前方有明顯的凹陷缺損，而肱二頭肌肌腹回縮隆起（宛如大力水手般）。斷裂處有壓痛，上臂無力，有屈肘功能障礙。

(四)檢查與處置

根據上述症狀，凡經檢視發現患者的肱二頭肌肌腹外觀上特別突出，且觸摸二頭肌肌腱長頭處有凹陷情形，令其做主動或阻抗的屈肘動作時有功能障礙時，即可判定發生二頭肌長頭肌腱斷裂傷害。發生此傷害時，應先行施予妥善固定，以即將肌腱長頭端斷裂處往上拉固定在近端肱骨處，然後立即送醫診治。

二、肱骨骨折

(一)結構

肱骨位於上臂，又稱上臂骨，典型的長骨之一。上端有半球形的肱骨頭，與肩胛骨聯結成盂肱關節；下端則與尺、橈骨上端構成肘關節。

(二)成因

運動場域中，肱骨骨折常與接觸性運動項目有關，主要係重物衝撞、擠壓、打擊及撲倒等直接暴力衝擊，或因手或肘部猛力著地等間接

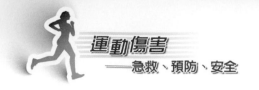

衝擊，導致暴力經前臂或肘部向上傳導所引起，例如橄欖球或美式足球之類的運動最常發生。

(三)症狀

肱骨骨折可能發生在骨幹上（如**圖6-6**），也可能直接發生在骨頭上。若骨折出現在骨幹處，應可看到明顯的變形；若發生在骨頭上，則外觀可能近似肩關節脫位（黃啓煌等，2003）。一旦發生肱骨骨折，患部會有疼痛、腫脹以及活動不良等症狀，周圍也可能有瘀血產生。此外，由於肱骨骨折易傷及尺神經和橈神經，因此可能產生整個手臂麻痺，甚至癱瘓的情形。

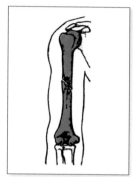

圖6-6　肱骨骨折

(四)檢查與處置

若骨折處外觀上有明顯變形情況，應隨即檢查上肢遠端橈動脈的脈搏，以及檢查手部的感覺和活動力是否有變差的情形。一經懷疑有肱骨骨折應立即做好妥善的包紮固定（肩帶包紮），並立即送醫診治，期間須持續觀察患部的循環與神經功能，並密切注意是否出現休克徵兆。

第三節　常見的肘部傷害

一、肘關節脫位

(一)成因

在全身各關節脫位中，肘關節脫位最常見，約占四大關節脫位的一

半，青少年是好發族群。脫位類型分前脫位、側脫位和後脫位三種，由於對抗尺骨向後移動的能力要比對抗向前移動的能力差，因此發生後脫位的機率相對較高。

　　肘關節脫位的發生機轉，係因跌倒時上肢處於外展後伸，肘關節被迫過度伸展或急劇地內外翻，使得尺骨向後脫出，而肱骨兩髁向前突出移位，形成肘關節脫位（如**圖6-7**）。

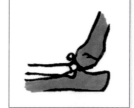

圖6-7　肘關節脫位

(二)症狀

　　發生肘關節脫位時，肘部外觀明顯畸形，肘窩部飽滿，肘後部則空虛和凹陷，前臂外觀看起來也有變短的情形，這是因為尺骨向後突出所引起。此外，肘部有腫脹、疼痛、屈伸活動受限等症狀。

(三)檢查與處置

　　肘關節脫位，有時可能合併關節附近骨折（肱骨內上髁），甚至併發周圍血管和尺神經損傷，不可輕忽其嚴重性。一旦懷疑或確定肘關節脫位時，應立即施予妥善包紮固定，並隨即檢查橈動脈脈搏、手部神經功能是否正常，以及隨時注意患者是否出現休克的徵兆。切勿嘗試將其脫位關節復位，應立即送醫診治，以免傷勢惡化。

二、鷹嘴突滑囊炎

(一)結構

　　鷹嘴突位於肘關節的伸側，上臂與前臂交界處，而滑囊是充滿液體的囊狀構造，介於骨頭和其上方滑動的肌肉肌腱之間，其主要作用是分泌滑液以減少皮膚和骨骼的摩擦。由於它的位置很淺，正好位在皮膚下方，因此很容易受到刺激而導致發炎。

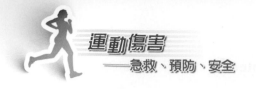
(二)成因

鷹嘴突滑囊炎泰半因撞擊、發炎或感染而引起的，例如跌倒時手肘直接撞擊硬地，或直接碰撞導致挫傷也會引起急性發炎，另外長期以肘關節倚靠桌椅，也會因長期的刺激造成慢性發炎，例如時常趴在桌面上睡覺或寫字，因反覆擠壓摩擦而發生，故又稱「學生肘」。在運動場域中，像曲棍球這類較容易摔倒的運動，或者如游泳、網球或板球等較常反覆使用肘關節的運動，皆易引起鷹嘴突滑囊炎。

(三)症狀

發生此傷害時，初期肘部會有紅腫、熱、痛等發炎症狀，特別是鷹嘴窩會出現局部腫脹（如**圖6-8**），關節屈伸變得困難。此時應觀察並觸摸鷹嘴窩是否有溫度異常現象，以及是否有明顯腫脹或硬塊（鈣化）現象。

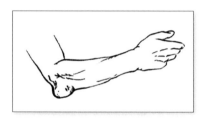

圖6-8 鷹嘴突滑囊炎

(四)處置

一旦發生鷹嘴突滑囊炎，應立即以PRICE原則處理。必要時，可抽取積在其中的血水，但避免併發其他發炎或引發細菌感染，宜送醫進行詳細診治。

三、生長板傷害

(一)結構

生長板係四肢骨及脊椎體上下端能不斷分裂、增殖的組織，它是兒童之所以長高的關鍵。生長板會因遺傳、營養及身體健康等因素影響，

但到達某一年齡時就會閉合而停止分裂,即使給予任何生長激素或增高器的刺激,也是無法達到增高的目的,一個人的身高便從此決定。

(二)成因

在運動場域中,肘關節受到直接或間接的撞擊,如跌倒時以手撐地或撞擊到硬物等,肱骨遠端、尺骨或橈骨近端的生長板均可能因此受到損傷;此外,過多的投擲動作也會對生長板造成過多的拉扯而造成傷害。

(三)症狀

發生生長板損傷時,患部會出現劇痛、無力、腫脹和瘀青等症狀;外觀上可能有變形或骨頭移位情況,甚至伴隨有雜音出現。無法順暢活動,勉強為之,恐引發代償性動作。若懷疑可能發生生長板傷害時,應先瞭解患者運動時及運動後的表現,並適度調整運動量。

> **代償性動作**
>
> 係身體某器官因受傷或生病導致機體功能無法正常運行,為達到或完成某些動作或機能的要求,其他未受損肢體或器官會取代原有構造來完成動作。

(四)處置

一旦上述症狀時,應立即施予妥善固定,然後送醫詳細檢查。過程中須時時觀察患者是否出現休克症狀,並加以妥善處理。

四、肱骨外上髁炎

(一)成因

前臂伸肌群長期、反覆且強烈地收縮與牽拉,如提重物、拉扯重物、手腕用力扭轉等,這些動作所產生的強大阻抗力量使肱骨外上髁處的肌腱產生發炎的情況。由於此傷害常見於網球選手,故俗稱「網球

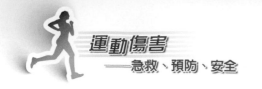

肘」」（tennis elbow）。此外，在工作或家務上需要前臂經常用力旋轉（如上螺絲、扭毛巾）、反覆敲打或搬重物的工人，也容易因不斷使用這群肌肉而造成此部位的傷害。

(二)症狀

此傷害主要的症狀是前臂或手腕用力握提時，拉扯手肘外側肌肉肌腱，引發肘部外側疼痛，在進行提舉、抓握、手腕向上屈等動作時疼痛尤其明顯，局部會有壓痛點，有時疼痛會向下延伸在前臂肌肉及手腕之背部及橈骨側。此外，患部亦會出現腫脹的情況。一旦發生肱骨外上髁炎時，除打球時會感到劇痛不適外，像端水或寫字等動作也都會引發疼痛；嚴重時，連握在手中的東西都會自行掉下來，無法完全地做肘部屈伸動作。

(三)檢查

要檢查是否罹患肱骨外上髁炎，可進行阻抗式的伸腕測試（又稱Mills測試），亦即令患者做向上伸腕動作並施予阻力（如**圖6-9**），若肱骨上髁附近出現疼痛，即懷疑罹患此傷害。

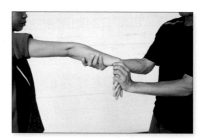

圖6-9　伸腕測試

(四)處置

肱骨外上髁炎最重要的處理原則就是暫時停止運動，讓手臂肌肉得到適當的休息、放鬆。發病初期，可藉輕度推拿或冰敷使患部疼痛稍加舒緩；若疼痛加劇，則可服消炎止痛藥舒緩；經處理後，症狀仍無改善應就醫診治。

五、肱骨內上髁炎

(一)成因

　　從事過多或劇烈的屈腕動作，會對肘部內側組織產生相當大的外翻力量，導致前臂屈肌起點肱骨內上髁處受到反覆牽拉而造成累積性的慢性損傷。其發病機制與肱骨外上髁炎類似，由於高爾夫球和棒球運動員較常使用到手臂屈肌的力量，是此傷害的好發族群，故俗稱「高爾夫球肘」（golf elbow）或「少棒肘」（little league elbow）。

(二)症狀

　　肱骨內上髁炎的主要症狀是肘關節內側骨突處疼痛或痠痛，尤其是在做前臂旋前並主動屈腕時疼痛感加劇，甚至痛感會沿尺側屈腕肌向下放射，患部有明顯壓痛。初期可能只在活動後偶感肘內側疼痛，日久則加重，疼痛感覺會延伸至上臂或前臂，做屈腕動作會有無力感，如提水桶之類的動作有困難。

(三)檢查

　　除上述症狀外，欲檢查是否罹患肱骨內上髁炎，可進行主動或阻抗式的屈腕測試（如圖6-10），亦即讓患者坐在椅子上，前臂置於桌上，手掌面朝上，用力屈腕，檢查者施予阻抗，若肘部內側肱骨上髁附近出現疼痛，表示測試結果為陽性。

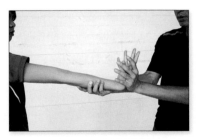

圖6-10　屈腕測試

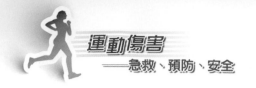

(四)處置

此傷害的處理和治療同肱骨外上髁炎，初期或疼痛加劇時，宜減少甚至暫時停止運動，並可藉輕度推拿、冰敷或服消炎止痛藥等，使患部疼痛稍加舒緩；若疼痛持續或症狀無明顯改善者，應就醫診治。

第四節　常見的前臂傷害

一、尺神經損傷

(一)成因

當尺神經受到直接撞擊的挫傷、肌肉或結疤組織造成的夾擠、反覆的外翻壓力（如過度的投擲動作）等都可能造成尺神經的損傷（黃啓煌等，2003）。此外，腕部的尺神經易受切割傷，肘部發生骨折或脫臼時也極可能合併尺神經損傷。

(二)症狀

一旦尺神經受到損傷時，會產生局部疼痛感，大部分手臂內部肌肉麻痺，因而握力減弱，持物不穩，動作不靈活，對精細動作影響明顯。手指不能外展與內收，小指常處於外展狀態，無法環指併攏。嚴重時，前臂及手有麻刺感或燒灼感，長時間後可能產生肌肉萎縮。

(三)檢查

依據上述症狀，要評估是否發生尺神經損傷，可藉由測試小指抵抗內收與外展的能力，以及輕輕敲打尺神經處及小指指尖，測試該部位的

感覺。若測試結果爲陽性，即可懷疑有尺神經損傷現象。

(四)處置

發生尺神經損傷時，應停止運動並就醫診治。由於神經再生速度緩慢，特別是在手術修復後，更會因水腫現象而影響神經的恢復與再生。有此情況時，應抬高患肢超過心臟位置，此做法有助於減輕和消退水腫的作用；進一步給予超短波治療，可使局部微血管持久性擴張，血流加快，改善局部血液循環，促進水腫消退、炎性產物吸收和改善局部營養狀況，有利神經再生（鄭桂芬，2007）。

二、遠端橈骨骨折

(一)成因

運動時不愼跌倒以手撐地，若腕背屈掌心劇烈觸地，而使前臂遠端橈骨發生骨折；此時骨折處遠端朝向背側，橈骨移位，近端向掌側移位，稱爲「柯雷氏骨折」（Colles' fracture）（如圖6-11）。若跌倒時腕掌外屈，手背觸地，而使前臂遠端橈骨發生骨折；此時骨折處遠端朝向掌側移位，骨折近端向背側移位，則稱爲「史密斯骨折」（Smith's fracture）（如圖6-12），此類型骨折發生原因與柯雷氏骨折相反，故又稱反柯雷氏骨折，較爲少見（林尙輝、林恬安，2014）。

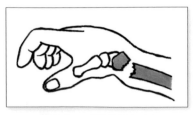

圖6-11　柯雷氏骨折

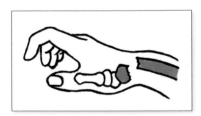

圖6-12　史密斯骨折

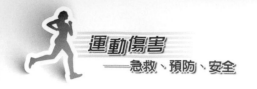

(二)症狀

發生遠端橈骨骨折當下，可聽到明顯的斷裂聲，同時腕部會出現明顯變形、急遽腫脹、功能喪失（不能動、也不敢動）等症狀，直接或間接給予壓力會有劇痛感；皮膚表面甚至漸漸地出現瘀青痕跡。嚴重時，患者可能因劇痛而出現休克徵兆（黃啓煌等，2003）。

(三)處置

一旦出現上述症狀時，即懷疑發生遠端橈骨骨折傷害，應立即給予妥善的包紮固定，並立即送醫，期間需持續觀察患者是否出現休克徵兆，並加以適當處理。若患部有外觀異常變形時，切不可給予壓力測試。

三、舟狀骨骨折

(一)結構

腕部是由包括連接前臂的舟狀骨、月狀骨、豆狀骨和三角骨，以及連接手指的頭狀骨、鉤狀骨、大多角骨和小多角骨等八塊小骨頭所組成。在所有腕骨中，應以舟狀骨最容易發生骨折，因為舟狀骨連結著橈骨近端和腕骨的遠端。

(二)成因

當手腕做背屈動作時，舟狀骨的近端會被橈骨卡住，遠端被推向背側，因而舟狀骨的中端會承受極大的壓力（葉堃林、侯勝茂，1986）。在運動的場域中，因跌倒或其他意外事故使得手腕突然向背側屈曲，舟狀骨便極易發生骨折（如圖6-13）。

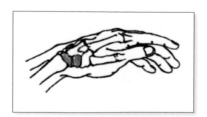

圖6-13　舟狀骨骨折

(三)症狀

發生舟狀骨骨折時，患部會出現急遽腫脹、劇烈疼痛、外觀上異常變形、皮膚表面有瘀青痕跡等症狀，腕關節活動功能受限，勉強活動時疼痛加劇。

(四)檢查

舟狀骨骨折的判定極不容易，即使採用放射線檢查也可能看不出來，因此骨折後數星期或數月之久才診斷出來的並不少見。而且由於血管分布的問題，近端容易發生缺血性壞死，因此會有延遲癒合或無法癒合的情形發生（葉堃林、侯勝茂，1986）。

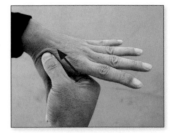

圖6-14 舟狀骨骨折檢查

一旦懷疑發生舟狀骨骨折時，除檢視是否出現上述症狀外，可按壓傷肢第一掌骨並向內壓迫（回擠）舟狀骨（如**圖6-14**），若引發劇烈疼痛時，則檢查結果為陽性。

(五)處置

舟狀骨骨折是常見的腕骨傷害，常被誤診為腕扭傷而延遲最佳治療時機，因而造成舟狀骨不癒合、壞死或腕部關節炎等嚴重後遺症。發生舟狀骨骨折時，應立即停止腕部的活動，尤其是提、拿、握等動作。傷害初期可先施予PRICE原則處理，隨後送醫進一步治療，期間注意患者是否出現休克徵兆，並加以適當處理。

四、鉤狀骨骨折

(一)結構與成因

鉤狀骨是連接第四、五指的一塊小骨頭，掌面有明顯的鉤狀（如圖

6-15）。運動時跌倒以手撐地，或撲壘時直接、間接撞擊到尺骨遠端靠近腕側，又或者揮棒（桿）動作因器材與鉤狀骨反覆擠壓，均可能導致鉤狀骨骨折。因此，這類傷害最易發生在高爾夫球和棒壘球選手身上。

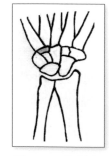

圖6-15　鉤狀骨

(二)症狀與檢查

鉤狀骨骨折時，患部會出現急遽性的疼痛感，且畏動，直接按壓或間接給予壓力均會感到疼痛。若屬長期性的傷害，則可能會有握力減退的現象（黃啓煌等，2003）。據此，可以直接或間接地對患者鉤狀骨施予壓力，以檢視是否會有疼痛感，即可初步判定是否發生鉤狀骨骨折；惟因鉤狀骨附近有尺神經圍繞，故有此傷害時，極可能也會傷及到尺神經，因此應同時檢視尺神經是否異常。

(三)處置

鉤狀骨骨折初期或疼痛加劇時，可採PRICE原則處理，隨後應送醫進一步治療。

五、腕隧道症候群

(一)結構與成因

「腕隧道」又稱腕管，它是由腕骨和腕橫韌帶所構成的骨韌帶隧道，它橫跨於大多角骨和鉤狀骨之間，內有正中神經和許多肌腱。由於隧道內間隙狹窄，若因滑膜水腫、增生等致使壓力增高，正中神經就會受到韌帶壓迫，而產生所謂的「腕隧道症候群」。研究發現，手部長期

反覆用力的活動，或不符合人體工學的腕部姿勢，再加上使力性的動作，都可能引發腕隧道症候群（董玟伶、蘇芳慶，2009），例如電腦操作員、打字員等職業就是好發族群。一般而言，腕隧道症候群患者以中壯年婦女居多，以單側多見，且右側較左側多。

(二)症狀

　　腕隧道症候群主要症狀為大拇指、食指、中指及無名指的橈側（正中神經分布區域）會有麻木刺痛感，呈燒灼樣痛，手握力減弱，握物或端物時（如扣鈕子、拿杯子等）等細微動作開始出現障礙。輕者僅在夜間或持續用手勞動後出現手指異長，但運動障礙不明顯；重者手指刺痛麻木持續而明顯，有時疼痛和麻木感會延伸至前臂、手肘，甚至向上臂肩膀放射，夜間或工作時症狀加劇，甚至影響睡眠及工作（何彥頤、徐蔚泓、林兩傳、許中華、陳建中，2004），後期可能出現大拇指掌側肌肉萎縮及手腕無力，以及手部感覺喪失等情況。

(三)檢查

　　檢查是否罹患腕隧道症候群的方法有二，一則可進行「提內爾氏徵候」（Tinel's sign）檢測，即敲擊正中神經通過的手腕處，檢視手部是否有麻木觸電感；二則可進行「法蘭氏測試」（Phalen's test）（如圖**6-16**），亦即將兩手手臂互靠，使屈腕至最大角度以壓迫正中神經，並維持此姿勢約1分鐘，若麻木感加重，且疼痛感放射至中指、食指，表示檢查結果為陽性。

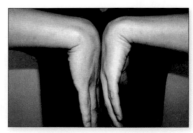

圖6-16　Phalen測試

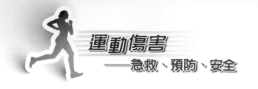
(四)處置

關於腕隧道症候群的處理方式，初期應以冰敷處理，若屬慢性發炎狀況，則改以熱敷或熱浴方式來舒緩不適。若有腕管處持續不適現象出現，應停止所有會壓迫神經的手部動作，尤其應避免高重複性或高施力的手部活動，必要時戴副木睡覺，睡眠中讓手腕保持中立姿勢。

副木

係一種固定式支架，可依個人量身訂製，目的在讓患者處於一個舒適及正常的姿勢擺位，並可預防肢體變形。

六、鎚狀指

(一)成因

運動時，指尖在伸直的狀態突然遭受外力，使遠端指節突然屈曲，造成伸肌腱由其指止端撕裂而引起下垂畸形，外觀看起來近似鎚子，故稱「鎚狀指」（如**圖6-17**）。一般而言，伸肌腱斷離時

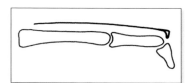

圖6-17　鎚狀指

可能帶走一小塊遠端指節骨碎片，抑或只是伸肌腱從末端的附著點斷裂，導致手指無法伸直（陳志華，2012），這種情況也就是俗稱的「吃蘿蔔乾」；因常發生在棒球員接球時，故又稱「棒球指」。

(二)症狀

發生鎚狀指時，患指指末端呈特殊的下垂狀，該指指尖無法伸直。受傷初期，遠端指節關節有腫脹、疼痛、變形，以及手指無法動彈等症狀，之後可能因指末端下垂而造成生活上的不便，諸如穿衣、插口袋、拿東西等簡單且常做的動作都無法流暢地完成。

(三)檢查

鎚狀指的檢查方法相當簡單，只要測試遠端指節的活動範圍，以及可伸直的程度即可。若要進一步詳細掌握指骨遠端背側是否有碎片或骨折，則應予以妥善固定後送醫做X光檢查。

(四)處置

一旦確認受傷狀況後，應先將患指固定在伸直的狀態，並施予冰敷處理，可有效止痛、消腫，然後再送醫做進一步檢查及處理。切勿任由遠端指節保持在屈曲狀態，否則極可能演變成永久性變形（黃啓煌等，2003）。

七、指間關節側副韌帶扭傷

(一)成因

正常情況下，掌指關節和指間關節兩側都有側副韌帶加強穩定，限制指關節的側向活動。當指伸展時，各側副韌帶即處於緊張狀態；當關節屈曲時，則韌帶均轉為鬆弛狀態。在運動過程中，手指若遭受到直接撞擊、壓折，或間接暴力而過度背伸、掌屈和扭轉等均可能造成指關節的側副韌帶損傷，有時可能併發指關節脫位，甚至造成一小塊骨骼被扯開的撕脫性骨折。所有指關節中，尤以拇指關節發生側副韌帶扭傷較為多見，且因好發於守門員或滑雪者，故又稱「守門員拇指」（gamekeeper's thumb）或「滑雪者拇指」（skier's thumb）（黃啓煌等，2003）。

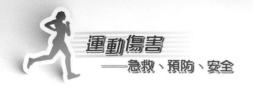

(二)症狀

由於手指皮下缺乏結締組織，關節較為表淺，當側副韌帶發生斷裂損傷時，關節周圍會迅速腫脹、疼痛劇烈、關節活動功能障礙、握力銳減、局部有壓痛等症狀（林文彬，2013）。若合併關節脫位者，患指明顯畸形，手指偏向一側。此外，少數患者可能伴有一側撕脫性骨折，需透過X光攝影方能確診。

(三)處置

發生掌指關節和指間關節側副韌帶損傷時，應立即以PRICE原則處理；若有韌帶斷裂可能時，則應予以妥善固定，並送醫診治。若合併指關節脫位時，不建議自行嘗試復位，最好由專業醫療人員處理，以免傷勢更加惡化。

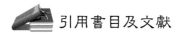 引用書目及文獻

Acromioclavicular Joint dislocations. 2015年3月21日，取自ShoulderDoc網站，http://www.shoulderdoc.co.uk/article/60

Feng, S., Guo, S., & Nobuhara, K. (2003). Prognostic indicators for outcome following rotator cuff tear repair. *J Orthop Surg, 11*, 110-6.

Mileski, R. A., & Snyder, S. J. (1998). Superior labral lesions in the shoulder: Pathoanatomy and surgical management. *J Am Acad Orthop Surg., 6*(2), 121-31.

何彥頤、徐蔚泓、林兩傳、許中華、陳建中（2004）。〈腕隧道症候群（Carpal Tunnel Syndrome）之中醫整復觀〉。《中國中醫臨床醫學雜誌》，10(3)，249-251。

李恆儒、宋季純譯（2012）。《運動傷害圖解聖經：預防、診斷、治療、復健》。台北市：旗標出版股份有限公司。

周正亮、程遠揚、陳慶駿、張佳琳、黃東富、鄭舜平、劉作仁（2006）。〈中老年人肩旋轉肌斷裂之復健〉。《台灣復健醫誌》，34(3)，141-148。

林文彬（2013）。〈掌指關節及指間關節扭挫傷〉。取自林園中醫診所網站，http://linyen.uncma.com.tw/

林尚輝、林恬安（2014）。〈遠端橈骨骨折（Distal radius fracture）〉。取自醫學影像學習園地網站，http://www2.cmu.edu.tw/~cmcmd/ctanatomy/clinical/Distalradiusfracture.html

陳志華（2012）。〈鎚狀指〉。取自骨科陳志華醫師官方網站，http://www.afa-sport.com.tw/contentbypermalink/66a6f762532febc98667f36a40cd194b

黃啓煌、王百川、林晉利、朱彥穎（2003）。《運動傷害與急救》。台中市：華格那企業有限公司。

葉塗林、侯勝茂（1986）。〈手腕舟狀骨骨折處理的新方法〉。《當代醫學》，157，925-928。

董玟伶、蘇芳慶（2009）。〈萬能雙手的奧秘〉。《科學發展》，444，58-65。

鄭桂芬（2007）。〈尺神經損傷的康復治療療效分析〉。《中國民康醫學》，19(19)，11-15。

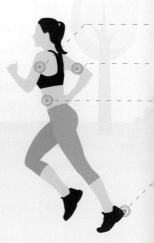

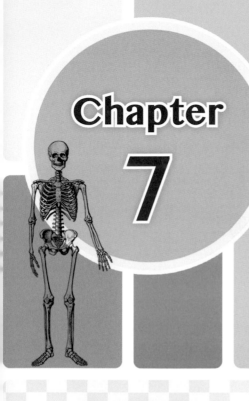
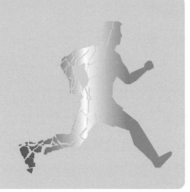
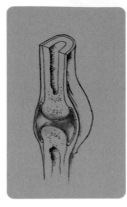

Chapter 7

下肢部位傷害的處置

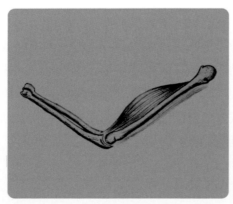
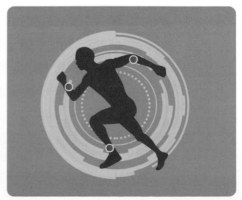

學·習·目·標

- 瞭解常見大腿部傷害的成因、處置與預防方法
- 瞭解常見膝部傷害的成因、處置與預防方法
- 瞭解常見小腿部傷害的成因、處置與預防方法
- 瞭解常見足部傷害的成因、處置與預防方法

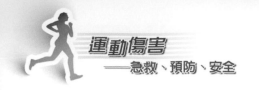
下肢是支撐身體重量最主要的結構，因此很多運動項目都極易發生下肢傷害，尤其是接觸性運動項目，例如足球、籃球、橄欖球等。此外，由於女性骨盆結構較寬大，因此在運動時較易因撞擊而發生下肢部位的傷害。下肢傷害又可區分爲大腿部、膝部、小腿部和足部等部位傷害。

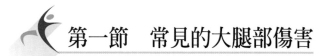

第一節　常見的大腿部傷害

一、髖部骨折

(一)結構

　　股骨遠端與骨盆連結的球窩關節即所謂的髖關節，它是屬於多軸性關節，能做屈伸、收展、旋轉及環轉等多方向的動作，亦是支撐身體重量最重要的關節。髖部骨折最常發生於股骨頸部（如圖7-1），而骨盆與髖關節相連的部分則容易發生撕裂性骨折，也就是附著其上的肌腱或韌帶受力從骨盆上扯下一塊碎骨。

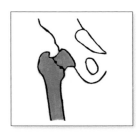

圖7-1　股骨頸骨折

(二)成因

　　發生在股骨頸部的骨折通常是因爲受到外力的強烈撞擊或重摔地面所導致，例如橄欖球運動的衝撞、騎馬時從馬背上摔落等，嚴重時可能併發髖關節脫位；而撕裂性骨折則多半是因股四頭肌或腿後肌快速強力的收縮所造成，像籃球或足球這類需要急遽加速或減速的運動，最常發生髖部撕裂性骨折（李恆儒、宋季純譯，2012）。

(三)症狀

髖部受外力撞擊而發生股骨頸部骨折時，撞擊處會立即出現疼痛，移動腿部痛感加劇，無法繼續參與運動，患部會逐漸腫脹，並產生瘀青痕跡。若發生撕裂性骨折時則患部在加速跑動時會誘發髖關節疼痛，且痛感會沿著患部向下延伸。

(四)處置

發生髖部骨折時，應先施予適當的固定包紮（如**圖7-2**），隨後立即送醫診治，期間可在不引起不適的情況下給予患部冰敷處理，以減輕疼痛及減緩腫脹；同時要隨時觀察患者是否出現休克現象。

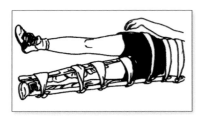

圖7-2　髖部固定包紮

二、鼠蹊部拉傷

(一)結構

鼠蹊部係指下腹部與雙側大腿連接的部位，位於大腿內側生殖器兩旁，其附近區域即我們常說的腹股溝。

(二)成因

鼠蹊部拉傷主要是因為大腿內收肌在運動時被過度的拉扯，而造成股內收肌腱的撕裂或斷裂。這類傷害好發於需要腿部劇烈伸展或突然改變方向的運動項目，例如武術、跳高、跨欄、體操、韻律舞蹈、足球、曲棍球、網球等。

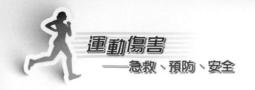
(三)症狀

鼠蹊部拉傷時以大腿內側疼痛為主，隨其嚴重程度不同，疼痛感從輕微不適到劇烈疼痛，大腿內收或外展時疼痛加劇，活動受限（彭文俊，1996），觸壓患部有僵硬感，亦可能出現腫脹及瘀傷痕跡。

(四)處置

鼠蹊部拉傷時應立即以PRICE原則處理，嚴重時，最好送醫詳細診治。一般而言，鼠蹊部拉傷約四至六週均可順利癒合復原，不過隨傷勢嚴重度不同，癒合後可能還需要約兩週時間的休養復健，若接受手術治療者，復健期甚至需長達三至六個月之久（李恆儒、宋季純譯，2012）。復健期間，有關鼠蹊部的伸展動作皆必須小心，過度伸展反而會延遲復原，甚至導致二次傷害。

三、大腿後側肌群拉傷

(一)結構

大腿後側肌群是由半膜肌、半腱肌、股二頭肌等肌肉所組成，其中股二頭肌又分成短頭及長頭，主司膝關節屈曲或髖關節伸直等功能。

(二)成因

運動時，大腿後肌肌肉與肌腱的連接處受到過度的拉扯而發生撕裂或斷裂，尤其是當肌肉在做強大的離心收縮時，特別容易發生大腿後側肌群拉傷，其中又以股二頭肌的拉傷最常見，一般需要短距離衝刺或跳躍的運動項目最易發生的此類型傷害。總體而言，主要發生原因包括：

1.肌肉本身缺乏足夠的延展性。
2.肌肉疲勞而變得僵硬。

3.肌力不足。

4.運動前熱身不足。

5.後腿肌群與股四頭肌的肌力不平衡。

(三)症狀

大腿後肌拉傷依其嚴重程度,可分三級(黃啓煌等,2003):

1.第一級拉傷:肌纖維輕微拉傷,被動伸展或主動收縮時有輕微疼痛感,患部些微腫脹及伴有少許的肌力與活動度喪失的情形。

2.第二級拉傷:部分肌纖維斷裂,被動伸展或主動收縮時的疼痛感,以及腫脹和功能喪失均較第一級嚴重,尤其是功能喪失部分,明顯嚴重許多,需要他人協助攙扶方能行走,傷後數日會有明顯的瘀血現象。

3.第三級拉傷:肌肉完全斷裂,受傷當下可清楚聽到「啪」的一聲,通常是發生在坐骨粗隆與肌肉的連接處,患部有明顯的凹陷現象,立即感到劇烈疼痛,腫脹和功能喪失也較其他等級明顯,完全無法承重,更無法行走。

根據上述症狀,大腿後側肌群拉傷時可先徵詢患者疼痛程度,同時觀察患部的腫脹與瘀青狀況,以及觸摸患部周圍,檢視是否有凹陷現象。必要時,可進一步做被動式肌肉伸展與阻抗力測驗,以確定肌肉損傷程度。

(四)處置

傷後72小時內應以減輕疼痛、止血和控制腫脹為主,可依照PRICE原則處理。一般而言,第一級拉傷約一週內應可恢復正常步行,第二級和第三級拉傷最好使用拐杖輔助行走,以減輕患部的負擔,加速傷口癒合。復健期間以恢復肌力和肌肉的延展性為主要目的,在疼痛忍受範圍內可做肌肉伸展動作或等長收縮的肌力訓練,其後再逐步改做等張收縮

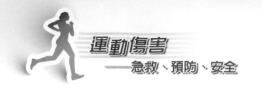
的肌力訓練。

四、股四頭肌挫傷

(一)成因

　　係股四頭肌受到外力直接撞擊而引起的急性肌肉纖維斷裂或血管破裂的現象，最常發生在橄欖球、足球、籃球、手球等碰撞性運動中。此傷害多發生於股骨與肌肉之間，在強烈撞擊後造成骨膜附近出血而形成血腫塊，若延遲處理或處置不當，極易造成慢性疼痛或形成所謂的「化骨性肌炎」。

(二)症狀

　　股四頭肌拉傷可依嚴重程度分成三個等級：

1.輕微：僅有局部壓痛，膝關節尚可正常彎曲。
2.中等：有壓痛及腫脹現象，膝關節活動度明顯變小（約僅能彎曲45～90度），已出現跛行。
3.重度：有劇痛、壓痛及嚴重腫脹現象，膝關節活動度嚴重受限（彎曲角度小於45度），完全無法走路，甚至可以觸摸到血腫塊。

　　發生股四頭肌拉傷時，無論何種等級，患部都會有痛感，即便處於休息狀態也是一樣。若患部有血腫塊產生，應特別注意併發症，傷後一週血腫塊仍然存在，恐已演變成化骨性肌炎。

(三)檢查

　　若要檢查股四頭肌拉傷程度，一則可測試膝關節活動度，一則可定時對大腿部做腿圍測量瞭解腫脹狀況。

(四)處置

　　傷害初期應以PRICE原則處理，以降低繼續出血、腫脹和減輕疼痛；急性期最好使用拐杖輔助行走，以減輕患部負重。待腫脹消失後，可進行被動式伸展活動或主動式關節活動，亦可開始配合熱療與冷熱交替療法，加速傷口癒合。無論如何，千萬不可服用含有抗凝血劑的消炎藥或阿斯匹靈，因為這類藥物可能引起更多的出血（黃啓煌等，2003）。

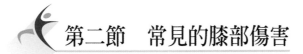

第二節　常見的膝部傷害

一、膝前十字韌帶損傷

(一)結構

　　前十字韌帶是膝關節內重要韌帶之一，其主要功能有三，包括限制脛骨過度向前位移、限制脛骨過多的內外旋轉，以及避免膝關節過度伸展並抵抗膝內外翻的壓力，維持膝關節良好的穩定性（曹育翔、林世澤，2002）。前十字韌帶對於膝關節穩定扮演極重要的角色，一旦發生損傷時，膝關節活動時脛骨與股骨之間便會產生過多的滑動與旋轉，使得患者在運動時出現膝關節不穩定的現象，進而限制運動功能。

(二)成因

　　膝前十字韌帶損傷多半是因為快跑時突然轉向動作、突然加速或減速、膝部做內翻、內轉動作時或膝屈曲承受外力時突然從外側對膝部直接撞擊造成過度伸展等所致。很明顯地，衝撞性和接觸性運動（如足

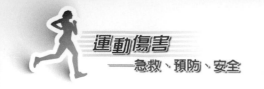

球、橄欖球、籃球、角力、摔跤等）是較易發生膝十字韌帶損傷的高危險群運動，其他常需要跳躍動作的運動（如田徑、排球等），也極易因為膝部不當受力扭轉而發生此傷害。

(三)症狀

當前十字韌帶發生損傷（撕裂或斷裂）時，患部會立即產生劇痛，約有五成左右的患者在受傷當下常會聽到「啪」的斷裂聲響，且常伴有膝部腫脹、膝關節無法回動、膝部不穩等症狀。一般在急性期內（傷後24小時內），患部會產生急性血腫，關節活動度受到限制，此時若仍讓膝部負擔體重時會有軟腳或不穩定的現象（曹育翔、林世澤，2002）。韌帶斷裂程度嚴重時，泰半會伴隨著半月軟骨的破裂（許文蔚，1998）。若未施予適當治療，可能會連帶使其他的膝部結構受損，甚至引發永久性的關節不穩定與疼痛，更極端的情況下，膝關節將嚴重退化，可能產生骨性關節炎（李恆儒、宋季純譯，2012）。

> **骨性關節炎**
>
> 係一種以關節軟骨的變性、破壞及骨質增生為特徵的慢性關節病，主要症狀是關節疼痛和關節活動範圍受限。日久關節可能會變形，關節邊緣也可能長出骨刺。

(四)檢查

前十字韌帶損傷的檢查方式，一般可用前拉測驗（anterior drawer test）、拉赫曼測驗（Lachman test）、樞軸移動測驗（pivot shift test）等。不過這些方法僅適合於非急性期使用，因為急性期所產生的急性血腫和疼痛會影響檢查的準確性，因此建議急性期內先以PRICE處理，待腫脹稍緩或消失後再進行詳細檢查。以下即針對這些檢查方法加以介紹之：

◆前拉測驗

讓患者仰臥平躺，髖關節彎曲約45度，膝關節彎曲約90度，檢查者雙手握脛骨近端並向前拉牽，同時用拇指感覺脛骨向前位移程度（如圖

7-3）。此法的敏感度較差，在急性期較不適用。

◆拉赫曼測驗

讓患者仰躺並屈膝約20度，檢查者將一手固定於股骨遠端，另一手握住脛骨近端，將脛骨近端向前拉牽（如圖7-4）。若脛骨有往前脫位或位移距離過大時，即表示檢測結果為陽性。

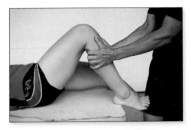

圖7-3　前拉測驗

◆樞軸移動測驗

讓患者仰躺，檢查者靠近患肢，一手握住脛骨粗隆並施以外翻力量，另一手握住腳踝並施以內轉力量（如圖7-5）。此時若可感到脛骨從膝關節向前脫出，並且同時漸漸將膝彎曲時，脛骨會向後復位，則表示檢測結果為陽性。此法可檢測出脛骨前外側的穩定性（蔡佩真，1988）。

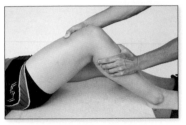

圖7-4　拉赫曼測驗

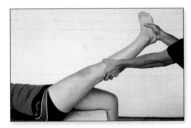

圖7-5　樞軸移動測驗

(五)處置

膝前十字韌帶損傷時，應施予適當的治療，否則將使膝關節功能受到過度限制，且極易反覆受傷，甚至引起更嚴重的骨性關節炎。一般治療主要採保守和手術兩種方式，如患者年齡超過40歲或不用參與劇烈競賽的運動員，且損傷程度對日常活動並不造成太大影響時，建議採保守療法；若傷後有關節穩定度差、伴隨半月軟骨或外側副韌帶損傷、骨性關節炎、影響日常活動或保守療法失敗等情況時，才考慮採手術治療（林建甫、馬筱笠、吳濬哲，1997）。保守療法包括急性期的PRICE處理原則、抽取膝內血腫與非類固醇消炎止痛劑等；待疼痛與腫脹消緩

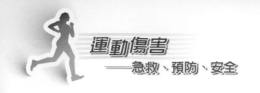

後，改以熱療和冷熱交替療法，加速傷口癒合，並逐步增加膝關節的活動範圍，其後可慢慢恢復輕度的運動，但應避免急跑、急停和急轉向的動作。若採手術治療者，術後搭配積極的復健訓練，一般約6個月左右可恢復正常的運動（曹育翔、林世澤，2002）。

二、膝側副韌帶損傷

(一)結構

　　膝側副韌帶位於膝關節兩側，分為內側副韌帶和外側副韌帶，係專司關節左右穩定的韌帶。當膝關節完全伸直時，內外側副韌帶均呈緊張狀態，以維持關節穩定和控制向側方異常活動；當膝關節屈曲時，內外側副韌帶均處於鬆弛狀態，此時關節不穩定，易發生損傷。

(二)成因

　　當膝關節處於伸直位時，膝或腿部外側受到強大暴力打擊或重壓，使膝過度外展，或者當膝關節微屈時，小腿驟然外展，抑或足及小腿固定時，大腿突然內旋或內收時，均可能造成內側副韌帶損傷（如**圖7-6**）。相反地，當膝或腿部內側受暴力打擊或重壓，使膝過度內收，而導致外側副韌帶損傷（如**圖7-7**）。一般而言，由於膝外側較內側易遭受

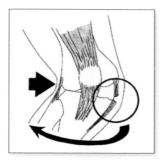

圖7-6　內側副韌帶損傷

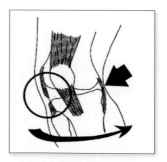

圖7-7　外側副韌帶損傷

外力撞擊，因此內側副韌帶發生損傷的機會較外側副韌帶高。值得注意的是，側副韌帶嚴重損傷時，極可能合併前十字韌帶和半月軟骨損傷。

(三)症狀

膝側副韌帶損傷時，患側有局部劇痛和腫脹，一段時間後可能有瘀痕出現，膝關節伸直時疼痛加劇，患部也會有明顯的壓痛，無法正常行走。若韌帶完全斷裂時，可在患部觸及凹陷缺損。

(四)檢查

檢查膝側副韌帶是否損傷可採側壓測驗，亦即將患肢膝關節伸直，檢查者一手握住踝部，另一手掌頂住膝上部的內側或外側，強力內收或外展小腿（如**圖7-8**）。如外展時會引起疼痛，表示內側副韌帶損傷；相反地，若內收時會引起疼痛，則表示外側副韌帶損傷。無論是內收或外展時，一旦關節出現異常的活動度，極可能是韌帶完全斷裂。

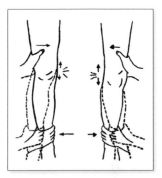

圖7-8　側壓測驗

(五)處置

膝側副韌帶損傷初期以PRICE原則處理。若韌帶損傷程度輕微，可使用彈性繃帶加以固定；但嚴重時，必須用支架或石膏固定一段時間。復健期間，為防止再度傷害，最好穿戴運動護具。

三、膝關節脫位

(一)成因

膝關節骨性結構雖不穩定，但關節周圍有極堅強的韌帶和肌腱保

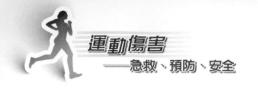
護，因此發生膝關節脫位的情況並不多見。一般而言，當強大外力直接撞擊脛骨上端或間接暴力使膝關節受旋轉或過伸性損傷時，即可能導致股骨與脛骨發生異位，此係膝關節脫位。依股骨與脛骨異位後的相對位置，可區分爲向前、向後、向內、向外及旋轉型等五種脫位，而旋轉型又分爲後外、後內、前內、前外等四種類型（邱家昌、林伯堅、洪生財、李宏滿，2004），其中又以向前脫位最常見，旋轉型最少見。

(二)症狀

膝關節脫位時，可能合併前後十字韌帶及側副韌帶損傷、膕動脈損傷、腓總神經牽拉性損傷，以及脛骨棘、脛骨結節撕裂性骨折或股骨髁骨折。其中合併膕動脈損傷的比率約30%，此傷害恐引起肢體壞死和缺血性攣縮，若血管損傷無法在6～8小時內恢復，有90%的機率將面臨截肢的危險（黃啓煌等，2003）。

膝關節發生脫位後，患部會疼痛劇烈，外觀明顯扭曲變形，小腿可能向前、後、內、外側面移位，失去正常連接關係。皮下有波動空虛感，並有大片瘀血斑，傷者對關節的穩定性感到極度不安。

(三)檢查

懷疑發生膝關節脫位時，首先應進行神經和血管檢查，血管評估包括測試足背動脈脈搏、手指微血管的再充塡時間是否延遲、皮膚外觀是否正常、是否出現下肢的腔室症候群（compartment syndrome）等症狀（邱家昌等，2004），而神經檢查則可測試腳拇趾與第二腳趾間的知覺是否有異常情形。

腔室症候群

係對肢體，甚至生命產生威脅的一種狀況，其起因於身體某部位神經、血管及肌肉在一個封閉的腔室中受到壓迫，使得腔室中的壓力升高（大於25～30mmHg），而造成血管灌流不足，進而導致組織缺氧而壞死。詳見本章第三節小腿部傷害之腔室症候群。

(四)處置

一旦確認傷者發生膝關節脫位時，宜立即將傷肢固定在略微彎曲角度，以減少壓迫膕動脈的機會。切勿嘗試進行徒手復位，以免傷害擴大，應立即送醫診治，期間亦應時時觀察傷者的血液循環、運動功能和生命跡象。

四、髕骨骨折

(一)結構

「髕骨」即俗稱「膝蓋骨」，它是人體中最大的籽骨（sesamoid bone），亦是膝關節的重要組成部分。當膝關節做伸膝動作時，髕骨透過槓桿作用能使股四頭肌力量提高，尤其在伸膝的最後階段，其作用更顯重要。

> **籽骨**
>
> 係受壓較大的肌腱內所生成的中小骨，可見於跨關節的肌腱處（如手、膝、足等），它可以強化和保護肌腱，避免在運動或重體力勞動過程中出現肌腱磨損，同時具有穩定肌腱作用的功能，是一種人體自我保護功能。

(二)成因

由於髕骨位置表淺，且處於膝關節的最前方，因此極易受到外力直接撞或踢而發生骨折現象；此外，突然地快速膝屈曲動作或強力的跳躍動作與落地動作，因受力遠超過髕骨的內在應力，此時也極可能發生髕骨骨折。一般髕骨骨折多為橫斷型骨折，嚴重時甚至會造成粉碎性骨折，並合併股骨、脛骨或髖骨骨折。青壯年是好發族群，男性發生的機率是女性的兩倍。

(三)症狀

髕骨骨折時立即會感到劇痛，患部明顯腫脹，膝關節活動功能局部

或完全喪失，亦即無法主動伸直且無法承受重量。橫斷型骨折時，可明顯看到或觸摸到患部有一條明顯凹痕，此裂痕可能貫穿整個髕骨。

(四)檢查

是否發生髕骨骨折可依照患者的臨床表現做初步判定，亦即檢查關節腫脹與擴散的情形，並觀察髕骨處是否有凹陷情形，或在患者疼痛忍受範圍內觸壓患部是否有壓痛。若欲瞭解是否有其他組織、結構損傷，則可測試肢體末端的神經及循環功能。

(五)處置

髕骨骨折如處理不當，將會嚴重影響膝關節的活動，甚至造成終生殘疾。一旦確認傷害後，應立即予以適當固定，隨後送醫診治。因髕骨對於膝關節的活動扮演極重要的角色，故傷後應盡量保存髕骨的完整，不建議切除髕骨。

四、髕腱斷裂

(一)結構

髕腱是指股四頭肌末端與髕骨及脛骨連接的肌腱組織，位於髕骨的前下方，是大腿與小腿之間重要的連結肌腱（如圖7-9），其主要功能在於幫助股四頭肌作用，亦幫助腿部伸直，以及跳躍動作或落地時保持雙腳穩定的功能。若髕腱斷裂，即完全瓦解膝蓋的伸展功能。

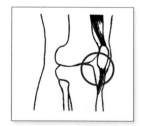

圖7-9　髕腱

(二)成因

髕腱斷裂通常是指髕骨下緣撕脫，有時也可能發生在髕腱遠端的脛

骨結節處。此傷害的發生機轉與髕骨骨折近似，主要起因於膝部突然地屈曲而股四頭肌猛然收縮所造成，其他如患有肌腱炎、風濕性關節炎、糖尿病或髕腱曾注射類固醇等都是此傷害的好發族群。

(三)症狀

　　發生髕腱斷裂當下，患者可能聽到患部發出「啪」的聲音，旋即出現撕裂感和劇烈痛感，患部明顯腫脹和瘀青，膝關節無法承重，股四頭肌功能完全喪失，有伸膝障礙。

(四)檢查

　　可先依照前述症狀做初步判定，亦即觸摸患者的髕骨前方或脛骨粗隆是否有明顯壓痛，然後查看其膝關節能否伸直，以及做屈膝動作時是否有劇痛感，最後可觀察患者步態是否正常。如患者受傷時患部有發出「啪」的聲音，則可檢視患部是否有凹陷情形。

(五)處置

　　髕腱斷裂的處置方法與髕骨骨折雷同，施予適當固定後送醫診治。若髕腱若未完全斷裂，可使用支架或石膏將膝關節固定於伸展位置的傳統療法；但若完全斷裂時，則應採手術治療。

五、髂脛束摩擦症候群

(一)結構

　　「髂脛束」（iliotibial tract）是一個類似韌帶的結構，它起自髂骨外側上緣，後緣連接臀大肌肌腱，下端附著於脛骨外側髁、腓骨頭和膝關節囊（如**圖7-10**）。由於它未與股骨相連，因此

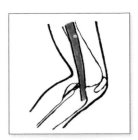

圖7-10　髂脛束

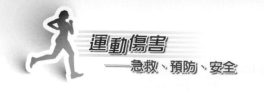
當膝關節做屈曲和伸直動作時，髂脛束便可隨之向前和向後移動。亦即，當膝蓋伸直時髂脛束會向前移動至股骨外上髁前方；相反地，當膝關節彎曲大於30度時，髂脛束則會向後移動至股骨外上髁後方。總體而言，髂脛束具有包括伸展膝關節、側向移動髖關節，以及跑步時穩定腿部等功能（李恆儒、宋季純譯，2012）。

(二)成因

「髂脛束摩擦症候群」（iliotibial band friction syndrome, ITBFS）是一種屬於過度使用而造成的傷害，發生的原因係在運動過程中髂脛束後側與股骨外上髁過度摩擦而造成肌腱發炎，有時也會合併肌腱下方的滑液囊發炎。誘發此傷害的外在因素包括初期從事跑步且跑步距離過長者、長距離下坡路途或跑步路面單側傾斜等；而內在因素包括足部過度旋前、O型腿（易造成髂脛束摩擦）與腿長短不一者（使一腳髂脛束變緊，而摩擦更嚴重），以及身材較瘦小者因缺乏脂肪在組織潤滑等（黃啟煌等譯，1998）。由於此傷害多發生在長期從事跑步者，故俗稱「跑步者膝」。

(三)症狀

此傷害的症狀主要是會感到膝關節外側刺痛或灼熱痛，痛感有時會傳導至大腿或髖關節。初期僅輕微不適，逐漸惡化。膝關節外側出現壓痛，壓痛點在股骨外側髁，大約在外側關節線1～2公分處。當膝蓋彎曲約30度且承重增加時（如爬樓梯或跑步），疼痛會加劇。此外，當膝關節做屈曲到伸直動作時，股骨外髁常出現聲響或腫脹現象。

(四)檢查

是否發生髂脛束摩擦症候群，可先依照上述症狀進行評估；若大部分症狀皆為陽性時，可進一步檢視患者是否有長短腳或O型腿等先天性身體結構問題。

(五)處置

急性期可依照PRICE原則處理，亦可搭配超音波、電療及抗發炎藥物幫助減緩疼痛、發炎及促進組織癒合。必要時，可使用貼紮減輕膝蓋外側結構受力，或對患部軟組織施予適度按摩和伸展，以減緩發炎現象並改善疼痛症狀。若患者有長短腳時，可使用特製鞋墊來減輕膝蓋外側之不正常受力。無論如何，適度的休息和減少運動量是最好的處理方式。

六、半月軟骨破裂

(一)結構

半月軟骨（又稱半月板）位於膝關節面介於股骨和脛骨之間，屬纖維性軟骨，因其狀似弦月而得名。可分成內側及外側兩部分，內側半月板呈橢圓形，較厚且大，外側則呈圓形，較薄而小（如**圖7-11**）。半月板軟骨在膝關節內就像一個襯墊，其功能就如同汽車的避震器，可吸收膝關節所承受的壓力，亦可提供膝關節在角度改變時更多的密合度、穩定性及增加關節面的潤滑度。

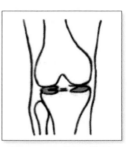

圖7-11　半月軟骨

(二)成因

膝關節除承受由上而下的壓力外，運動或遭受外力時還必須承受前後左右甚至扭轉的壓力，當壓力過大時極可能造成半月軟骨破裂損傷，特別是從事激烈運動，如籃球、足球、柔道、滑雪等[1]。一般而言，內

---

[1] 當人體站立或走路時，半月軟骨平均承受1/2～1倍的體重，上樓梯時增至2倍，下樓梯時更增加至7倍。

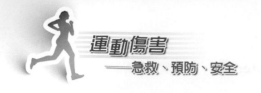

側半月板軟骨較易受到傷害，主要是因為內側半月板較外側大而厚，且可活動性較低，因此發生傷害的機會較高（林建中，2015）。好發年齡介於20～40歲之間，且男多於女。此外，如退化性磨損、先天性骨骼排列異常、關節患有退化性疼痛與股四頭肌肌力較差者，也都是較易發生此傷害的族群（黃啓煌等譯，1998）。

(三)症狀

半月軟骨破裂時，內、外側關節面有疼痛感，行走時感覺膝關節有異物卡住，特別是當膝關節呈30度彎曲時（因破裂的半月軟骨卡在關節面之間），甚至可能聽到「喀啦」聲響。更嚴重者，因關節疼痛，大腿不敢用力，以致股四頭肌萎縮（林建中，2015）。通常傷後數小時，關節可能產生腫脹，以及因周圍組織發炎而引起觸痛。

(四)檢查

評估是否發生半月軟骨破裂損傷，可依次進行包括：

1. 詢問或觸壓關節內外側是否有疼痛感。
2. 檢查是否有腫脹情形。
3. 檢查關節活動度，若在過程中有卡住或有聲響出現時，可能就是半月軟骨損傷或有碎片在關節中。
4. 檢查股四頭肌肌力，評估是否有萎縮現象。
5. 做前／後拉扯測試，以確定十字韌帶的完整性等（黃啓煌等譯，1998）。

(五)處置

一旦確認為半月軟骨損傷時，應立即以PRICE原則處理，以有效減輕疼痛和腫脹。必要時，應先做適當固定，然後再迅速送醫治療。半月軟骨破裂的治療方法，可分成保守治療及手術治療兩大類，如何取捨端賴破裂程度決定。若經膝關節鏡檢查，發現裂傷長度小於5公釐，且位

於半月軟骨外1/3者，可採保守治療，只要休息和避免激烈運動即可復原（林建中，2015）。若需進行手術治療時，仍建議以修補爲原則，盡可能不要完全切除。無論採取何種治療方式，復健期間最好穿戴護具。

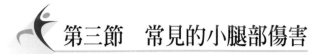

第三節　常見的小腿部傷害

一、脛腓骨骨折

(一)結構

人體小腿部有兩根骨頭，較粗者爲「脛骨」，較細者爲「腓骨」。脛骨位於小腿內側，長度僅次於股骨，爲小腿骨中的主要承重骨。脛骨上端粗大，分成內側髁和外側髁，與股骨下端的內、外側髁以及髕骨共同構成膝關節。外側髁的後下方有一關節面，銜接腓骨小頭。脛骨下端同樣粗大，下方有與距骨和腓骨相接的關節面。

腓骨位於小腿外側，乃小腿肌肉（腓腸肌、比目魚肌）附著的重要骨骼。其上端有一小頭，略爲粗大，頭內有一小關節面與脛骨上端外側髁相連接；下端同樣略微粗大，其三角形的關節面與脛骨下端的關節面共同構成關節窩，並與距骨相接。

(二)成因

脛腓骨骨折在全身骨折中最爲常見，尤以10歲以下兒童多見，在運動場域中則以接觸性運動較易發生，如足球、橄欖球、美式足球、跆拳道等。所有脛腓骨骨折中，以脛骨幹單骨折最多，脛腓骨幹雙骨折次之，腓骨幹單骨折最少。

直接暴力（如壓砸、衝撞、打擊等）和間接暴力（如高處跌落、跑

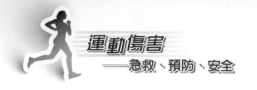
跳滑倒等）皆可能造成脛腓骨骨折。直接暴力往往造成脛腓骨雙骨折，且骨折線為橫斷或粉碎型；間接暴力多數造成單一脛骨或腓骨骨折，骨折線常為斜型或螺旋型。

(三)症狀

脛腓骨骨折的主要症狀是疼痛。若屬脛骨骨折，會有明顯的局部壓痛和腫脹，通過壓痛點可確定骨折部位，且小腿的承重功能已喪失；若屬腓骨骨折，則局部壓痛不顯著，且承重功能可能尚未完全喪失，故易被誤診為軟組織損傷。

若為直接暴力所致，極易造成開放性骨折，因而皮膚和軟組織的損傷非常明顯。

(四)檢查

脛骨位置表淺，一旦發生骨折，極易從外表診斷。但腓骨被小腿肌肉包附，且骨折後的症狀較不顯著，評估上較為困難，宜透過放射性攝影加以確認。此外，可檢視小腿的血液循環及神經功能，瞭解是否有其他合併損傷。

(五)處置

確認傷勢後，應立即予以適當固定並送醫診治。若屬封閉式骨折時，可在骨折處施予冰敷處置，可緩解疼痛和腫脹。若屬開放性骨折時，切勿牽動外露體外的骨頭，包紮固定時亦需小心為之，同時注意衛生，防止傷口受到感染。

二、脛骨內側壓力症候群

(一)成因

　　俗稱「脛骨痛」（shin splint），屬於使用過度的慢性傷害，症狀大多發生在脛骨後側，下端1/3骨膜與肌腱連接的位置。係長時間從事會令小腿承受壓力的動作（如反覆性跑步與跳躍動作）、足部結構異常（如過度旋前）、突然間增加訓練量、改變運動的場地表面（如硬地或傾斜地面）和身體疲勞等，都是誘發此傷害的可能因素。嚴重時，可能演變成為疲勞性骨折或腔室症候群（黃啓煌等，2003）。

(二)症狀

　　傷害初期，脛骨內側疼痛感慢慢形成，持續運動時痛感逐漸加劇，有時也可能有腫脹情況。初期的症狀通常與運動強度有密切關係，一般而言，只要休息一陣子，症狀可能就會消失；一旦發展至傷害後期，停止運動後的疼痛可能會比運動中還要劇烈。

(三)檢查

　　評估是否為脛骨內側壓力症候群，可先觸壓脛骨下段1/3的內側和後側，檢查是否有疼痛產生；其後檢視患者足、踝是否有過度旋前情形。若症狀已持續一段時間，應檢查患部軟組織是否有輕微腫脹及硬塊產生（黃啓煌等，2003）。

(四)處置

　　一旦確認罹患脛骨內側壓力症候群，最好的處置和治療方式便是休息，尤其是暫停如跑步、跳躍等這類小腿需承受重力的活動。傷害初期可採PRICE原則處理，若無法停止運動時，應改變訓練內容，降低強度

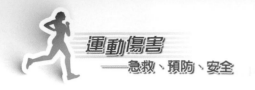

與距離。

三、腔室症候群

(一)結構

　　人體四肢各有數個腔室組成，其內除有肌肉束外，尚有結締組織與骨頭包裹在裡頭（李恆儒、宋季純譯，2012）。小腿是最常發生腔室症候群的部位，小腿部的腔室可分成前側、外側、深後側和淺後側（溫富雄、吳昇光，1997）：

> 1.前側腔室：位於小腿前面，包括伸趾長肌、伸拇長肌、脛骨前肌和脛前動脈。
> 2.外側腔室：位於小腿外側面，包括腓骨長肌、腓骨短肌和腓動脈。
> 3.深後側腔室：位於小腿後側裡面，包括脛骨後肌、屈趾長肌、屈拇長肌和脛後動脈。
> 4.淺後側腔室：包括比目魚肌和腓腸肌。

(二)成因

　　腔室症候群是一種極嚴重的臨床問題，極可能對肢體、生命造成威脅。引發此種傷害的機轉係腔室內容物體積變大（如肌肉腫脹），造成腔室內壓力驟然增加，使流經腔室內的血液量減少而造成肌肉缺血。[2]當肌肉缺血時，就會釋放出組織胺樣的物質，使微血管滲透性增加而加重血液循環阻塞的問題。若不即時處理，恐導致組織缺氧而壞死，甚至引發急性腎衰竭，休克，死亡。最常造成腔室症候群的原因，包括骨折

---

[2] 當腔室壓力上升至50mmHg，血流量將下降至70%；當壓力到達80mmHg時，血流量將只剩下5%。

和肌肉挫傷。

(三)症狀

臨床上，腔室症候群有五個主要症狀（5P），包括疼痛（Pain）、感覺異常（Paresthesia）、蒼白（Pallor）、肢體癱瘓（Paralysis）、脈搏消失（Pulseless）。分述如下：

◆疼痛

此係最早且最重要的症狀，但必非可靠的症狀，因疼痛可能是其他傷害所造成。腔室症候群的疼痛不同於其他傷害，它的痛感是深的、無法定位且持續的。當拉扯患肢末梢時，疼痛感會加重。

◆感覺異常

此係因腔室內壓力過大使得神經受到損傷所致。以小腿為例，若腓淺神經受到損傷時，會造成腳背或小腿側面的感覺異常；若是脛神經受到損傷時，則會造成小腿後部的感覺異常（溫富雄、吳昇光，1997）。

◆蒼白

此症狀不一定會出現，若有此現象，表示動脈已有阻塞情況。

◆肢體癱瘓

此係肌肉缺血或神經受到損傷所引起，通常出現此症狀時，表示肌肉缺血或缺氧狀況可能已有一段時間，永久性損傷恐已無法避免。一般而言，肌肉缺血達六小時以上，肌肉壞死已然發生。

◆脈搏消失

出現此症狀時，表示腔內壓力過高，雖然動脈血仍可流入，但靜脈回流已終止。

除上述症狀外，因為腔室壓力過大而會有肌肉緊繃的現象，尤其是運動時或運動後特別明顯；此外，被動伸展受影響之肌肉時，疼痛會加

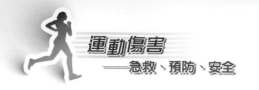
劇，但此症狀與肌肉拉傷、挫傷極為類似，因而常有誤診的情形發生。

(四)檢查

　　腔室症候群有急性和慢性之分，因其症狀與肌肉拉傷、挫傷或肌肉痠痛相似，故欲單純從臨床症狀來診斷確認實屬不易，最準確的診斷方法就是測量腔室內的壓力。罹患急性腔室症候群者，可在激烈運動中或剛運動後發現腔室內壓力甚高，診斷上較容易；但慢性患者不能僅靠休息時或運動後的壓力測量數據做為診斷依據，必須進行長時間且連續性的監測才足以證實腔室內壓力有異常現象。

　　腔室正常壓力值為0～15mmHg，運動後可能上升至30～40mmHg，運動結束幾分鐘後會逐漸恢復到正常值。然而罹患腔室症候群者在激烈運動後可上升至70～80mmHg，且持續15～30分鐘或更久。Mubarak和Rorabeck建議當腔室壓力超過40mmHg，即表示可能罹患腔室症候群；若腔室壓力高達40～55mmHg時，就應該立即進行減壓處理（溫富雄、吳昇光，1997）。

(五)處置

　　此傷害若未立即治療，可能造成神經與肌肉進一步地損傷，甚至壞死，更嚴重者恐有截肢危險。如確認罹患腔室症候群時，應立即停止休息，抬高患肢，並給予冰敷或藥物止痛，同時去除任何緊繃物品（如繃帶、紗布或石膏等）。隨後的處理方式就是設法降低腔室內的壓力，亦即施以筋膜切開手術，讓腫脹的肌肉暫時顯露出來。

第四節　常見的足部傷害

一、蹠骨骨折

(一)結構

蹠骨位於足部中前段，共有五塊，其近端與跗骨相連，遠端與趾骨相接，構成足背之主要部分（如**圖7-12**）。蹠骨亦是足弓的骨架之一，其與楔狀骨相接構成橫弓，第一與第五蹠骨頭構成內外側縱弓前方的支重點，與後方足跟構成整個足部主要的三個負重點。足弓富有彈性，在運動時可分散人體在負重中經過踝關節傳來的壓力，吸收跳躍時所產生的震盪（洪啓超，2004）。各塊蹠骨並無特殊名稱，由內而外分別稱第一至五蹠骨。

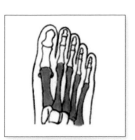

圖7-12　蹠骨

(二)成因

蹠骨是構成足背的重要部分，然而足背並無肌肉保護，因此極容易受到損傷。蹠骨骨折多因直接或間接暴力以及過度使用所引起，依其成因和部位可分爲三類：

◆拉扯性骨折（avulsion fracture）

係因突然地外力拉扯導致第五蹠骨莖斷裂，其斷裂位置在腓骨短肌與第五蹠骨連接處。

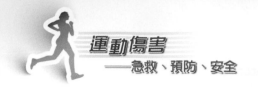
◆瓊斯骨折（Jones fracture）

係因強力的足部內翻動作引起，其斷裂位置在第五蹠骨基部骨幹交接觸（距基部約1.5公分處）。此傷害常與踝關節扭傷合併發生，因此常被誤認為是扭傷。此部位的骨折因血液循環較差，癒合情況較不理想，通常需要開刀處理。

◆壓力性骨折（stress fracture）

又稱為行軍性骨折（march fracture），係因長途行走跋涉，致使肌肉疲勞過度，足弓下陷，骨骼在長期反覆的操作下無法承受猛烈的壓力而導致骨骼部分或完全斷裂的一種現象。軍人、警察、喜愛慢跑者都是好發族群。

(三)症狀

傷後患部會立即出現局部疼痛、麻木和腫脹，且壓痛明顯，特別要求患者做舉踵動作時，痛感加劇。骨折嚴重者，患部外觀畸形，腫脹和壓痛更加劇烈，且有骨摩擦音，以及功能活動受限（洪啟超，2004），幾乎無法承載體重。一般而言，若屬拉扯性骨折者常合併外側踝關節扭傷（黃啟煌等，2003）；若是使用過度的壓力性骨折，初期症狀是前足疼痛，勞累後加劇，休息則稍減，通常骨折線不明顯。

(四)檢查

蹠骨骨折的診斷方式，可先檢視患者是否有上述症狀，若症狀皆呈陽性者，即可初步判定傷害。此外，可要求患者做阻抗性的足外翻動作，確認其腓骨短肌的功能；亦可檢查足背與足外側皮膚感覺，確認腓腸神經功能是否受到損傷。若要完全確認傷害狀況，應送醫進行X光檢查或電腦斷層診斷。

(五)處置

傷害發生初期先遵循PRICE原則處理，以減輕疼痛和控制腫脹。

若為拉扯性骨折者，可穿著一種具保護整個足部和踝部的硬底鞋約3～6週，第六週後可改穿著前端寬大的鞋子步行，必要時仍應使用拐杖輔助，減輕足部負重。若為瓊斯骨折者，輕微者可以石膏固定6～8週，嚴重者需手術處理。

二、阿基里斯腱斷裂

(一)結構

　　阿基里斯腱是由小腿後側淺層腓腸肌和比目魚肌的肌腱共同組成，位於足踝後側而附著於跟骨上，故又稱「跟腱」，俗稱「腳筋」。它是人體最大且最強壯的肌腱，主要功能是站立時固定踝關節，防止身體前傾，保持身體的穩定狀態；此外，它可承擔約10倍體重，凡行走、奔跑、跳躍等動作也都與之有關，因此在絕大多數運動中均扮演重要角色。

(二)成因

　　阿基里斯腱最狹窄處為跟骨附著點上方3～4公分處，此處血管分布較少，血液循環較差，因此當外力作用時極容易發生斷裂損傷（陶美麗等，2010）（如**圖7-13**）。阿基里斯腱是足部各肌腱中最容易損傷的部位，一般發生斷裂傷害多數是由單純外力所引起，特別是舊傷未復原、跟腱有退化現象，或者患有風濕性關節炎、糖尿病、痛風、高血脂等人尤為容易，其他如體重過重、柔軟度差、年齡漸長、慢性肌腱炎等，也都是造成阿基里斯腱斷裂傷的可能原因。30～40歲是此傷害的好發年齡，男性發生機率高於女性（黃啓煌等，2003），需反覆衝刺跳躍（如田徑、足球）或需抵抗強大阻力（如橄欖球、舉

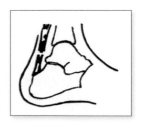

圖7-13　阿基里斯腱斷裂

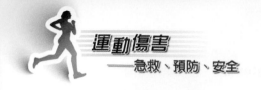

重）等類型運動項目是發生此傷害的高危險群。

(三)症狀

部分斷裂者，患部有腫脹、壓痛、皮下瘀斑且無法用前腳掌著地等徵兆；完全斷裂者，當下患部發出「啪」的聲響，患者感覺像被人對小腿重踢一腳，並立即感受到劇烈疼痛，患部（腳跟上約5公分處）可看到或是摸到一個缺口或凹陷，隨即會有腫脹、僵硬、瘀青和虛弱感等症狀，患者無法踮腳站立。

(四)檢查

除根據上述症狀進行評估外，若懷疑是部分斷裂時，可進行小腿關節抗阻試驗，即讓患者仰臥於床，下肢伸直，足置於床緣外，檢查者手掌推住患足蹠部，並令其用力蹠屈與之對抗，如阿基里斯腱出現疼痛或肌力減弱者，表示檢查結果為陽性。若懷疑是完全斷裂時，可施以小腿肌腹擠壓試驗，亦即讓患者仰臥於床，下肢伸直，足懸床緣外，檢查者手捏擠小腿肌腹，若足不能蹠屈者，表示檢查結果為陽性（董廣新、李志敢，2007）。

(五)處置

一旦懷疑阿基里斯腱斷裂時應先遵循PRICE原則處理，並立即尋求醫療協助。若確認為部分斷裂者，可採保守療法，包括：

1.使用石膏或靴子固定小腿與足部約6～8週，維持腳尖向下的姿勢。
2.口服非類固醇消炎止痛藥。
3.完整的復健療程，如熱療、靜態伸展、肌力訓練和矯正下肢不良結構等。
4.使用拐杖輔助行走，減少患部的負荷。

保守療法失敗和肌腱完全斷裂者，必須進行手術修復、縫合，且術後仍須接受3～6個月的伸展活動和肌力訓練，一般約6個月後可回復原本的活動。

三、踝關節扭傷

(一)結構

踝關節係由脛骨、腓骨與距骨所組成，周圍除了關節囊外，並有諸多韌帶相接，以增強其穩定性。這些韌帶可區分為外側區、內側區及固定脛、腓骨的脛腓韌帶聯合（tibiofibular syndesmosis）（王顯智，1998）。

◆外側區

包括前距腓韌帶、跟腓韌帶和後距腓韌帶。

◆內側區

有表層與深層之分，表層包括脛舟韌帶、脛跟韌帶和脛距韌帶，深層則包括前脛距韌帶和後脛距韌帶。表層的三部位韌帶組成近似三角狀，故俗稱三角韌帶。三角韌帶的功能是一體的，非其他韌帶一般的單獨作業，故發生損傷的機會相對較低。

◆脛腓韌帶聯合

係由前脛腓韌帶與後脛腓韌帶及脛骨與腓骨間之骨間膜所組成，其主要作用是使腓骨能附著於脛骨旁，進而加強固定脛骨與腓骨末端之關係。

(二)成因

踝關節扭傷是運動場域中最常見的傷害之一，其又有外側韌帶扭傷

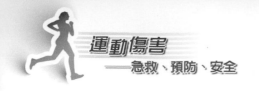

和內側韌帶扭傷之分。由於解剖結構上的差異，外側踝關節扭傷的發生率遠高於內側（85%比15%）。[3]外側踝關節扭傷是由於足踝內翻角度過大，使一條或多條外側韌帶受到拉扯或甚至斷裂的傷害，通常最先受到損傷的是前距腓韌帶，而後是跟腓韌帶，嚴重時甚至連後距腓韌帶也會有撕裂的情形（王碧宗、紀忠呈，2001）（如圖

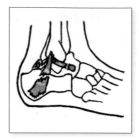

圖7-14　踝關節扭傷

7-14）。內側踝關節扭傷則是足踝過度外翻、旋前或外轉引起，主要受傷部位為內踝部的三角韌帶。此類型傷害較少發生，但若發生多半較為嚴重，且所造成的後遺症也較多，常會合併踝關節骨折。

踝關節扭傷大多數發生在踩入凹陷處、凸起物（如石頭、他人腳背等）或突然地側向跑動等情況。在運動場域中，以籃球、足球、排球、田徑等項目較常發生。

(三)症狀

當踝關節發生扭傷時，主要是造成韌帶纖維本身或附著處的某程度傷害，依其嚴重程度可分為三個等級（Cailliet, 1975）：

1. 輕度扭傷：韌帶纖維些許撕裂，無大出血和腫脹現象，韌帶功能與大小未受影響。
2. 中度扭傷：韌帶纖維部分撕裂，腫脹嚴重且範圍擴及附近區域，但韌帶連續性仍然存在，韌帶功能減弱。
3. 重度扭傷：韌帶完全撕裂或與骨頭連接處撕裂，出血與腫脹均較中度嚴重，韌帶功能完全喪失。

---

[3] 踝關節之內外側乃脛骨與腓骨所延伸的最末端，內踝（脛骨末端）僅延伸至距骨內側約一半高度，外踝（腓骨末端）則一直延伸至距骨下端，因此外踝具有較佳的穩定性，加上內踝有強韌的三角韌帶，使踝關節外翻角度受到較大的限制（王顯智，1998）。

踝關節扭傷除造成韌帶撕裂損傷外，常合併踝關節周圍之微血管破裂而大量出血，並滲透至足背部位，使整個踝關節與足部產生腫脹、瘀血變色。患部有劇痛感，身體負重或過度關節活動時疼痛會加劇，甚至有關節不穩的現象。一般而言，中度以上扭傷者已無法正常步行。

(四)檢查

　　懷疑發生踝關節扭傷時，可先觀察患者步態是否正常，其次檢視患部的腫脹程度，並可輕輕觸壓患部，以確認是外踝或內踝受傷。若要評估韌帶損傷程度，外側踝關節扭傷可施以內翻或前抽屜測試（**圖7-15**），以確認踝外側的三條主要韌帶損傷情形，並檢查關節鬆弛度。內側踝關節扭傷可做外翻測試，以確認三角韌帶損傷程度。

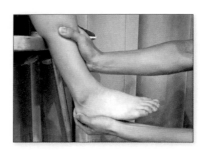

圖7-15　前抽屜測試

前抽屜測試

係一手抓住脛骨，一手抓住腳跟往前推，若發現距骨向前滑動超過4mm以上，表示前距腓韌帶已完全斷裂。

(五)處置

　　急性期（傷害發生48小時內）應遵循PRICE原則處理；必要時，宜使用彈性繃帶將踝關節固定。急性期過後，除仍維持適時冰敷外，可改以熱療和冷熱交替療法來增加血液循環及修復損傷部位之效果。[4]復健期間，盡可能在疼痛忍受範圍內進行關節活動度練習，以避免關節黏連，並重塑韌帶的強度；其後，亦應逐步開始加入低強度肌力訓練及本體感覺訓練。

---

[4] 各種療法詳見第九章運動傷害療法。

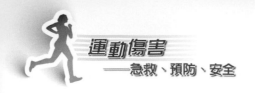

運動傷害
——急救、預防、安全

 引用書目及文獻

Cailliet, R. (1975). *Foot and Ankle Pain* (1st ed). Pennsylvania, F. A. Davis Co.

王碧宗、紀忠呈（2001）。〈踝關節扭傷的防護知能〉。《大專體育》，53，121-124。

王顯智（1998）。〈踝關節之解剖與傷害之機轉〉。《中華體育季刊》，12(2)，101-109。

李恆儒、宋季純譯（2012）。《運動傷害圖解聖經：預防、診斷、治療、復健》。台北市：旗標出版股份有限公司。

林建中（2015）。〈半月狀軟骨術後與物理治療〉。取自愛鄰復健科診所網站，http://rehcare.com.tw/txt/p33.htm

林建甫、馬筱笠、吳濬哲（1997）。〈膝前十字韌帶運動傷害〉。《臨床醫學》，40(5)，267-271。

邱家昌、林伯堅、洪生財、李宏滿（2004）。〈外傷性膝關節脫位之處理原則〉。《臺灣醫界》，47(7)，14-17。

洪啓超（2004）。〈蹠骨骨折中醫療法〉。《傳統醫學雜誌》，15，139-141。

曹育翔、林世澤（2002）。〈認識膝前十字韌帶運動傷害〉。《大專體育》，60，169-176。

許文蔚（1998）。〈站立、活動都靠它——認識膝關節〉。《龍骨文化》，9，20-21。

陶美麗、于靜紅、鍾秀、張雲風、李傳、吳春利、董利（2010）。〈跟腱撕裂的MRI分析〉。《中國醫師雜誌》，12(9)，1239-1240。

彭文俊（1996）。〈鼠蹊部拉傷的針灸治療〉。《中國中醫臨床醫學雜誌》，2(1)，39-40。

黃啓煌、王百川、林晉利、朱彥穎（2003）。《運動傷害與急救》。台中市：華格那企業有限公司。

黃啓煌、王百川、林晉利、鄭鴻衛譯（1998）。《運動急救》。台北市：科正股份有限公司。

溫富雄、吳昇光（1997）。〈腔室症候群〉。《大專體育》，31，196-201。

董廣新、李志敢（2007）。〈運動中跟腱斷裂的原因及預防〉。《中國組織工程研究與臨床康復》，11(39)，7984-7987。

蔡佩真（1988）。〈前十字韌帶受傷及其處理〉。《中華物療誌》，13，59-71。

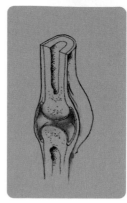

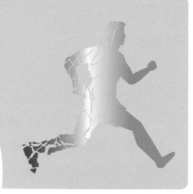

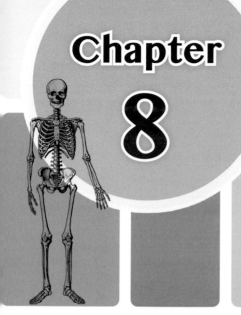

Chapter

8

頭頸胸腹部位
傷害的處置

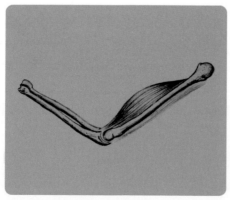

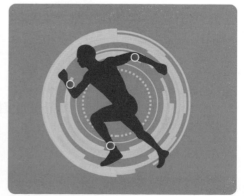

學·習·目·標

■ 瞭解常見頭部傷害的成因、處置與預防方法

■ 瞭解常見顏面傷害的成因、處置與預防方法

■ 瞭解常見頸部和脊椎傷害的成因、處置與預防方法

■ 瞭解常見胸腹部傷害的成因、處置與預防方法

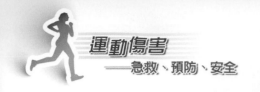
本章旨在介紹頭頸胸腹等部位較常見的運動傷害，其中也包含脊椎部位的傷害。這些部位的傷害大多數是屬於嚴重的，尤其頭部損傷可能危及生命，頸部和脊椎恐怕會導致癱瘓，而胸部和腹部的傷害易引起呼吸急症，甚至有生命安全之虞，切不可等閒視之。本章將區分為頭部、顏面、頸部和脊椎以及胸腹部等，依次介紹各部位常見的運動傷害類型及其處置方法。

第一節　常見的頭部傷害

頭部傷害係腦部組織與頭顱部位受到傷害，由於大多伴隨著頸部的傷害，故而常以頭頸傷害概稱之。幾乎所有的頭部傷害都是由直接撞擊所引起，撞擊所引起的傷害包括頭蓋骨接觸點受傷（如**圖8-1**）及腦內軟組織（腦及其覆蓋物）被撞擊處的異側端受傷（如**圖8-2**）。頭部較常見的傷害主要包括：腦震盪、腦挫傷、腦溢血及血腫、腦骨折、臂神經叢燒燙感等等。

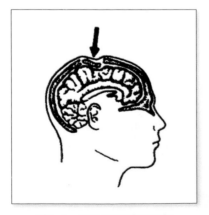

圖8-1　頭蓋骨直接撞擊

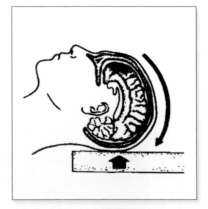

圖8-2　頭部異側撞擊

一、腦震盪

(一)成因

　　腦震盪是因為移動中的腦部受到突然加速或減速的力量所造成，它可能是腦部受到直接地，亦或者是突然地旋轉力或剪力施壓在腦部所引起（Hovda et al., 1995）。據統計，在運動場域中造成腦震盪的案件相當多，以美國為例，每年就有約三十萬餘件與運動有關的腦震盪問題（Sosin, Sniezek, & Thurman, 1996）。此傷害通常發生在接觸性或較高風險性運動項目，例如橄欖球、足球、冰上曲棍球、拳擊、摔角、滑雪、體操、馬術等。

(二)症狀

　　當腦部遭受到不當重擊後，雖未造成頭部嚴重外傷，但極可能有腦震盪問題。凡發生腦震盪者常有以下的症狀（蔡佳良、吳昇光，2006）：

◆早期症狀

　　通常在幾分鐘至幾小時內出現，可能的症狀包括：(1)頭痛：使力時，痛覺更加劇烈，且伴隨頭骨內有壓迫感；(2)口齒不清：講述語句快速但含糊，且辭句毫無條理，令人難以理解；(3)平衡或協調性失能：步態不穩或無法維持直線行走、失去方向感；(4)暈眩；(5)噁心想吐；(6)失去意識而短暫昏厥；(7)撞擊處外觀上有變形等。

◆晚期症狀

　　通常數天或數週後出現，可能的症狀包括：(1)記憶力喪失：無法記憶或回想數分鐘前說過的話或出現過的物體、反覆已回答過的問題；(2)有昏睡現象，但可能發生睡眠障礙；(3)持續性頭痛；(4)頭暈；(5)注意力不集中、言語和動作遲緩；(6)容易疲勞、生氣、焦慮、心情沮喪；

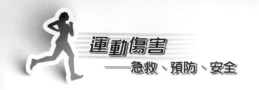
(7)挫折忍受度較差；(8)對微光或噪音敏感；(9)耳內有聲響；(10)視力模糊、兩眼呆滯或臉部表情迷惑；(11)出現痙攣與癲癇等。

(三)檢查

腦震盪因多無外傷，欲從外觀上進行判定，實屬不易。McCrory等人（2004）提出一套簡易的症狀辨識（如**表8-1**），建議當頭部受到強力撞擊後，只要有其中一項症狀，即應懷疑可能已發生腦震盪，須立即做適當處置。

(四)處置

腦震盪屬嚴重性傷害，若不及時處理，又讓腦部在短時間內受到反覆性震盪，將會造成漸進性腦內水腫，形成所謂「二次衝擊症候群」（second impact syndrome）的併發症（Kushner, 2001）。

> **二次衝擊症候群**
>
> 係指患者曾有過腦部傷害，但是在相關症狀尚未完全消失前，又受到第二次頭部傷害，此時患者會出現瞳孔放大、眼球不動、昏迷及停止呼吸等狀況（黃啓煌等，2003）。

表8-1 急性腦震盪的簡易症狀辨識表

認知方面	典型症狀	外觀方面
1.對比賽的回合、節、對手、比分等沒有印象。 2.感到困惑。 3.出現失憶症狀。 4.失去意識。 5.對比賽時間、日期、地點毫無概念。	1.頭痛。 2.暈眩（頭昏眼花、眼冒金星）。 3.噁心。 4.失去平衡。 5.耳鳴。 6.雙重視野。 7.有睡意。 8.感覺動作遲緩。	1.失去意識或處於無意識狀態。 2.協調性或平衡性變差。 3.腦震盪性的抽搐。 4.步態不穩或喪失平衡。 5.無法跟從指示或回答簡單問題的速度變慢。 6.注意力變差。 7.出現情緒不穩症狀，如大哭或大笑。 8.噁心或嘔吐。 9.兩眼無神。 10.發音不清。 11.性格轉變。 12.出現怪異行為，如朝反方向回家。

資料來源：陳怡舟（2007）。〈談運動場上腦震盪之評估與預防〉。《運動教練科學》，8，157。

許多醫學專家和運動專家共同於維也納腦震盪研討會後，提出腦震盪最新的處置步驟和共識（Aubry et al., 2002）：

　　1.有任何腦震盪跡象應隨即停止比賽。

　　2.發生腦震盪後，切不可再回該場比賽當中。

　　3.實施醫學評估，以排除嚴重的顱內病理，並做神經心理測試。

　　4.參照逐步回到運動場的指標：

　　　(1)停止活動，休息至症狀消除。

　　　(2)實施輕度有氧運動。

　　　(3)實施特殊性運動訓練。

　　　(4)進行非碰撞演練。

　　　(5)回到比賽情境。

　　一般建議每隔24小時依序實施第四項處置步驟的評估，期間任一項步驟出現問題時，應立即回到前一指標重新評估。

◣ 處理頭部傷害時的注意事項

　　1.勿拿掉傷者的頭頸部護具，除非已完全排除脊椎傷害的可能性。

　　2.勿嘗試以嗅鹽或阿摩尼亞等物品使傷者甦醒，因為強烈的氣味會促使傷者反射性簇動頭部，而造成二次傷害。

二、腦挫傷

(一)成因

　　通常嚴重頭部外傷大都合併有腦挫傷，它是一種常見的原發性腦部損傷，係因腦組織受外力撞擊後，使得腦組織表面與顱骨內面或顱底碰

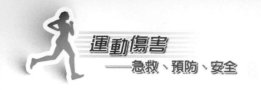

撞、摩擦，導致腦皮質淺層的出血或挫碎。

發生腦挫傷時，腦組織內的微細血管周圍出血，神經細胞及其纖維因損傷而腫脹，細胞與細胞之間隙也腫大，血液與腦組織之間的閘門（blood-brain barrier）破壞，引起腦浮腫。一旦腦浮腫到某種程度，就會妨礙血液循環，使腦細胞不能充分獲得氧氣及葡萄糖，這種缺血缺氧的不利情況，若不能及時加以解除，則會造成損傷的腦組織更浮腫，形成所謂的惡性循環（vicious cycle），甚至導致死亡（高明見，1979）。

(二)症狀

腦挫傷可能發生在撞擊的同側，稱為同側挫傷（coup contusion），也可能發生在撞擊的反對側，稱為對側挫傷（contra-coup contusion）（高明見，1979）。由於顱內腔容積一定，當腦部發生挫傷而引起浮腫時，將導致顱內壓亢進，進而產生臨床上的種種症狀。這些症狀包括：

1.意識障礙嚴重且持續時間長，嚴重者恐持續昏迷直到死亡。
2.意識恢復後多有頭痛情形。
3.呼吸、脈搏、血壓和體溫的波動大。
4.語言困難、半邊偏癱、癲癇。
5.嘔吐、噁心，且頭痛、頭暈加劇。

(三)檢查

腦部損傷常從外觀上看不太出來，因此宜先瞭解傷害發生的過程，以判定是否發生腦部傷害。其次，觀察是否有上述臨床症狀，若症狀大致符合者，即應懷疑發生腦挫傷。此屬於極嚴重之腦部傷害，為求慎重，最好送醫做進一步電腦斷層檢查，俾能即時進行適當醫療處理。

(四)處置

腦部受到撞擊而造成損傷時，務必立即停止活動，防止發生二次衝擊症候群，致使傷害程度更加嚴重。若傷者已出現意識障礙情形，應立

刻實施「叫叫ABC」之緊急事故處理策略，以維持其生命徵象。[1]爲安全起見，無論如何都應送醫做進一步地詳細檢查及治療。

三、顱骨骨折

(一)成因

顱骨係頭部類似球形的骨殼，主要功能在於容納和保護顱腔內容物。當頭部遇到外力撞擊時，倘若其力道超出腦軟組織（如頭皮）所能吸收的範圍，將造成顱骨變形，甚至產生骨折。顱骨骨折以直接暴力引起居多，如鈍物打擊或頭部撞擊硬物；少數可能因間接外力造成，即外力作用於身體其他部位，該部位所形成之壓力經脊椎傳達至頭部而引起顱底骨折。顱骨骨折的發生與外力作用的方向、大小、減速距離等密切相關。

顱骨骨折可發生於顱骨任何部位，按骨折部位分爲顱蓋骨折和顱底骨折；按骨折形態分爲線形骨折、凹陷骨折、粉碎骨折和洞形骨折；按骨折是否與外界相通，分爲開放性與閉鎖性骨折。[2]顱骨骨折的重要性不在於骨折本身，而在於顱腔內容物是否併發損傷，以及撞擊處的皮膚是否有外傷，因此情況極可能造成顱內細菌感染，進而引發腦脊髓膜炎（meningitis）（黃啓煌等，2003）。

(二)症狀

顱蓋部位的骨折主要有線形骨折和凹陷骨折兩種。若爲單純的線形骨折，骨折本身一般並不重要，也不需特別處理，惟需注意是否合併腦損傷或顱內出血的傷害，這可能出現如再度昏迷、瞳孔放大、對光反應

---

[1] 詳見第三章第三節緊急事故處理策略。
[2] 顱骨骨折若合併頭皮及肌肉層損傷即屬開放性骨折，若無則爲閉鎖性骨折。

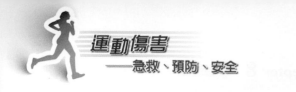
消失等較嚴重的症狀。若爲單純的凹陷性骨折,通常爲閉合性損傷,頭皮完整且未合併腦損傷;但若爲粉碎性的凹陷骨折,則常伴隨硬腦膜和腦組織損傷,甚至引起顱內出血。

　　顱底部位的骨折以線形骨折爲主,依其發生部位分爲顱前窩、顱中窩和顱後窩骨折,各臨床症狀分述如下:

◆顱前窩骨折

　　即眼窩周圍的骨折,常可造成眼眶下瘀血斑(俗稱浣熊眼)及眼球後出血,甚至可引起眼球突出、嗅覺異常,以及血液或腦脊髓液自鼻孔流出等症狀。

◆顱中窩骨折

　　恐傷及蝶骨而導致血液或腦脊髓液自鼻孔流出;若傷及顳骨岩部時,可能損傷內耳結構或中耳腔,造成聽力障礙和顏面神經周圍麻痺。如骨折線傷及腦膜中動脈,可形成顱內硬腦膜上腔血腫,常需緊急手術(顏精華,2015)。

◆顱後窩骨折

　　係顳骨岩部的骨折,傷後1～2日內會出現乳突後方有瘀血斑,也可損傷舌咽神經、迷走神經而有吞咽困難的現象(顏精華,2015)。

　　Marcia和Susan(1997)綜整顱骨骨折可能的症狀,建議若有下列情形時,即應懷疑有顱骨骨折(引自黃啓煌等,2003):

1.外觀有很深的撕裂傷或嚴重的瘀斑。
2.外觀明顯變形、凹陷或出現捻髮音(crepitus)。
3.鼻孔或耳朵流出血液或透明狀液體(腦脊髓液)。
4.雙眼下巴變色或耳後變色。
5.瞳孔不均或瞳孔對光的反應不一。
6.嗅覺、聽覺或視覺障礙。
7.傷後不省人事達2分鐘以上。

(三)檢查

　　傷害發生時，首先仔細觀察患者是否有上述症狀，以初步判定是否發生顱骨骨折。其後，依序分別針對顱蓋和顱底部位進行診斷、檢查。一般而言，顱蓋骨折若為閉鎖性的線形骨折，無明顯凹陷時，不能單靠臨床症狀確診，常須放射線（X光攝片）檢查始能掌握具體情況，即使是開放性骨折亦然。而顱底骨折絕大多數都是由顱蓋骨折線延伸至顱底而致，僅少數因頭顱擠壓傷所造成。由於放射線檢查不易顯示顱底骨折，故診斷上主要依靠臨床表現。

(四)處置

　　當傷害發生而懷疑有顱骨骨折時，應以嚴重且緊急事件視之，要立即依照緊急事故處理流程進行處置。[3]若有開放性傷口，需以消毒敷料覆蓋，但切勿擠壓傷口。若耳鼻有液體流出，千萬不可施予任何壓迫或限制液體流出的處理，以免因此增加顱內的壓力，使得傷害變得更加複雜（黃啓煌等，2003）。隨時觀察患者的生命徵象，特別注意是否出現休克現象。

　　由於顱骨骨折屬於極嚴重且複雜的傷害，可能危及生命，一般人切不可隨意進行醫療處置，僅可實施上述之緊急處置，其他後續急救工作均應交由專業醫療人員來處理。

第二節　常見的顏面傷害

　　運動場上發生的顏面傷害以外傷居多（如擦傷、撕裂傷），不過有時受到較為嚴重的撞擊後，也會造成像鼻樑骨折或下巴脫位等較嚴重的

---

[3] 詳見第三章第二節緊急事故處理流程。

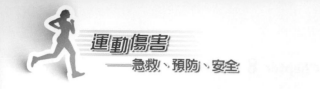
傷害；然而更應關注的是，顏面傷害是否有合併腦部和頸部傷害的潛在問題。因此對於各種顏面傷害均不可等閒視之，務必謹慎評估合併發生腦部及頸椎傷害的可能性。以下介紹幾個常見的顏面傷害：

一、耳朵撕裂傷

(一)成因

係耳朵遭受外力拉扯所致，受傷部位大多在耳垂處，最常發生的情況就是運動時穿戴的耳環配件遭拉扯掉，而造成耳垂或耳廓的撕裂傷。

(二)症狀

主要症狀是患部疼痛、出血不止。

(三)處置

立即以消毒紗布覆蓋患部，並施予直接壓力，若仍出血不止，可以冰敷處理。若耳朵組織完全脫落時，則應以消毒紗布包裹，一併送醫處理。

二、黑眼圈

(一)成因

俗稱「熊貓眼」，係眼睛周圍組織遭到外力直接撞擊，導致內部組織發生挫傷現象。此傷害最常見於拳擊、足球、籃球、曲棍球、摔角等接觸性運動。

(二)症狀

　　疼痛、腫脹、眼睛周圍變色（瘀青），患者可能出現視力模糊、雙重影像等現象；嚴重時，可能造成眼眶周圍部分出血或變形，此情況表示可能有骨折現象。

(三)處置

　　立即停止活動，並隨即檢查眼睛外觀是否有異常現象，並輕觸眼眶周圍評估是否有骨折的可能。急性期為減輕疼痛以及減緩出血和腫脹，可以冰敷處理。使用之冰敷袋不可有任何粉塵，冰敷時最好隔一層已消毒過的紗布，且勿按壓冰敷袋對眼球施以壓力。待出血和腫脹情況稍緩後，可改以熱療方式加速瘀斑消退。

三、眼睛裂傷

(一)成因

　　係灰塵、沙粒、玻璃碎片（眼鏡碎裂）或其他物體落在眼球上，導致眼角膜割傷磨損。

(二)症狀

　　眼睛內有燒灼感、紅眼、淚流滿面等，也可能會有腫脹現象，或在眼中發現異物，視力減退模糊，對光變得敏感，眼球上可能見到割痕或剝離現象。

(三)處置

　　在不會造成不適的情況下，可嘗試將灰塵、沙粒、玻璃碎片等引起刺激的異物清除；其後，再以消毒過紗布覆蓋雙眼，並讓患者斜躺休

息，隨即儘快送醫詳細診治。切記！千萬不可揉眼睛、碰觸已嵌入眼球的異物、取下隱形眼鏡、洗眼睛等。

四、流鼻血

(一)成因

鼻子直接被撞擊所致，另外也可能是因為頭部受傷、高血壓或鼻腔通道過於乾燥所引起。

(二)症狀

鼻子直接受撞擊會有強烈疼痛感、流鼻血。

(三)處置

傷後切記不要平躺休息，平躺姿勢將使鼻血流到口中吞進腹內，無法有效止血；若有血塊還可能堵塞呼吸道，而且看不到流出的血液量，無法判斷情況的嚴重程度。正確姿勢應採坐姿，最好背後有靠墊，頭略前傾，以手指直接按夾鼻翼（如**圖8-3**）。若患者血壓過低或昏迷不醒時，則宜採臥姿，墊高肩部，頭部後仰，去除積聚在鼻咽部的血塊和分泌物，維持呼吸道通暢，然後使其頭側向流血的一邊，以免血水梗塞喉嚨。若仍流血不止或是由其他傷害所引起時，應立即送醫治療。

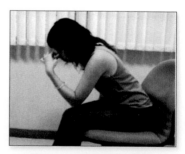

圖8-3　流鼻血的處置

五、鼻骨骨折

(一)成因

　　外鼻部突出於顏面中央，易遭受直接撞擊而造成鼻骨骨折，即所謂鼻樑斷裂。鼻骨上部厚而窄，下部薄而寬，故鼻骨下部是較易發生骨折的部位，嚴重時常伴隨鼻中隔骨折。鼻骨骨折的類型取決於暴力的方向、性質、大小和受力部位，如撞擊力來自側方，將導致單側鼻骨骨折並向鼻腔內移位，形成彎鼻畸形；如撞擊力量較大，恐使雙側鼻骨連同鼻中隔同時骨折，使整個鼻骨向對側移位，鼻彎曲畸形更為明顯；如外力直接撞擊鼻根部，則可發生橫斷性骨折；如鼻骨受到正前方的暴力撞擊時，極可能發生粉碎性骨折。

> **鼻中隔**
>
> 係鼻腔中間的一塊骨板，將鼻腔分割成左右兩個通道，它是由篩骨和犁骨兩塊硬骨及四方形軟骨所構成，對於鼻腔的生理功能及臉部外鼻形狀扮演著重要的角色。

(二)症狀

　　鼻子受到暴力重擊而造成骨折時，主要症狀有三：

◆外觀畸形

　　鼻部受傷後，會立即出現鼻樑歪斜或塌陷等畸形，數小時後外鼻部、周圍軟組織及眼瞼開始出現腫脹、瘀血，此時外鼻畸形暫時被掩蓋，待腫脹消退，畸形再現。

◆流鼻血

　　鼻骨骨折幾乎伴有鼻黏膜撕裂，故常有鼻出血現象。若合併有篩骨或腦膜損傷者，常伴有澄清液或淡紅血水樣液（腦脊液）自鼻腔內流出。由於鼻腔內有凝血塊或異物堵塞、鼻黏膜腫脹或鼻中隔軟骨移位突出等情形，而引起鼻阻塞，無法用鼻子正常呼吸。

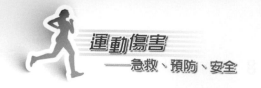

◆觸壓痛及骨摩擦音

鼻骨骨折時，會立即產生疼痛感，尤其是觸壓患部時痛感更加明顯且劇烈，往往還可聽到鼻內有嘎嘎作響的骨摩擦音。

(三)處置

鼻子遭受外力重擊而致鼻骨骨折時，務必立即停止活動，並依照流鼻血處理原則進行止血；必要時，可冰敷患部以減輕疼痛和腫脹，隨後送醫診治。若鼻腔有澄清液體流出時，表示可能併發更嚴重的傷害，處置傷害和送醫期間均須注意患者的生命徵象，並提供必要的協助。

無論如何，鼻骨骨折最好在局部軟組織尚未腫脹前及時治療，即使已明顯腫脹、瘀血而無法逕行處理，也應該在消腫後，立即進行復位處理，以免日後錯位癒合，復位困難。

六、牙齒脫落

(一)成因

俗云：「滿地找牙」，即意謂牙齒遭受暴力撞擊而離開牙槽脫出。諸如拳擊、美式足球、橄欖球、籃球等碰撞激烈的運動項目，極易發生牙齒脫落的意外事件。兒童因牙根尚未完全成形，發生意外而導致牙齒脫落的情況相當普遍，其中又以門牙脫落居多。

(二)症狀

主要症狀包括疼痛、出血、牙齦腫脹、牙齒完全脫落等。

(三)處置

過去凡發生牙齒脫落，只能任憑成為無齒之徒，而徒呼負負。然而現今醫療科技進步，若能在傷後遵循以下原則進行急救處置，脫落之牙

成功植回的機率相當高：

1. 立即尋找脫落的牙齒，並應從牙冠部位撿起，千萬不可碰觸牙根部分。
2. 若牙齒已沾染灰塵、沙粒等汙染物，可抓住牙冠部位用自來水或冷開水沖洗乾淨。
3. 立即將牙齒放置在合適的貯存溶液中，如冰牛奶或生理食鹽水。若無合適的貯存液，可用冰水代替，或含在患者口中，務必保持牙齒濕潤。
4. 讓患者坐著休息，用紗布沾濕置於牙槽上，並咬著紗布，頭略前傾，使血液能自口中流出。
5. 用最快的速度將患者及脫落的牙齒送至牙醫處（若能在一小時內將牙齒植回，其功能應可恢復）。

七、牙齒斷裂

(一)成因

係牙齒的某一部分受硬物直接撞擊而斷裂或破損。經常從事衝撞性較大的運動者（如拳擊、美式足球）最容易發生此傷害，因此多建議運動時應配戴牙套為宜。牙齒斷裂以前牙居多，依斷裂型態和方向有水平斷裂和斜向斷裂兩類，主要發生在年輕成人身上（蔡宜玲、黃智嘉，2009）。

(二)症狀

牙齒斷裂若傷及齒質或齒髓部分時，會非常疼痛，且口腔對冷熱的刺激十分敏感。外觀上有出血現象，某一部分的牙齒斷裂，可以見到牙齒的缺損。若斷裂處深及牙根部位，則牙齒在牙槽上可能有搖動的現象。

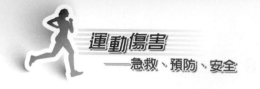

(三)處置

首先讓患者坐著休息，頭略前傾，使血液能從口中流出；再使用消毒過紗布直接壓住口中可能流血的部位；然後儘速將患者送醫診治。

八、顏面裂傷

(一)成因

顏面遭硬物（如球拍、手肘）撞擊所致，較常發生的位置在眉毛、下巴、額頭及鼻子附近。

(二)症狀

疼痛、立即出血、皮膚表面有瘀青現象。

(三)處置

立即以消毒過紗布覆蓋患部並輕輕施壓，以減緩出血速度，並隨即送醫診治。顏部裂傷泰半深及骨頭，除非傷口汙染嚴重，通常都必須進行縫合手術。

九、下巴傷害

(一)成因

下巴（下頜骨）直接遭受撞擊或扭轉所形成的傷害，患者在做咬合或張開動作時會感覺疼痛或出現異聲的情形。挫傷、骨折和脫臼是常見的下巴傷害。

(二)症狀

疼痛，張閉口時常會有劈啪聲；外觀上，可能有變形、腫脹，或咬合不正、無法閉上嘴巴，甚至下巴可能脫離原來正常的位置，常伴隨口腔出血及牙齒方面的傷害。

(三)處置

讓患者坐著休息，頭略前傾，使口中血液或其他液體流出，並對患部施予冰敷，最後務必送醫診治。

第三節　常見的頸部及脊椎傷害

脊椎又稱脊柱或脊樑骨，由形態特殊的椎骨和椎間盤連結而成，位於背部正中央部位，上連顱骨，中段與肋骨相連，下端和髖骨共同組成骨盆。脊椎內部自上而下形成一條縱行的脊管，內有脊髓。脊椎總計有33塊的椎骨，由韌帶和肌肉連結在一起，共分成頸椎、胸椎、腰椎、薦椎和尾椎等五個部分（如**圖8-4**）。[4] 脊椎不僅僅是身體的軸心和支柱，還負有緩衝身體壓力和震盪，以及保護內臟器官的功能。

脊椎傷害泛指頸椎、胸腰椎受到直撞擊、壓迫、彎曲或扭轉等而引起損傷，這些傷害可能是骨骼、肌肉與神經等組織的傷害。任何脊椎的傷害都有可能造成脊髓受傷，包括該部位

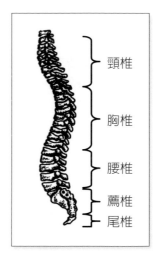

圖8-4　脊椎的結構

頸椎
胸椎
腰椎
薦椎
尾椎

---

[4] 頸椎骨有7塊，是可移動最多的椎體；胸椎骨有12塊，分別附著12對肋骨；腰椎骨有5塊，末端是5塊薦椎骨和4塊結合在一起的尾椎骨，是不能移動的。

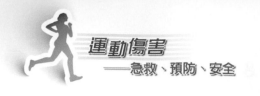
神經脊傷害，這會導致特定身體部位的功能暫時性或永久性的喪失（黃啓煌等，2003）。常見的傷害包括頸部拉傷、臂神經叢燒燙感、脊椎損傷、坐骨神經痛等。

一、頸部拉傷

(一)成因

頸部拉傷（neck strain）是一種常見的自限性（一段時間後會自然痊癒）頸部疾病（施國正，2015），主因係頭部突然劇烈前後晃動，造成頸椎周圍肌肉、肌腱或韌帶過度牽扯而受傷。此傷害常見於衝擊性高或碰撞性大的運動，如橄欖球、跳水、賽車等。開車時遇到突發狀況，頸椎也常因緊急加速與減速而突然地向前彎曲再向後仰，而造成頸部發生類似揮鞭式的拉傷。

(二)症狀

傷害發生初期疼痛感輕微，數小時後會逐漸加劇。這種疼痛一般不會放射到其他部位，但也不會侷限在某一個點上，它可能是從頭顱枕部下緣開始一直往下至兩側肩胛骨內側；不動時症狀還可忍受，動時會很痛，尤其頸部活動時更痛；有時可能合併頭痛、頸部僵硬和痠痛等症狀。患者常因症狀持續而有情緒不穩、注意力不集中、容易疲倦及睡眠障礙的連鎖反應，嚴重者根本無法工作（鍾佩珍，2008）。頸部拉傷所引起的不適，大多數約4～6星期都會消失，若症狀持續超過6星期以上，即應該考慮是其他原因（韋伯，2011）。

(三)檢查

除評估是否有上述症狀外，檢查患者頸椎旁肌肉、脊椎脊突、脊椎間韌帶或肩胛骨內緣是否有觸痛點，以及頸部的活動是否有旋轉、側

彎、向前彎曲或向後仰等功能障礙。

(四)處置

若已確定發生頸部拉傷時,可立即施予冰敷,以減輕疼痛。若仍疼痛難忍時,可適當地使用止痛藥、肌肉鬆弛劑與消炎藥物讓症狀減輕。在傷後四星期內,可以接受按摩、頸部牽引或局部超音波治療。但患者如有骨質疏鬆症、頸椎活動受限、類風溼性關節炎、頸動脈粥狀硬化或頸椎腫瘤等,切勿接受推拿或扭轉頸部,以免造成骨折或其他的併發症(施國正,2015)。

二、臂神經叢損傷

(一)成因

臂神經叢是由頸椎下段的脊神經交織而成的神經網絡,支配手臂、手掌與肩膀的感覺與動作(如圖8-5)。當頭頸部直接受到撞擊或頸肩處受到強烈拉扯、扭轉或壓迫,導致臂神經叢發炎。此傷害常見於舉重、橄欖球、美式足球等運動。

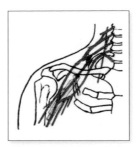

圖8-5　臂神經系統

(二)症狀

從頸部延伸至肩膀、手臂處有灼熱、刺痛和電擊感,受傷側的手臂感到無力,手掌和手指麻木。

(三)檢查

臂神經叢損傷屬比較複雜的神經損傷,除依照上述症狀進行初步診斷外,宜透過放射性攝影、電腦斷層或核磁共振檢查等做較詳盡的診斷。因為此傷害若未能及時進行適當治療,恐造成神經永久性的損傷,

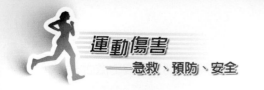
而且可能對脊椎有更嚴重的影響（李恆儒、宋季純譯，2012）。

(四)處置

患者頸、肩、手臂等處的感覺和力量在5分鐘內未能恢復時，即必須固定頭頸並迅速送醫。情況嚴重時，應立即實施ABC緊急處置策略，以維持生命徵象。無論如何均應送醫診治，不可輕忽。

三、脊椎損傷

(一)成因

直接撞擊或高處跌落時，極易造成脊椎部位的損傷。運動中最常見的脊椎傷害包括：扭傷、骨折、挫傷及拉傷，任何一種傷害都會導致脊髓的嚴重傷害（黃啓煌等，2003）。

◆脊椎扭傷

連接椎體的韌帶受到過度伸展而撕裂，使脊椎穩定度受到影響；若椎體間產生移位時，可能會夾擠或傷害到神經或脊髓。

◆脊椎骨折

直接暴力撞擊造成椎體骨折，常會產生夾擠而傷害神經或脊髓。

◆脊椎挫傷

附著於椎體上的肌肉或軟組織受到撞擊而引起腫脹和流血，此腫脹會壓迫或夾擠到脊髓或神經。

◆脊椎拉傷

脊椎部位肌肉或肌腱受到過度伸展或撕裂所致，此狀況會影響脊柱的穩定度。

(二)症狀

脊椎是身體的支架骨幹，也是神經的主要通道。當脊椎受到傷害時，這兩項功能均可能受損。前者主要症狀是患部出現疼痛感，如頸痛或腰痛；後者則主要有遠端肢體的神經功能障礙，如手腳癱瘓無力、麻痺或刺痛感等。

(三)檢查

脊椎損傷是屬於極嚴重的傷害，在進行傷害評估時，務必小心謹慎。凡懷疑可能是脊椎傷害時，均必須依照以下步驟進行檢查（黃啓煌等，2003）：

1. 評估患者的反應或意識是否異常，若有意識不清者，應立即施行 ABC緊急處理策略。
2. 檢查是否有大量內出血或外出血。
3. 檢查是否有休克現象。
4. 檢查神經是否受到損傷，例如麻痺、刺痛、無力或握力較弱。[5]
5. 檢查是否有骨折、脫臼、扭傷、拉傷等狀況。
6. 檢查是否有緩慢出血的創傷。

🏃 檢查脊椎傷害時應注意事項

只要懷疑可能發生脊椎損傷時，應依患者最初的姿勢來進行評估或檢查，如原本是躺臥在地上，便以躺臥姿勢來進行檢查；若當時有穿戴頭盔，也不要嘗試將頭盔取下，因為此舉可能造成更大的傷害。

---

[5] 可按壓患者手指或腳趾，檢查遠端肢體的感覺是否正常，或可讓患者緊握檢查者的手來測試兩手握力是否明顯不同。

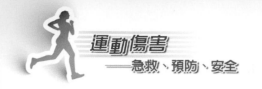
(四)處置

　　脊椎部位的傷害屬於相當嚴重的傷害，處理不當恐危及生命，因此處理時必須謹慎小心。以下是處置脊椎損傷的重要原則：

　　1.緊急尋求他人協助和醫療援助。
　　2.患者若有意識不清時，應立即實施人工呼吸或CPR。
　　3.若有休克現象時，應立即施予正確的抗休克急救處理。
　　4.若有任何大量出血時，應立即進行止血處理。
　　5.時時監看脈搏和心跳。
　　6.固定任何骨折、脫臼、扭傷和拉傷。

四、下背痛

(一)成因

　　下背痛（Low Back Pain, LBP），乃現代文明病之一。全球約有八成的人口曾經患有此症，且再發率高達九成。據美國有關研究指出，下背痛是導致失能的主要原因之一。然而下背痛只是一種症狀的描述，而非疾病的名稱。引起下背痛的原因很多，椎間盤突出是最常見、也是最主要的原因（郭惠雯、張光祖，2011）。

　　椎間盤係每一節脊椎骨間所襯著的一塊盤狀軟骨，其功能在吸震與緩衝，其中心是柔軟的膠狀物質，其外則由堅韌的纖維組織所包圍。由於椎間盤並無血管分布，因此代謝物質的轉運相當緩慢。但凡椎間盤受到外力擠壓時，便極易造成外圍纖維組織破裂，中心的膠狀物質便會突出或滑動，以致壓迫到周邊的脊神經根，進而引發下背痛。下背痛最常發生在第四腰椎和第五腰椎，以及第五腰椎和第一薦椎的部位（林敏雄、葉金川譯，1981）。在運動場域中，尤以舉重、體操運動最容易發生因椎間盤突出而誘發下背痛症狀。

(二)症狀

　　椎間盤突出可能會壓迫到硬膜、神經根、韌帶等結構而引起下背痛，痛的位置可能會在背的中間、背的單側或背的雙側（Ombregt et al., 1999）。嚴重者可能會在由坐姿轉站姿或其他轉移身體重心動作時，引發腰痛。受損後的椎間盤會自脊椎突出，但多半一段時間後會回縮。若背痛有延伸至腿部的刺痛（通常發生在前彎或側彎時）、麻木感或腿部肌肉無力，則可能合併有坐骨神經痛（李恆儒、宋季純譯，2012）。

> **坐骨神經**
>
> 係人體最粗且最長的神經，由第四、五腰椎及第一、二、三薦椎神經根所組成，從椎間孔出椎管後，穿過骨盆深部的梨狀肌下孔，經過臀大肌深層，沿著大腿後側、小腿後外側，一路延伸至腳掌。

(三)檢查

　　初步可根據上述症狀進行診斷，若要確認症狀，宜進行放射性攝影或核磁共振檢查。

(四)處置

　　一旦懷疑有椎間盤突出導致下背痛時，應停止體育活動，但可維持日常活動，症狀嚴重時可能需要躺臥休息1～2日；期間可局部熱敷背部，舒緩僵硬的肌肉。若症狀持續且有惡化現象時，應尋求專業醫療。

第四節　常見的胸腹部傷害

　　一般而言，胸腹部的傷害多數都是由於強烈撞擊所引起，但絕大部分的衝擊情況應不至於造成明顯的胸腹部傷害，主要是因爲在胸廓和脊椎的保護下，可隔絕掉許多直接撞擊內臟的機會。然而在運動的情境

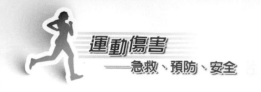

中，常會出現較日常生活所能遇到更危險的肢體動作或意外事件，使得發生胸腹部傷害的機會大增。

一、胸鎖關節扭傷

(一)成因

胸鎖關節是由鎖骨的胸骨端、胸骨柄的鎖骨切跡與第一肋軟骨共同構成，關節面呈鞍型，大部分被韌帶圍繞固定，其中包括胸鎖前、後韌帶以及與對側鎖骨相連的鎖骨內韌帶；此外，第一肋和鎖骨間有肋鎖韌帶加強，因此鎖骨穩定不易脫位。胸鎖關節可配合肩膀做出各個方向的運動，包括鎖骨外側端的上提、下降和前後運動，也能做輕微的旋轉運動。運動時，肩膀受到一個往前的暴力撞擊，極易造成胸鎖關節周圍的韌帶撕裂而損傷，如橄欖球、美式足球、摔角等碰撞性運動是最常發生此傷害的運動。

(二)症狀

胸鎖關節處畸形、腫脹，幾乎所有的手臂動作都會產生疼痛。嚴重扭傷時，可能會造成神經及血管損傷，甚至會出現意識不清、呼吸及血液循環阻塞等症狀。若傷及腦部的神經及血管時，可能出現暈眩現象。

(三)檢查

檢視患者胸鎖關節處外觀上是否有畸形和腫脹情形，輕輕觸壓腫脹部位，評估是否有壓痛感。請患者做手臂上、下、前、後等動作，若患部疼痛加劇時，則表示檢查結果為陽性。

(四)處置

傷害發生初期，立即使用三角巾或彈繃將手臂固定在身旁，並冰

敷患部15～20分鐘。症狀較嚴重時，應以ABC急救處理原則持續監視其呼吸及血液循環，並儘速送醫診治。輕微扭傷約需5～10天後，可開始進行復健運動；中度扭傷則約4～6星期，才可以開始從事輕度的復健運動，且最好在患部配戴保護墊。

二、生殖器創傷

(一)成因

男性生殖器包含陰莖、陰囊和睪丸，它和身體的其他器官和組織一樣，也是會因外力撞擊而導致挫傷、擦傷或撕裂傷。在所有的男性生殖器創傷中，運動傷害占了相當大的比例，其中又以接觸性運動最為常見，如跆拳道、足球、柔道、角力、棒球等。有些運動（如棒球捕手）在練習或比賽時都必須穿戴適當的護具，以防發生意外或將傷害降至最低。

(二)症狀

男性生殖器受到暴力撞擊而造成創傷時，無論是哪個部位的創傷，都會產生劇烈的疼痛感，隨後可能會有腫脹或變形的現象，甚至有噁心、痙攣的症狀。當陰囊受到創傷時，會因皮下血腫而形成駭人的體積和顏色，不過此症狀大多可自行恢復；當睪丸受到創傷時，常伴有劇烈的疼痛，也會有積血的產生；若合併有尿道創傷，常引起尿道狹窄，往往會有排尿困難及尿道出血的現象（黃榮堯，2010）。

(三)檢查

可依照上述症狀進行初步評估，但比較詳細的損傷程度，則必須送醫檢查。若有皮下組織腫脹現象時，可透過超音波檢查陰囊和睪丸的損傷狀況；若有血尿現象時，可透過尿道攝影獲得正確的診斷。

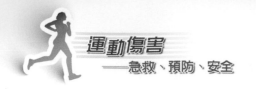

(四)處置

　　一旦不幸發生生殖器創傷時，先讓患者平躺在地上，並將其膝蓋往胸部彎曲，直到疼痛減輕。疼痛稍緩後，立即對患部施予冰敷15～20分鐘。若疼痛持續20分鐘仍未停止，或者生殖器異常勃起，或者有血尿或濁尿等情形時，應立即送醫處理。

三、脾臟破裂

(一)成因

　　脾臟位於身體左側，末端肋骨下方、肚臍左上方，狀似略扁平的長橢圓形，大小約莫拳頭大，一般成人約有150公克重。脾臟的主要功能是過濾和儲存血液，亦是人體中最大的免疫器官，內含大量的淋巴細胞。脾臟質地較脆且血運量豐富，因此一旦受到強大外力直接撞擊，很容易破裂，脾臟破裂會造成大量出血，是能夠致死的腹部急症之一。

(二)症狀

　　傷害初期，患者會感覺到左上腹部疼痛，且變得僵硬，接著疼痛擴散到左肩或頸部。患者也會有虛弱、四肢無力、暈眩等現象。其他可能出現包括皮膚蒼白、心跳加速、嘔吐、口渴、耳鳴、腹部肌肉痙攣、低血壓和呼吸急促等症狀。

(三)檢查

　　除檢查患者是否有上述症狀外，可觸壓患者左上腹，評估是否有壓痛感和肌肉僵硬的情形，並檢視患部是否有擦傷或撞傷等痕跡。若症狀大致符合者，即可懷疑發生了脾臟破裂傷害。由於脾臟破裂屬於極嚴重的內臟損傷，極可能危及生命，因此最好送醫進行更詳細的檢查，俾能

及時處置。

(四)處置

　　凡出現上述症狀且持續數分鐘時，即應立即送醫診治；等待送醫期間應持續以ABC緊急處理步驟監控患者的呼吸和脈搏。未獲得醫師許可時，不可冒然允許其繼續參與運動。

四、腎臟挫傷

(一)成因

　　腎臟屬人體泌尿系統的一部分，負責排泄過多水分、代謝廢物以及維持體液和電解質的平衡。我們每天吃進的食物會在體內分解而產生酸性及毒性物質，這些毒性物質及過多水分皆需經由腎臟排出體外，若是腎臟受到傷害導致排毒或排水功能不足，毒性物質及水分便會堆積在體內而產生問題（呂至剛，2015）。正常成人有兩個腎臟，分別位於腰部兩側後方，故俗稱「腰子」，狀似拳頭大小的扁豆，儘管尺寸不大，通過腎臟的血流量卻占總血量的四分之一。

　　腎臟是屬於比較脆弱的器官，但因其位於後腹腔中，深藏在體內，所以比較不容易受到損傷。如果外力太強且直接撞擊到腎臟時，就可能造成腎臟損傷，腎挫傷即是其中一種較為常見、損傷較輕微的腎損傷。在運動場域中，諸如拳擊、跆拳道、自由搏擊等這類肢體碰撞激烈的運動，均極易發生腎臟挫傷。

(二)症狀

　　傷害初期，被撞擊部位會感到疼痛，接著疼痛會逐漸轉移到下背、大腿外側或骨盆前方。患者會感到虛弱無力、暈眩，以及出現包括皮膚蒼白、背部肌肉痙攣且變得僵硬、頻尿且排尿有灼熱感、尿液呈銅色或

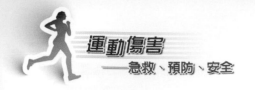

血尿等症狀。

(三)檢查

　　根據受傷史和症狀表現進行初步診斷，同時檢查患部外觀上是否有擦傷或撞傷痕跡。必要時，應進行尿液檢查，因爲血尿爲診斷腎損傷的重要依據。

(四)處置

　　若初期症狀出現並持續數分鐘未停止，或者已蔓延到其他部位時，應立即送醫診治。等待送醫期間持續以ABC緊急處理步驟監控傷者的呼吸及脈搏。若有休克情況時，以休克處理之。

引用書目及文獻

Aubry, M., Cantu, R., Dvorak, J., Graf-Baumann, T., Johnston, K., Kelly, J. et al. (2002). Summary and agreement statement of the 1st International Conference on Concussion in Sport. *British Journal of Sports Medicine, 36*(1), 6-10.

Hovda, D. A., Lee, S. M., Smith, M. L., Von Stuck, S., Bergsneider, M., Kelly, D. et al. (1995). The neurochemical and metabolic cascade following brain injury: Moving from animal models to man. *Journal of Neurotrauma, 12*(5), 903-906.

Kushner, D. S. (2001). Concussion in sports: Minimizing the risk for complications. *American Family Physician, 64*(6), 1007-1014.

McCrory, P., Johnston, K. Meeuwisse, W., Aubry, M., & Cantu, R. et al. (2004). Summary and agreement statement of the 2nd International Conference on Concussion in Sport, Prague 2004. *British Journal of Sports Medicine,39*, (supplement I), 78-86.

Ombregt, L., Bisschop, P., ter Veer, H. J., & van de Velde, T. (1999). *A System of Orthopaedic Medicine*. London: Elsevier Health Sciences.

Sosin, D. M., Sniezek, J. E., & Thurman, D. J. (1996). Incidence of mild and moderate brain in injury in the United States, 1991. *Brain Injury, 10*(1), 47-54.

呂至剛（2015）。〈腎臟為什麼會不好？〉。取自新光吳火獅紀念醫院網站，http://www.skh.org.tw/mnews/178/4-2.htm

李恆儒、宋季純譯（2012）。《運動傷害圖解聖經：預防、診斷、治療、復健》。台北市：旗標出版股份有限公司。

林敏雄、葉金川譯（1981）。《談腰酸背痛》（*Living with Your Bad Back*）。新北市：杏文出版社。

施國正（2015）。〈頸椎扭傷（Cervical sprain）或落枕〉。取自台大醫院竹東分院網站，http://www.chut.ntuh.gov.tw/releaseRedirect.do?unitID=1&pageID=512

韋伯（2011）。〈脖子痛（含脖子緊）症狀〉。取自韋伯醫師健康世界網站，http://doctorwebber.com/ill_detail.php?it=4&id=108&ibid=2

高明見（1979）。〈腦挫傷與非開刀性治療〉。《當代醫學》，6(2)，22-24。

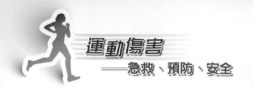

郭惠雯、張光祖（2011）。〈運動員與椎間盤退化疾病之探討〉。《臺灣體育論壇》，3，33-40。

陳怡舟（2007）。〈談運動場上腦震盪之評估與預防〉。《運動教練科學》，8，151-162。

黃啓煌、王百川、林晉利、朱彥穎（2003）。《運動傷害與急救》。台中市：華格那企業有限公司。

黃榮堯（2010）。〈男性生殖器的外傷〉。取自尹書田醫療財團法人書田泌尿科眼科診所網站，http://www.shutien.org.tw/dr_doc_detail.aspx?bookid=497

蔡佳良、吳昇光（2006）。〈運動與腦震盪〉。《大專體育》，83，219-224。

蔡宜玲、黃智嘉（2009）。〈垂直牙根斷裂病因的探討〉。《中華民國家庭牙醫學雜誌》，4(3)，4-9。

鍾佩珍（2008）。〈頸椎症候群〉。取自uho優活健康網網站，http://www.uho.com.tw/sick.asp?aid=4516

顏精華（2015）。〈顱骨骨折〉。取自亞東紀念醫院亞東院訊網，http://www.femh.org.tw/epaperadmin/viewarticle.aspx?ID=976

第Ⅲ單元
實務操作

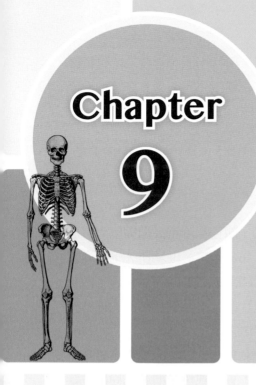
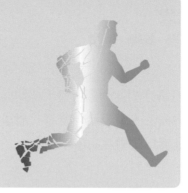
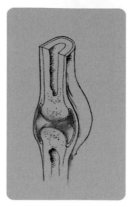

Chapter 9

運動傷害療法

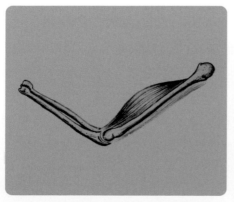
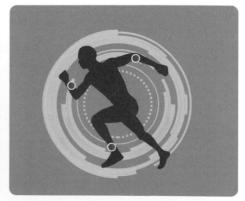

學·習·目·標

- ■ 瞭解冷療法的發展歷史、使用時機、生理作用、操作方法及注意事項
- ■ 瞭解熱療法的生理作用、使用時機、操作方法及注意事項
- ■ 瞭解冷熱交替式療法的生理作用、使用時機、操作方法與原則

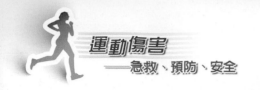
　　本章將介紹運動傷害發生初期與後期，所採用的各種療法，包括冷療法、熱療法，以及冷熱交替式療法。每一種療法因各具不同之特殊原理，因此應用時機亦有所不同。

第一節　冷療法

　　根據醫界的文獻記載，早在西元前三、四百年就有人懂得使用冷療的方式來進行簡單的醫療工作。到了西元1661年時，湯瑪斯先生曾發表一篇醫學論文，描述如何使用冰雪來進行腿部或潰瘍的切除手術；西元1813年法國入侵蘇俄時，由於當時戰場一片冰天雪地，拿破崙的首席外科醫師拉瑞意外地發現可以利用冷凍麻醉法來進行開刀手術；西元1867年，理查生先生首次使用一種名為「乙基氯化物」的冷凍噴劑，這是一種揮發性很強的液體，將它噴在皮膚上時，會迅速蒸發而產生局部冷卻的效果。冷療法發展至今，除被廣泛運用在一般醫療上外，也已經普遍成為運動傷害發生時立即且最佳的處理方法。

一、冷療的生理作用

　　「冷療法」是應用比人體溫度低的物理因子（如冰、冷水或冷凍劑等）刺激來進行治療的一種物理療法。一般來說，運動傷害發生瞬間到受傷部位腫脹停止時，也就是受傷發生後的36小時內，應以冷療為主要的處理步驟；而受傷後的24～72小時是使用冷療的最佳時機。若受傷程度輕微時，因出血和腫脹較少，大約只需24小時的冷療處理，即可產生顯著的效果；若是急性發炎反應的出血，則大約需1～3日的冷療處理（林正常，1991）。

　　冷療法能使血管收縮，減輕局部充血，降低組織溫度，抑制神經感覺，因而具有止血、退熱、鎮痛、麻醉和止腫等作用（賴金鑫，

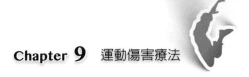

1992）：

(一)使局部血管收縮

因為熱脹冷縮的原理，在受傷部位施以冷療時，會使該患部血管產生收縮的效果；當血管緊縮使管徑變小時，流經此處的血液也就變少，此係一種短時間降低血液循環的方法，如此也就能夠有效地減少發炎與腫脹的現象。

(二)局部麻醉、止痛

當受傷部位溫度降至10℃左右時，神經的傳導系統會被阻斷，疼痛的訊息就無法傳導到腦部，因而降低了疼痛的感覺，達到麻醉止痛的目的。

(三)消炎作用

人體軟組織受到損傷時，患部會釋放出組織胺及其他物質，因而造成組織發炎。然而低溫刺激可使代謝酵素活性會降低，大幅減緩新陳代謝速率，從而抵消發炎所引起的紅腫、熱痛，並且減少患部釋放出會引起發炎的物質，因此對急性運動傷害、燙傷與感染所引起的急性發炎非常有效。

(四)強化膠原纖維

冷能夠增加膠原纖維的強硬度，使它不易被拉斷，可有效預防傷勢惡化。

(五)使肌肉放鬆

把肌肉冷卻到低於18℃以下時，肌肉收縮的速度會變慢，力量也會減低，可使肌肉產生放鬆的效果。此外，因受傷引起患部發炎時，組織所釋放出的物質會造成疼痛，肌肉會因疼痛而產生緊繃，因此利用冷療

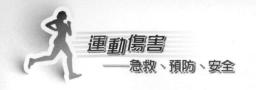
降低發炎即可有效使肌肉放鬆。

二、冷療的方法

　　常用的冷療方法包括冰敷法、冰浴法、冰按摩法和冷凍噴劑法等四種。當運動傷害發生時，冷療方式的選擇是以受傷的型態、受傷部位的大小及方便性為主要的考量因素，而使用時間則是依照冷療方式及部位的不同而有所不同。

(一)冰敷法

【方法】

　　以裝有冰塊和水的塑膠袋或冰敷袋置於患部上，其中也可以加入些許的食鹽，因為食鹽有降低溫度的效果（如**圖9-1**）。[1]為減緩冰敷所引起的不適，可先在患部上放置薄巾，然後再放上冰敷袋。

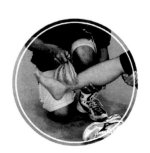

圖9-1　冰敷法

【時間】

　　每次冰敷的時間為10～15分鐘，最多不要超過20分鐘，然後移開冰水袋，休息5～10分鐘後再冰敷一次，以此程序反覆進行三至五次，若受傷較嚴重時可增加冰敷的次數。

　　冰敷法是最簡單方便的冷療方法，不受受傷部位、場所和時間的限制，隨時隨地都可使用。

---

[1] 冰鹽混合在一起時，同一時間內會發生兩種作用，其一是會加快冰的溶化速度，而冰溶化時要吸收大量的熱；其二是鹽的溶解也要吸收溶解熱。因此食鹽和冰融合時會吸收大量的熱，從而使整個冰水袋內的溫度變得更低。

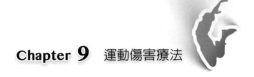

(二)冰浴法

【方法】

　　直接將受傷部位浸入裝有冰塊、水和食鹽的水桶內，桶內冰水高度應能完全覆蓋整個患部，一般建議水溫約在10～15℃之間（如圖**9-2**）。

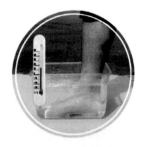

圖9-2　冰浴法

【時間】

　　時間約15～20分鐘。

　　冰浴法需要較多的冰塊，也受受傷部位的限制，通常只適用於腕關節或踝關節等這類較不規則肢體的運動傷害。此法也無法配合PRICE五個急救步驟中的抬高原則，因此較常使用於復健期的治療，以及訓練後的放鬆。

(三)冰按摩法

【方法】

　　用紙杯裝水6～7分滿，置於冰箱結冰，然後在患部位以劃圓圈或直線來回的方式輕輕滑動進行按摩，讓皮膚由冷逐漸變成燒、熱痛，最後產生麻的感覺（如圖**9-3**）。

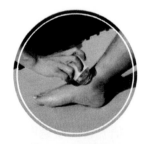

圖9-3　冰按摩法

【時間】

　　若是韌帶扭傷或肌腱炎時，時間不需要太長，只要患部發麻即可產生效果，大約持續5～10分鐘；若是肌肉拉傷時，則大約需要10～20分鐘。

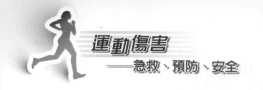

　　冰按摩法不宜直接以手拿冰塊操作，最好用紗布或毛巾將冰包起來，以免操作斷斷續續，影響效果。據研究指出，冰按摩法降低皮膚溫度的效果最好，但此法反而會造成皮膚血流增加（陳雅惠、黃文泉，2000），故此法宜在出血狀況稍緩後再行實施。

(四)冷凍噴劑法

【方法】

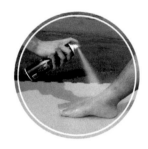

　　此方法是利用容易蒸發的物質接觸體表，吸收熱能而使局部溫度迅速降低。使用冷凍噴劑時，從瓶口噴出的細流應與皮膚垂直，距離患部皮膚45～60公分處（如**圖9-4**）。

圖9-4　冷凍噴劑法

【時間】

　　噴15～20秒，直到皮膚出現一層白霜為止。若欲加強治療作用，可隔20秒再噴一次。

　　一般噴約二至三次即可達到止痛的目的，噴射次數過多，容易導致凍傷。

　　人體對冷有一種保護機制，當冷卻過度時，為保護皮膚不致發生凍瘡，會出現週期性的血管擴張，維持該部位有足夠的血流，以預防凍瘡。一般來說，只要冷療時間不超過20分鐘或使皮膚的溫度低於10℃，局部冷療是相當安全的。

　　根據研究指出，使用冰按摩法發生凍瘡的機率很低，因為這種方法通常不會使皮膚的溫度低於14℃；但是，冷凍噴劑法可能使皮膚溫度低

於4℃（賴金鑫，1992），因此發生凍傷的機會較高，在選擇冷療方法時應該特別注意。

三、冷療的禁忌與注意事項

冷療所產生的生理效果大體上都是正面的，也是處理運動傷害不可或缺的一個重要步驟。但是某些人或在某種情況下使用時可能會發生不良的效果，因此必須特別謹慎，甚至禁止使用。

1. 患有心臟血管疾病者對冷特別敏感，冷療時易導致血壓過分上升或引發心肌缺血，因此這類病人要特別小心，冷療期間必須時時監控血壓。
2. 患有動脈硬化、阻塞性血管炎或靜脈回流不良者，由於冷療時會使局部血管收縮，使得局部血液循環減少，而造成局部組織的嚴重缺血，甚至出現完全壞死的現象，因此這類病人不可接受冷療。
3. 受傷部位已失去知覺者對冷、熱沒有警告或自我防衛的能力，在實施冷療時可能會因冷卻過度而不自知，容易造成凍傷，因此該部位絕對禁止冷療，也不可接受熱療，以免發生燙傷。
4. 免疫系統有問題者，例如糖尿病、全身性狼瘡等，對冷特別敏感，一遇到冷，手指頭、腳趾或身體其他部位會立刻發生血管收縮，產生缺血現象，因此不可接受冷療。
5. 對冷感覺遲鈍或無法表達者，如嬰兒、老年人、身體虛弱或神志不清者，均不宜接受冷療，否則容易發生凍瘡。
6. 某些對冷過敏者遇冷時皮膚會出現如蕁麻疹、紫斑、臉部發紅等過敏現象，甚至有關節痛、暈倒等情況，因此不宜施以冷療。至於如何鑑別是否為對冷過敏體質，只要將他們一手浸在8℃的冷水中約6分鐘，如有上述反應者就是屬於對冷過敏。

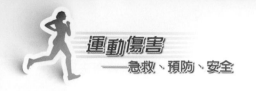
7. 在冬天進行冷療時，對於非治療部位應注意保暖，以免感冒。

8. 若受傷部位在臉部時，嚴禁使用冷凍噴劑法；若執意進行冷療，最好是採用冰水袋冰敷。

第二節　熱療法

「熱療法」是應用比人體溫度高的物理因子（如傳導熱、輻射熱等）刺激來進行治療的一種物理療法。使用時機為急性運動傷害（如挫傷、關節韌帶扭傷、肌肉拉傷等）的中期和後期，以及慢性運動傷害（如肌肉痙攣、跟腱炎等）的初期，其主要目的是用來刺激組織的再生與加速傷害的痊癒。

一、熱療的生理作用

基於「熱漲冷縮」的原理，熱療時可使局部血管擴張，進而改善血液及淋巴管的循環，提高組織的新陳代謝，促進瘀血和滲出液的吸收，因而具有消腫、散瘀和促進損傷癒合的作用。同理，熱療也會增加膠原纖維的延展性，因此可以用於改善關節的活動範圍。

熱療也可透過對皮膚的刺激，降低神經的傳導速率，以及抑制肌肉的興奮性，因而具有止痛、解痙等作用。在醫療上，熱療除了用來處理運動傷害之外，也常被用來治療坐骨神經痛。坐骨神經痛患者常會因疼痛而引起反射性的肌肉緊張，而肌肉緊張又會使疼痛更加厲害；而熱療正好具有止痛與放鬆肌肉的功能，若再配合休息，病情可大幅改善（林正常，1991）。

坐骨神經痛

坐骨神經是人體最長的神經，約從第四個腰椎經過臀部，到大腿後側、小腿後側或外側，一直到腳底。當此神經受外力壓迫而產生下腰部疼痛並反射至患側下肢的情形，此即坐骨神經痛。

二、熱療的方法

常用的熱療方法包括熱敷法、熱浴法、石蠟療法和紅外線療法等四種，其中前兩種方法由於操作簡單且方便，使用情況較為普遍；而其他兩種方法，除較具技巧性外，又受限於材料與器材取得不易，若非受傷情況嚴重，一般很少採用這類熱療法。

(一)熱敷法

【方法】

將浸透熱水的毛巾或熱敷袋置於患部（如圖9-5），藉由傳導方式對該部位加熱。

【時間】

每次熱敷時間約20～30分鐘，每天一至二次。

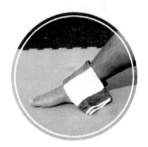

圖9-5　熱敷法

持續熱敷大約8～10分鐘時，皮膚表面的溫度可達最高點，此時繼續熱敷不會增加皮膚溫度，但助於加熱的深度。通常皮膚只要加溫8～10分鐘就能達到熱敷的效果，淺層肌肉則約需15～20分鐘，深層肌肉所需時間更長；不過，熱敷超過20分鐘對組織的加溫效果已無明顯效果，但有助於肌肉放鬆。

(二)熱浴法

【方法】

直接將患部浸入裝有水溫約38～40℃的水桶內，幾分鐘後，可在熱

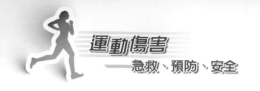
水中輕微地活動患部關節，反覆數次後，可有
效增加關節的活動範圍（如圖9-6）。

【時間】

約10～15分鐘，或水溫已低於30℃以下
時，即可停止。

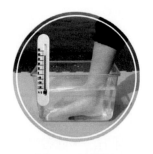

圖9-6　熱浴法

熱浴法主要目的在使肢體放鬆，以協助柔軟性運動的進行，但對深
部關節的肌腱或韌帶仍無法達到加溫效果（林正常，1991）。

(三)石蠟療法

石蠟是從石油中蒸餾出來的一種高分子的碳氫化合物，其溶點在
50～56℃，具有黏稠性高、可塑性強、延展性大及不具有熱對流等特
點。石蠟療法包括蠟餅法、浸蠟法與刷蠟法，其中以蠟餅法最為常用。
蠟療的熱作用深而持久，組織受熱作用也較強，這點比其他熱療優越。

◆蠟餅法

【方法】

將白色可塑性石蠟放在套鍋內加溫熔化，然後倒入木盤或鋁盤內
（盤底先放1公分左右厚的冷水），厚約2公分，大小依熱敷部位而定。
待蠟餅表層與底層冷卻凝固後取出，此時蠟溫保持在50～55℃左右，擦
乾蠟面水珠。患者處於舒適體位，患部下墊薄棉墊，將蠟餅敷於其上，
外以塑膠布包纏，再用棉墊或毛毯包裹保溫。

【時間】

每天1～2次，每次20～30分鐘。

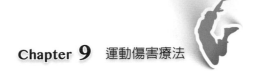

　　熱敷完畢後將蠟餅取下，擦去皮膚和蠟餅上的汗滴，使用過的石蠟仍可反覆使用。此法操作簡單、迅速、蠟溫恆定，適用於大面積治療。

◆浸蠟法

【方法】

　　先在患部塗抹一層凡士林或約60～65℃的薄蠟，然後迅速浸入盛有55～60℃石蠟的特製槽內，並立即取出，反覆數次，形成蠟套，厚度約達1公分，以塑膠套包裹，棉墊或毛毯包裹保溫（如**圖9-7**）。

【時間】

　　每天1～2次，每次15～20分鐘。

　　使用蠟槽內千萬不能有水，因為水的導熱性比蠟大，用同樣溫度的水和蠟同時作用於皮膚時，易因水滴而燙傷。每次浸入蠟液時均不超過第一層蠟膜的邊緣，以免灼傷。此法僅適用手和腳等部位，其他部位（尤其是軀幹）均不適合使用。

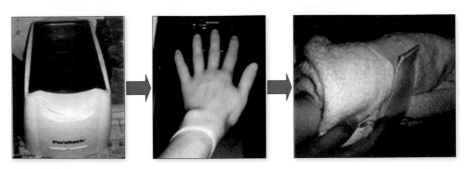

圖9-7　浸蠟法

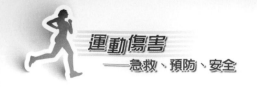

◆刷蠟法

【方法】

當石蠟加熱熔化成蠟液（約60～65℃），待蠟液溫度冷卻至55～60℃時，用平毛刷迅速將蠟塗抹於患部皮膚上，反覆塗刷直到蠟厚達1～2公分，或刷蠟厚0.5～1公分後，外敷一層蠟餅，然後外以塑膠布包纏，再用棉墊或毛毯包裹保溫。

【時間】

每天1～2次，每次20～30分鐘。

> 為防止毛刷脫毛，可在刷子前端包纏一層紗布。

(四)紅外線療法

此法亦稱熱射線療法，屬光療法之一。它是利用紅外線照射人體來治療疾病的方法。紅外線波長為760～4,000nm，屬不可見光。皮膚吸收紅外線後血管擴張，改善局部血液循環和組織代謝速率，促進組織中異物的吸收和消除，故具有消炎的效果。此外，其溫熱作用也會降低感覺神經的興奮性，對任何原因引起的疼痛（如神經痛）均有一定的鎮痛作用。

【方法】

治療前先把紅外線燈預熱2～5分鐘，然後將燈移至傷部的斜上方或側方，若有具保護罩的燈可垂直照射，燈距一般為30～50公分（如**圖9-8**）。

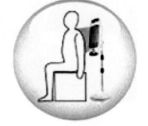

圖9-8　紅外線療法

【時間】

每天1～2次，每次20～30分鐘。

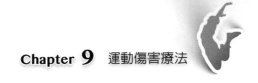

患部須裸露，體位要舒適。劑量以患者有舒適熱感、皮膚出現桃紅色均勻紅斑為宜，若過熱應調整燈距，有汗液也必須立即擦去。

三、熱療的禁忌與注意事項

1. 對癱瘓的部位和兒童，治療時溫度要稍微降低，並且要隨時觀察和注意，以防止燙傷。
2. 熱療過程中，如果皮膚出現紅紫或灼痛，應立即停止治療。
3. 不可直接加熱溶蠟，以免引起石蠟變質或燃燒。
4. 注意防止水進入蠟液，以免因水導熱性強而引起燙傷。
5. 使用蠟餅時不可用力擠壓，以免中間未凝固的蠟液流出造成燙傷。
6. 注意蠟療部位的皮膚是否有過敏現象（如皮疹），或者紅外線治療時是否有頭暈、心慌、疲倦等反應，如有則應立即停止治療。
7. 紅外線照射時患者不可移動體位，以免碰觸燈具發生燙傷。
8. 紅外線治療時，不可直接照射眼部，以免引起白內障。
9. 患有急性皮膚炎或皮膚癌者均不可施予紅外線治療，否則病情會更惡化。

第三節　冷熱交替式療法

當受傷部位腫脹、瘀血及疼痛等情況不再惡化時，要使其早日消腫、散瘀及止痛的最好方法便是「冷熱交替式療法」，這是因為冷水可以有效控制出血和腫脹，並大幅減低疼痛，而熱水具有散瘀和增加關節活動範圍的功能。

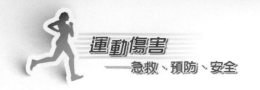
　　此法又稱「對比浴療」法（contrast bath therapy），通常使用於復健期或慢性期，若患部腫脹未停止前，千萬不可貿然提早實施此療法，否則當患部浸在熱水中時，會因血管擴張而導致更大的出血與腫脹，反而導致傷勢加劇。

　　冷熱交替式療法已普遍運用於治療運動傷害，尤其是關節扭傷、肌肉拉傷等，但此法僅適用於四肢遠端，不適合採用全身性的冷熱輪流浸泡，以免血壓、心跳變化過於劇烈，引發更嚴重的症狀，而適得其反。

一、操作方法

　　首先將受傷部位浸於38～40℃的熱水中，同時在不感覺疼痛的範圍內活動關節4～6分鐘，立刻改浸於10～16℃的冷水中1～2分鐘，然後又回到熱水中活動，如此冷熱交替進行五次（如圖9-9），最後一次必須浸在熱水中，全程約費時30分鐘。完畢之後，將受傷部位抬高，活動5分鐘後綁上彈性繃帶，必要時每天可實施二至三次。

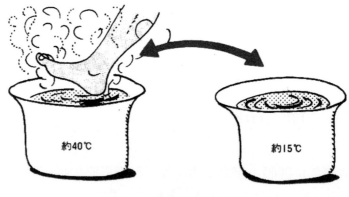

約40℃　　約15℃

圖9-9　冷熱交替式療法

二、重要原則

1. 第一次和最後一次必須浸於熱水中。
2. 在熱水中活動患部。
3. 浸於熱水的時間應長於冷水的時間。

三、冷熱交替式療法的禁忌與注意事項

1. 有傷口及發炎情形者，不適合從事浸泡。
2. 冷熱溫差不宜太大，容易造成暈眩情形。
3. 冷熱交替間會造成血液循環流量過大，循環或免疫系統較差者務必循序漸進，切勿操之過急。
4. 患有心臟疾病、易出血、感覺喪失、懷孕及對溫度變化敏感者，皆不適合採用此療法。

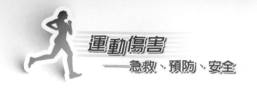

 引用書目及文獻

林正常（1991）。〈運動傷害後冷熱療法的選擇〉。《中華體育季刊》，
　　4(4)，57-60。

陳雅惠、黃文泉（2000）。〈不同冷療療程對皮膚血流和皮膚溫度之影
　　響〉。《大專體育》，50，44-54。

賴金鑫（1992）。《運動醫學講座第一輯》。台北市：健康世界雜誌社。

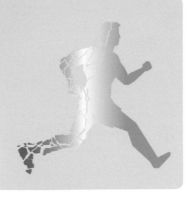
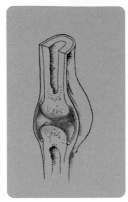

Chapter 10

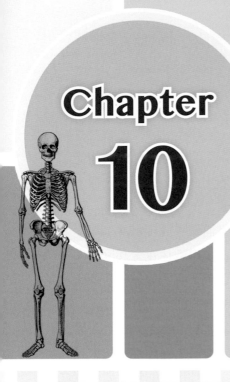

止血與包紮

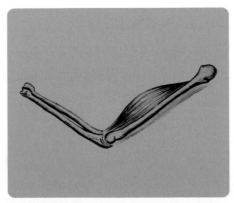
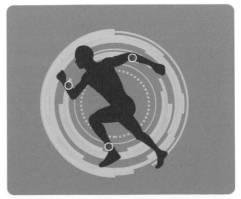

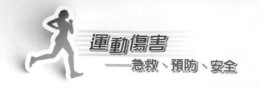
第一節　止血法

　　「出血」係因撞擊、跌倒或遭利器刺割等意外傷害導致血液從動脈、靜脈或微血管流出而稱之，有外出血與內出血之分。「外出血」乃因故引起身體上任何部位可見之外傷傷口流血，例如腕部切割傷、臉部擦傷或小腿、手臂撕裂傷等；「內出血」則是血液不流出體外，單從外觀不易察覺是否出血，因此比較容易因出血過多導致休克，甚至死亡，屬於較嚴重的傷害。內出血多半是因撞擊而引起，因此運動時若遭激烈碰撞而感覺身體不適時，最好立即接受詳細檢查，確定有無內出血。

　　出血會使血液流失，喪失紅血球而降低身體「氧合」能力，甚至會使得血流量降低、心跳速率加快、血壓下降。若出血嚴重或失去控制將會產生休克現象，嚴重者可能死亡。止血是處理出血的最重要步驟之一。當意外發生時，對外傷出血者能妥善予以止血處理並迅速送醫，即可使傷害減至最低。

一、出血的來源

　　體外出血的可能來源，包括動脈、靜脈和微血管。其特性及成因如下：

(一)動脈出血

　　血液顏色鮮紅、出血迅速且量大，即為動脈出血。動脈出血因血流速度快，所以血液不易形成凝血塊而止血，除非出血動脈非常小。此類出血常見於創傷性截肢或嚴重創傷性外傷等。

(二)靜脈出血

血液顏色呈暗紅色，血流速度平穩，即為靜脈出血。靜脈出血也可能會出現大量出血，但是相較於動脈出血，通常比較容易控制。此類出血常見於撕裂傷或切割傷等。

(三)微血管出血

當傷口出血呈紅色且緩慢滲出，即為微血管出血。此血流失量少，通常可以自發性的形成凝血塊而止血，較不具危險性。但在面對大面積的表皮受損時，預防感染的處理就比止血處理來得重要。此類出血常見於擦傷、淺而小的撕裂傷或切割傷等。

二、止血法

一般止血法都是針對體外出血，主要是因為體外出血可明確掌握出血狀況，而體內出血則很難加以探測或察覺。兩者相較之下，後者就容易因疏忽導致失血過多而產生休克，甚至死亡。基於此理由，當發生意外可能導致內出血或已出現內出血症狀時，應儘快送醫救治，以免傷勢惡化。送醫前，以下幾個措施可以預防傷勢惡化或預防併發症：

1.早期會有嘔吐現象，此時不可吞食任何東西。
2.使其舒適躺臥下來。
3.四肢部位發生內出血時，可利用止血帶或夾板器止血。
4.搬運時必須輕柔，以免擴大傷勢。

在進行止血處理與包紮時，凡有任何機會可能接觸患者的血液、體液、黏膜或分泌物時，須穿戴防護性手套，以防遭到病菌感染。

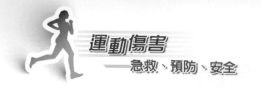

體外出血的處理方法，包括直接加壓止血法、抬高傷肢止血法、夾板固定法、止血點止血法、冰敷法和止血帶止血法等。

(一)直接加壓止血法

此法是最快速、有效且簡單的止血方法，也是發生外出血時應優先採取的止血步驟，一般性外出血均適用此法。

◆操作步驟

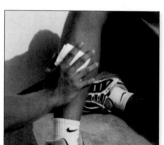

圖10-1　直接加壓止血法

直接加壓止血法的操作步驟如下：

1. 移除或剪開衣物，將傷口暴露出來，並將受傷肢體保持在比心臟高的位置，以減緩失血的速度。
2. 使用無菌紗布、棉墊或乾淨敷料（如手帕、毛巾、清潔餐巾或床單等）直接覆蓋於傷口上，並均勻施壓（如**圖10-1**）。
3. 再以手掌根、三角巾、紗布繃帶、彈性繃帶或任何周邊環境可取得寬度適當之長條形布條（如領帶、長袖子、褲管、布條等）將傷口纏繞固定；若傷口不大，則用絆創膏固定即可。
4. 使用包紮壓迫止血時，包紮前後須仔細評估傷肢末梢的感覺、膚色、溫度、運動功能等，切勿包紮壓迫過緊而阻斷血液循環，以致傷肢末梢肢端組織缺氧壞死。
5. 等待救援期間，每隔10分鐘檢視傷肢的血液循環是否正常，可輕壓傷口末梢指甲再放開，如膚色沒有迅速回復紅潤色，表示包紮過緊，應稍微鬆開。
6. 若覆蓋在傷口上的敷料有血液滲出時，可直接在上面增加敷料、護墊或繃帶包紮固定，並繼續施壓。
7. 若仍流血不止，可同時採取間接壓迫止血法。

◆**注意事項**

採取直接加壓止血法時，須特別注意以下幾點：

1. 傷口須保持乾淨。
2. 類似脫脂棉等纖維極易附著在傷口上，盡可能避免使用，以免事後處理不易。
3. 壓迫傷口時施力須均勻，繃帶包纏後不可打結於傷口上，以免壓迫到傷口。
4. 傷口較大時，設法輕輕擠壓傷口兩側使之閉合，並維持固定的壓力。
5. 敷料或繃帶滲血時，千萬不可將之去除或拉扯，應以增加敷料的方式處理，以免影響血液凝結。

(二)抬高傷肢止血法

此法是使傷患平躺或半坐臥，使用手指、手掌及敷料直接壓在傷口上，並將受傷出血之肢體部位抬高（高於心臟25公分以上）（如**圖10-2**），目的在減緩血流和加速凝血，這是一種輔助的止

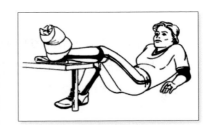

圖10-2　抬高傷肢止血法

血法，不可單獨使用此法來止血，必須與其他止血法合併使用，例如直接加壓止血法、止血點止血法等。惟須切記，若懷疑患者有骨折、脫臼或脊椎受損傷時，不要任意抬高受損傷肢。

(三)夾板固定法

有時身體受到創傷時，除明顯的外出血外，也可能合併有骨折的情形發生。尤其是開放性骨折，斷裂骨頭尖端會撕裂皮膚、肌肉、組織及神經，而造成嚴重的外出血，若不適時地加以固定，移動之斷裂骨邊緣恐會再次傷害其周圍組織血管，造成持續性出血。在此種情況下，運用

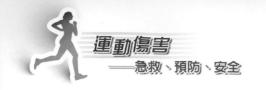

夾板固定可有效限制肢體的活動以減緩血流量，同時避免因不必要的肢體活動，而干擾凝血機轉，破壞凝血塊。

夾板固定通常用於肢體的止血與固定，實施前須先包紮傷口並初步止血後，再利用夾板固定骨折處之上下關節。一般使用的器材包括空氣式夾板、夾板、木棒、拐杖等。其中空氣式夾板是一種壓力性的固定器材，兼具有固定及壓迫止血的功能，使用方法是將無菌敷料覆蓋於傷口上，迅速套上後吹氣，氣囊不可過度膨脹，以手指頭能將氣囊下壓1.5公分左右的程度即可，期間應避免移動到敷料，並要時常檢查傷肢遠端的脈搏、膚色及溫度，亦須注意氣溫，因氣囊有可能會因環境之溫度變化而熱漲冷縮。

(四)止血點止血法

此法是一種間接加壓的止血法，它是運用壓迫較傷口接近心臟部位之表淺動脈血管，而達到減緩（少）傷口部位血流量的止血法。

此法只適用於四肢出血，且以直接加壓止血法無法控制出血或多處出血部位是由同一條動脈提供血液時使用。操作的方法是在傷肢的近心端之脈動點（止血點），用拇指或手掌根壓迫以減低出血量，惟欲採取此止血法者須具備止血點正確位置的知識與按壓技巧。常用的止血點之血管壓迫部位包括：枕動脈、頸動脈、臂動脈、橈動脈、髂外動脈和股動脈等（如**圖10-3**）。

出血嚴重且以直接加壓或抬高患肢等方法仍無法控制時，可進一步採取止血點止血法，此法無法完全取代直接加壓止血法，兩者應該合併使用。

使用此法時應注意止血點處的骨頭是否有受傷或骨折情形，若有這類狀況時，則勿使用此法於該處，以免血管和神經再次受到傷害。

(五)冰敷法

冰敷止血的目的在於減少微血管出血，若能與直接加壓或抬高傷肢

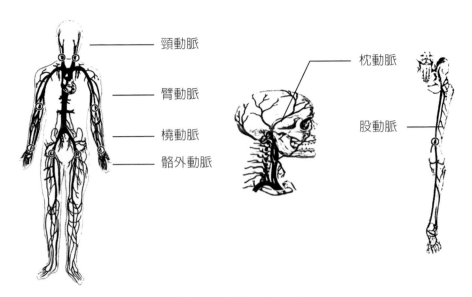

頸動脈

臂動脈

橈動脈

髂外動脈

枕動脈

股動脈

圖10-3　常用之止血點

止血法合併使用，可以達到最佳的止血效果。冰敷除可以減少出血外，
尚有降低血腫及減輕疼痛的功能。但是當患部有外出血現象時，較不宜
採用此法，若執意採用此法時，應先適當包紮傷口後再實施。

　　一般多建議冰敷時不要將冰敷袋直接接觸皮膚，最好加一層紗布或
毛巾等物質，以免使皮膚或傷口產生凍傷。但也有專家認為，間隔一層
紗布或毛巾的冰敷方式效果並不好，在適當的冰敷時間內，將冰塊直接
敷於患部效果較佳。

　　一般冰敷時間以20分鐘為一間隔，原則是「冰敷20分鐘、休息20分
鐘」，在受傷24～72小時內使用。不管是採用何種冰敷方式，只要冰敷
部位有燒痛感時，即應立即暫停，甚至停止，以免發生凍傷。[1]

---

[1] 詳見第九章第一節運動傷害療法之冷療法。

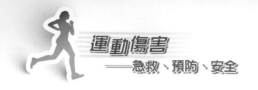
(六)止血帶止血法

此法僅適用於四肢，其他部位概不適用。此法是所有止血法的最後一道防線。當肢體大動脈嚴重出血或末端肢體損傷無法恢復（如嚴重壓碎傷）且其他止血法均無法有效控制出血，使生命受到威脅時，才可考慮採用止血帶止血法。主要是因為此法具有危險性和限制性，止血帶雖然可以完全阻斷傷肢的血液供應，但也可能因此造成止血帶以下之組織、肌肉、神經的永久性損傷。無論如何都不可將此法運用於初步處理，而是應該將之列為最後不得不的手段。

一般制式止血帶通常是一條長約90公分長帶有扣環之帶狀物，寬度約有5公分以上（一般成人用止血帶寬度約6～8公分），可平均施壓於組織。使用時，可將帶子穿過扣環固定，栓緊至血流停止（如圖10-4）。無止血帶時，亦可臨時取材替代之，例如：領帶、寬吊帶、皮帶、手帕、毛巾、圍巾、衣服等不易扯斷且寬度適當的長條帶子。一般醫護用三角巾和血壓計之氣囊亦可充當止血帶使用。其中使用血壓計氣囊時，必須謹慎地在近心端用血壓帶綁住，將壓力打到200mmHg夾緊不要放氣，並隨時檢查氣囊壓力即可。千萬不可使用細繩、金屬電線、絲襪等易割傷肌肉的物品，因為這類物品的單位面積小，組織所承受的壓力極大，細胞所受的損傷更大。

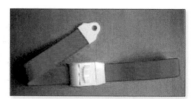

圖10-4　止血帶

◆操作步驟

止血帶止血法的操作步驟如下：

1. 選擇適當寬度之止血帶。
2. 使用止血帶於傷肢出血部位之近心端，並將厚敷料墊於其上，以達到止血效果，但須避開關節部位。
3. 將止血帶繞肢體兩圈後先打半結，再將硬木棒、硬筆桿、湯匙或

類似物置於平結上再打兩個結（**圖10-5**）。

4.慢慢旋轉木棒物以絞緊止血帶，直到出血停止。

5.以止血帶的兩端綁住止血棒，再固定在肢體上。

6.使用止血帶部位須外露，並明確記錄綁上止血帶的時間、部位。比較常用、明確的方式是於傷患前額以鮮豔色筆寫上「止血帶」三個字（TK，tourniquet）。

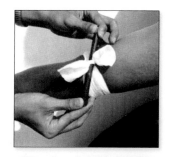

圖10-5 止血帶止血法

◆**注意事項**

使用止血帶止血法的注意事項：

1.止血帶是一種用來控制大出血的裝置，必須是其他止血法都無效後方可採用，它是止血法的最後一道防線，非萬不得已不要使用。

2.只能用於四肢部位，其他部位完全不適用。

3.使用止血帶可能使末端肢體組織產生壓碎性傷害，以致缺血、壞死，因而減低截肢肢體再植入之存活機會。

4.充作止血帶之器材寬度應適當，不可使用細繩絞纏，以免緊綁部位產生切割傷。

5.勿使用止血帶於傷肢關節處。

6.盡快將傷患送醫處理，以免末端肢體缺血、壞死。

7.使用止血帶部位需裸露，以能隨時觀察傷肢的血液循環狀況。

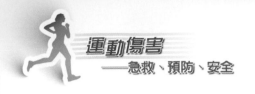
第二節　包紮法

當傷口出血已適當控制時，需進一步加以包紮。包紮除可覆蓋並保護傷口、吸收滲出液保持乾燥、防止傷口受汙染和禁止氣體由傷口進入胸腔等功能外，還可達到防止出血擴大、固定傷口、支撐患部和減輕局部腫脹等作用；因此，對嚴重出血須送醫救治者而言，包紮是到院前相當重要的處理步驟。

一、包紮使用的衛材

一般包紮所使用的衛材包括：

(一)敷料——覆蓋在傷口上之掩蓋物

1. 無菌紗布：經滅菌處理，有2×2、3×3、4×4等尺寸，有乾的或用生理食鹽水浸濕的。
2. 油性紗布：無菌紗布浸過凡士林或其他油性物質，可防止敷料與傷口沾黏在一起。
3. 特殊紗布：紗布上含有促進止血、皮膚癒合、抗生素等物質。
4. 其他：緊急情況下可使用乾淨毛巾、手帕、衣服或衛生紙巾代替敷料。

(二)繃帶

1. 三角巾：使用範圍廣、最快速且取材方便，可以三角形或摺疊成長條形使用。緊急情況時，可臨時以清潔的手帕或襯衫代替之。
2. 紗捲：捲軸狀似紗布之無彈性繃帶，尺寸多樣。
3. 彈紗：捲軸狀似紗布之彈性繃帶，通風性如一般紗布。

4.彈繃：彈性較高之捲軸狀繃帶，但通風性較差。

5.特殊自黏繃帶：自黏性的，有彈性及無彈性之分，可以片狀或捲狀將敷料纏住緊貼固定在傷口上。

二、包紮原則及注意事項

1.包紮前，必須先控制出血。

2.傷口上必須先覆蓋無菌敷料再行包紮，避免繃帶直接與傷口接觸。如果沒有無菌敷料則應盡可能使用清潔、乾淨之敷料。

3.避免在傷口或敷料附近說話或咳嗽，以免汙染傷口或敷料。

4.敷料應直接覆蓋在傷口上，不可由旁邊滑動再蓋住傷口。

5.使用繃帶做固定時，由遠心端或易固定處開始進行包紮。

6.敷料或繃帶不慎掉落地面時，應更換之。

7.繃帶或三角巾等包紮衛材應能完全覆蓋住傷口上敷料，以防脫落及汙染。

8.包紮四肢應盡可能露出肢體末梢，以便隨時觀察血液循環，以及有無冷、腫和麻木感等情形。

9.包紮完畢，可以打結方式或用膠布黏貼將其固定，彈紗或彈繃可以塞入上一圈內，以防滑落，且容易解開。

10.使用膠布固定時，不可將膠布貼在已受傷的皮膚上，以免造成二次傷害。

11.不可在受傷部位、關節、骨突、肢體內下側或不易看到處打結，盡可能在傷口同側之處打結，以避免摩擦。

12.若血滲透敷料時，不可拆掉原有的敷料或固定物，於外層續蓋敷料即可，以免因拆掉敷料、紗布而引起更多的出血或浪費時間。

13.繃帶不可有皺褶或縫邊，以防壓力不均勻。

14.包紮時應站在包紮部位前方，以便於觀察和包紮。

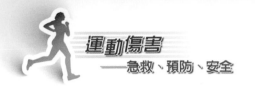
三、包紮法

(一)紗布包紮法

依傷口大小選擇適當尺寸之敷料（如無菌紗布或紗墊），並依傷口性質選擇乾或濕的敷料覆蓋。手儘量不接觸傷口及敷料面，且敷料至少要蓋過傷口周圍約2.5公分左右，再用繃帶包紮固定敷料。

(二)三角巾包紮法

◆打結與拆解法（如**圖10-6**、**圖10-7**）

採用三角巾包紮時，只要包纏和打結方式正確、適當，即可以達到有效固定且不易脫落的目的。正確的打結方法是當三角巾包紮固定後，在傷處的另一側打上兩個平結。此種打結法除了可使包紮牢固外，拆解也極為簡易而迅速。操作步驟如下：

1.兩手緊握三角巾兩端，選擇其中一端為「大頭」，另一端則為「小頭」。先以大頭壓小頭打一個平結。
2.完成第一個平結後，大頭和小頭的位置互換，再以大頭壓小頭完成第二個平結。
3.拆解時，將大頭向另一側拉扯。
4.一手握住三角巾，一手捏住打結頭，兩手向外拉開即可。

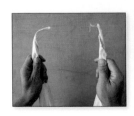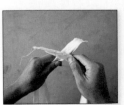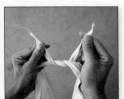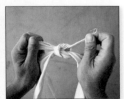

圖10-6　三角巾打結法

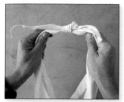 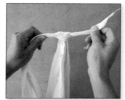 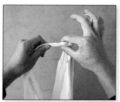 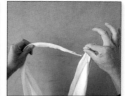

圖10-7　三角巾拆解法

◆頭部包紮法（如**圖10-8**）

1.將三角巾底邊向外摺疊約4～6公分。

2.將褶緣置於前額，儘量貼齊眉毛上緣，但不可蓋住眼睛。

3.三角巾之尖頂越過頭頂，垂在腦後，再將三角巾兩端從頭兩側往後、往下拉至腦後，使之覆蓋整個頭部。

4.三角巾兩端繞向腦後，將三角巾尖頂包纏於內，並在腦後枕骨下交叉，然後再繞至前額打平結，注意！不可將結打在傷口上。

5.以手掌壓住前額或頭部，將下垂之頂端溫柔地往各方向拉緊，再將下垂之頂端向上翻摺，然後塞入二端交叉處。

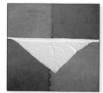 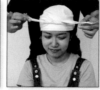 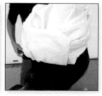

圖10-8　頭部包紮法

◆手部包紮法（如**圖10-9**）

1.先將三角巾平攤於地面上，再將傷肢手腕掌面朝下放置在三角巾基部中央，並反摺底邊約4～6公分。

2.將尖端向上反摺蓋過整個手腕掌背，將多餘的部分摺入手的兩側。

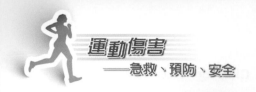

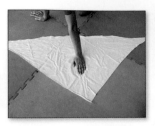 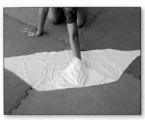 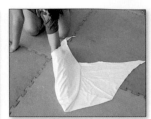

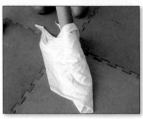 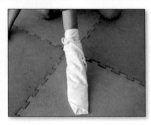

圖10-9　手部包紮法

3.三角巾的兩邊朝對側腕部交叉，呈菱形對摺。

4.使三角巾尾端繞過腕部並打結後，再將其塞入反摺底邊內。

◆足部包紮法（如圖10-10）

1.先將三角巾平攤於地面上，再將傷肢足部置於三角巾基部中央，
　並反摺底邊約4～6公分。

2.將尖端向上反摺蓋過整個足背，將多餘的部分摺入足部兩側。

3.三角巾的兩邊朝對側踝部交叉，呈菱形對摺。

4.使三角巾尾端繞過踝部並打結後，再將其塞入反摺底邊內。

　　三角巾的包紮除用於出血包紮外，亦廣泛地用於骨折或脫位發生時
的固定包紮，例如手臂骨折的肩帶包紮、肩關節向前脫位的鎖肩包紮，
以及腳踝扭傷的固定包紮等。

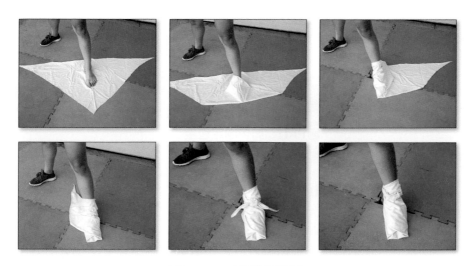

圖10-10　足部包紮法

◆**肩帶固定包紮**（如**圖10-11**）

1. 請傷者自行一手將傷肢輕輕上舉於胸前，並用另一手輕輕托住。
2. 將三角巾之尖端部分打個結，再將三角巾攤開置於患者身上，打結部分置於傷肢肘關節處，三角巾較短一端則應置於傷肢另一側肩上。
3. 拉起三角巾較長一端繞過傷肢側肩上。
4. 三角巾兩端於傷肢另一側肩上打結固定。
5. 調整三角巾，使包紮後之傷肢能平舉於胸前且手指露出於三角巾外，俾能隨時觀察傷肢之血液循環情況。[2]
6. 另外準備一條三角巾並摺成長條狀，橫綁於體側，使傷肢固定不會前後晃動。注意！應打結於傷肢另一側腋下，千萬不可打結於傷肢側。

---

[2] 為確保包紮不影響血液循環，可於包紮後，擠壓傷肢任一手指，若能由白色迅速回覆到潤紅色，即表示血液循環正常。

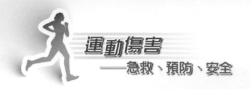
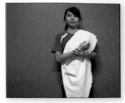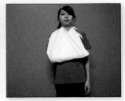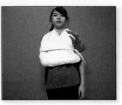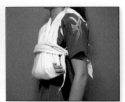

圖10-11　肩帶固定包紮

◆鎖肩固定包紮（如圖10-12）

1. 先將三角巾摺成長條狀。
2. 站立於傷者後方，並將條狀三角巾置於傷側肩部上，傷者前方保留較長部分，背後則較短些。
3. 條狀三角巾兩端於傷者背部交叉繞過另一側肩膀上（背部8字形），並在其上打結固定。
4. 若遇傷者肩膀寬大，一條三角巾不縛使用時，可使用兩條三角巾固定之，此情況則打結於背後。

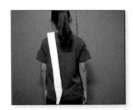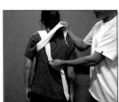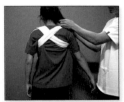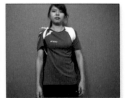

圖10-12　鎖肩固定包紮流程圖

◆踝關節固定包紮（如圖10-13）

1. 先請傷者坐於地板上，傷肢伸直。
2. 將三角巾摺成長條狀。
3. 包紮前先將傷者傷肢側腳踝呈90度垂直狀態。

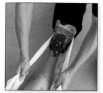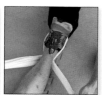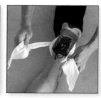

圖10-13　踝關節固定包紮

4.將條狀三角巾中央置於腳掌底，兩端前拉並於腳後跟交叉，再上
　引於腳背上方交叉。

5.三角巾兩端分別再繞過同側腳跟側縫隙。

6.繞過側縫隙後向上拉緊，並將三角巾兩端於腳背上方打結固定。

◆**環墊製作**（如圖10-14）

　　此環墊俗稱「甜甜圈」，主要用於當作異物穿刺傷時的保護與固定
傷口用。

1.將三角巾連續對摺成長條狀。

2.將長條狀三角巾一端握於手中，並於手掌中環繞三至四圈。

3.取出環狀之三角巾，將環繞所剩部分沿環狀三角巾，以垂直於環
　狀三角巾的方式纏繞。

4.將最後所剩部分塞入環內，形成狀似「甜甜圈」的軟墊。

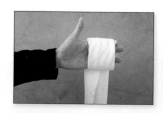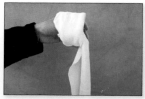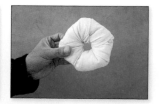

圖10-14　環墊製作

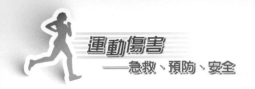
(三)彈繃包紮法

◆繃帶握拿法

　　使用繃帶包紮時，應先將繃帶纏成捆狀，若包紮過程中不慎散開時，應重新捆好或更換已捆好之繃帶，再行包紮作為。為使包紮過程流暢，包紮時應正確握拿彈繃。正確的繃帶握拿法為一手握住捆好且捲軸朝上之繃帶，一手拉繃帶的起始端。繃帶捲軸朝下或繃帶散落未纏成捆狀，均屬錯誤的繃帶握拿法。

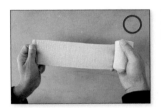
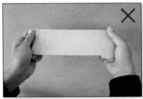
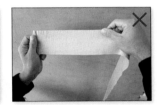

圖10-15　繃帶握拿法

◆定帶與收尾

1. 定帶（如圖10-16）：係繃帶之起始固定，首先在遠心端將繃帶起始端以約45～60度斜置於肢體上，另一手握繃帶繞肢體一圈後將斜角蓋住並往下摺，再環繞肢體一至兩圈後定帶固定，此即繃帶包紮之起始。

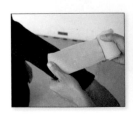
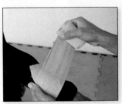
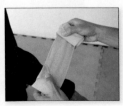
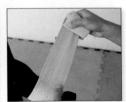

圖10-16　繃帶定帶

2.收尾（如**圖10-17**）：繃帶包紮完畢後，將繃帶尾端略為反摺一小段，以膠帶、繃帶夾或安全別針固定；或者由中央剪開，兩端以反方向繞半圈後，打平結固定；亦可將包紮後剩餘繃帶塞入上一圈繃帶內，即可固定。

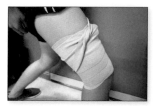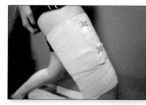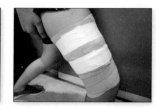

圖10-17　繃帶收尾

◆螺旋包紮法（如**圖10-18**、**圖10-19**）

1.又稱「連續繃帶包紮法」，用於肢體粗細大致相同之部位，如前臂、上臂、大腿、小腿及軀幹等。
2.先由遠心端定帶再開始，以螺旋形向近心端包紮，每一上帶壓下帶（重疊）約1/2～2/3，帶子寬度愈小壓帶（重疊）愈多。
3.包紮至傷口敷料完全覆蓋後，在傷口上方部位外側做收尾固定。
4.螺旋包紮法須由遠心端定帶後，往近心端包紮，鬆緊適宜。
5.包紮前後須評估傷肢末端的血液循環，有無冷、腫、發紺和麻木感。
6.如果繃帶不夠長或大範圍的肢體燙傷，可連接不同繃帶。

◆8字形包紮法

又稱「手足繃帶法」，此法主要用於關節部位的包紮固定，包括腕部、肘部、髖部、膝部、踝部、肩膀等。

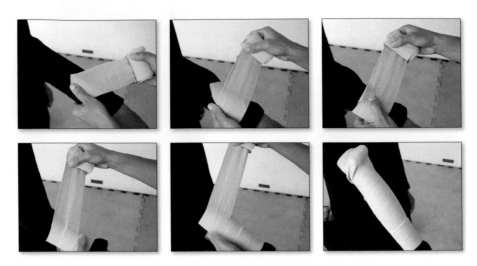

圖10-18　前臂螺旋包紮

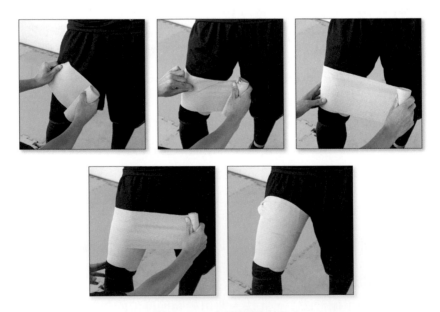

圖10-19　大腿螺旋包紮

①**踝關節包紮法**（如**圖10-20**）

   1.首先在遠心端定帶固定。

   2.定帶後，繃帶沿對角線方向呈8字形狀覆蓋敷料反覆交叉包紮，直到整隻手（足）都包紮起來。期間應隨時清除彈繃的皺褶，特別是腳底處。

   3.最後往近心端處作結尾固定。

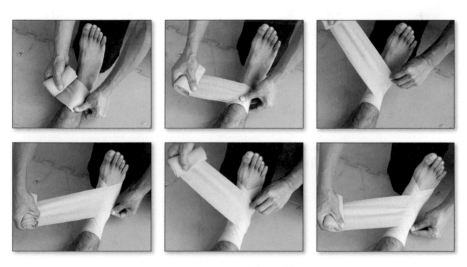

圖10-20　踝關節包紮

②**髖關節包紮法**（如**圖10-21**）

   1.首先股骨近心端定帶固定。

   2.定帶後，繃帶覆蓋髖部敷料並向對側腰部呈8字形反覆交叉包紮，直到整個髖部全部都包紮起來。

   3.最後在股骨近心端處做結尾固定。

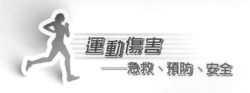
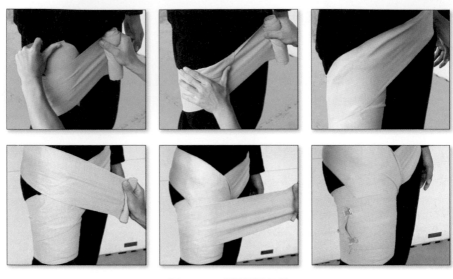

圖10-21　髖關節包紮

③肩關節包紮法（如圖10-22）

　　1.將傷肢手背貼於同側腰際後。

　　2.於肩關節遠心端（肱骨近心端）做定帶，再以螺旋包紮法將患部
　　　包紮起來。

　　3.將繃帶拉起包住上肩部，然後引向胸前並繞過患部另一側腋下，
　　　再從背後引至患部，並在患部上再做一至兩次的螺旋包紮。

　　4.若繃帶長度夠長，可將步驟3再操作一次。

　　5.最後定帶處適當位置上做收尾。

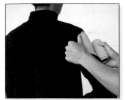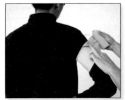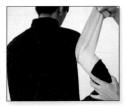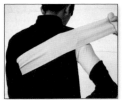

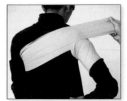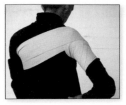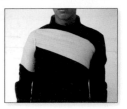

圖10-22　肩關節包紮

(四)異物穿刺包紮法（如**圖10-23**）

　　發生異物穿刺傷害時，千萬不可貿然將異物拔出，以免血流不止。正確處理步驟如下：

1. 直接輕輕地壓擠傷口邊緣向異物貼近，以縮小傷口、減少出血，惟須注意異物邊緣是否過於銳利，免得弄巧成拙，使傷勢更加惡化。

2. 在異物旁邊附近輕輕地放上紗布，再將兩捲繃帶放在傷口異物兩側，亦可使用紙杯、繃帶或三角巾做成的環墊代替（如**圖10-14**），但環墊或繃帶捲必須高於異物，以免於搬運時異物被碰或壓到。

3. 使用彈性繃帶將環墊或繃帶包纏起來，小心勿碰觸異物，以免使傷勢擴大，或造成傷者不適。

　　在處理異物穿刺傷時，請務必遵照下列注意事項，以免引起更嚴重的傷害：

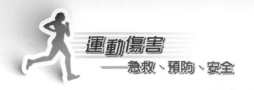
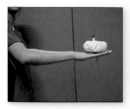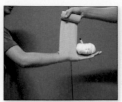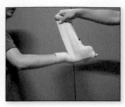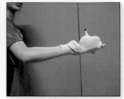

圖10-23　異物穿刺包紮

1. 使用彈性繃帶固定時，不可蓋壓在異物上。

2. 如果傷患插在欄杆或其他不可移動之尖物上時，千萬不要嘗試將之拔出，應該設法固定傷患肢體，並使其處於舒適位，然後再使用切割工具，將異物截斷。

3. 除非異物太長，否則運送傷者時不可以、也不需要截短異物。如果確實有必要截短時，事前必須先固定異物，以免引起傷者疼痛、出血、周圍組織受傷，甚至出現休克現象。

4. 若以電焊方式來截斷金屬異物時，應避免熱源傳導。

5. 傷口表層附有細砂、碎石等異物時，可用乾淨的棉花棒或鑷子去除，然後再加以包紮。若異物附著在傷口深層處時，不可強行將其挖出，以免造成傷者疼痛、出血或周圍組織受傷。

6. 無論如何都應該迅速送醫救治。

　　發生穿刺傷時，若現場人員能即時給予傷患適當的包紮處理時，可不必等待救護人員到達，如此不但可以避免傷口感染或引發破傷風、減少出血量，並可挽救寶貴的生命，且傷者往後形成傷殘的機率也會大為降低。

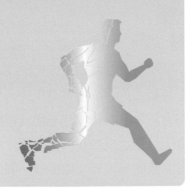
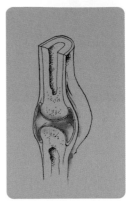

Chapter 11

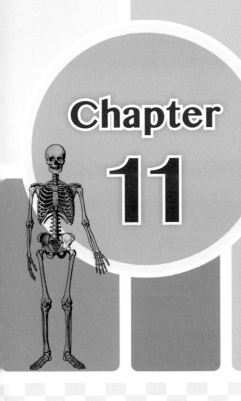

傷患搬運

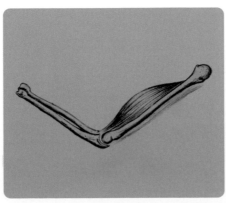
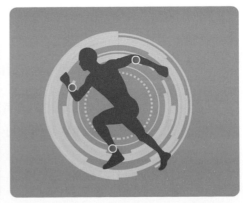

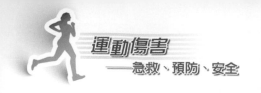
　　部分較嚴重的運動傷害發生時，例如骨折、脫臼等，除非傷者留在事故現場會有危險，例如建築物或運動器材會倒塌，否則千萬不要任意移動傷者，以免造成二次傷害。相反地，有立即危險或者發生的運動傷害可以且必須搬離現場（如中暑、腳踝拉傷等）時，須藉助人力、物力將傷者運送至適當地點。這種透過人力、物力運送傷患的方法，即稱之為「傷患搬運法」。

　　傷患搬運法概略予以區分，可分為單人搬運法、雙人搬運法、三人搬運法、多人搬運法及擔架搬運法等。

第一節　單人搬運法

一、單人攙扶法

(一)運用時機

　　運用此搬運法時，傷者需能承擔部分自己的體重，且需有行走能力。傷者有行走能力，或者傷害較輕微時，施救者只要從旁協助或使用較少的力量，傷者即可走動或移動時，即可運用此法進行搬運。由於此法極為便利、簡單且可迅速完成搬運，因此可廣泛運用於緊急及非緊急時。

(二)操作要領

　　以左側為例（如**圖11-1**）：

　　1.施救者蹲站在傷者左側，並以左手抓起傷者左手腕搭置於肩上。
　　2.右手在其背後，並抓住其褲（腰）帶。

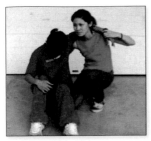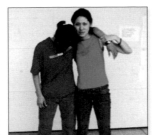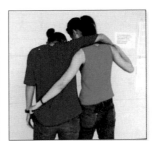

圖11-1　單人攙扶法

3.口令「1、2、3、起」，攙扶傷者慢慢站起來。

4.以兩人三腳方式行走移動。

(三)注意事項

1.若受傷部位在下肢時，施救者應站立在傷肢的同側，移動時可讓傷者可緊靠在身上，如此可有效減輕傷肢的負荷。

2.若傷者雙下肢均受傷時，即使可以行走，仍不建議使用此法進行搬運，以免傷勢擴大。

3.抓起傷者手搭肩時，應抓手腕較為牢固，以免突然鬆脫影響搬運。

二、搖籃法

(一)運用時機

又稱「手抱法」。主要運用在移動體重較輕且意識清楚的大人或孩童；若事故現場環境複雜不易使用攙扶法時（例如山路崎嶇不平），亦可採用此法。不過此法較耗費體力，最好合併其他方法使用。

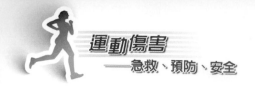
(二)操作要領

以左側爲例（如**圖11-2**）：

1.先以攙扶法將傷者扶起。
2.與傷者同側之腿向傷者正後方退一步，微彎曲並讓傷者後坐於大腿上。
3.遠側手（抓傷者手腕的手）環抱傷者雙膝後方，將傷者抱起並慢慢站起來。

(三)注意事項

傷者若膝部受傷時，勿使用此法搬運，以免引起傷者不適，甚至導致傷勢惡化。

三、拖曳法

(一)運用時機

此搬運法是沿地面拖動傷者而不抬起，因此只有在傷者無法站起且必須迅速離開危險地帶時使用。但是當地面有崎嶇不平、泥濘不堪、

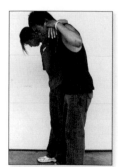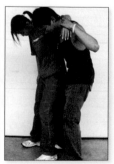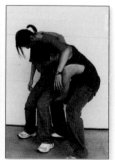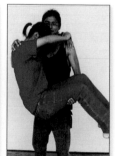

圖11-2　搖籃法

有碎玻璃或鐵釘等狀況，均不宜使用此法，以免使傷者遭受更嚴重的傷害。

(二)操作要領

包括肩膀拖曳法、毛毯拖曳法、被單拖曳法和背後拖曳法等四種。分述如下：

◆肩膀拖曳法（如圖11-3）

施救者姿勢蹲低，雙手伸放在傷者背後腋下，並將其肩膀及上背部抬起拖行。

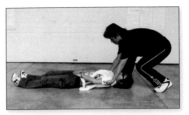

圖11-3　肩膀拖曳法

◆毛毯拖曳法（如圖11-4）

讓傷者上半身軀體躺臥於毛毯上，施救者雙手緊握毛毯近頭部頂端，姿勢蹲低拖行。

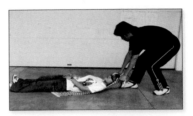

圖11-4　毛毯拖曳法

◆被單拖曳法（如圖11-5）

將被單或類似布條摺成長條狀，從傷者胸部上方繞過兩腋下至頭部後，雙手緊抓布條兩端蹲低拖行。

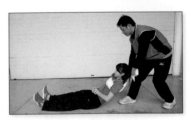

圖11-5　被單拖曳法

◆背後拖曳法（如圖11-6）

施救者蹲站在傷者背後，雙手穿過其腋下並在其前胸交叉，雙手分別握住傷者雙手腕（右手握左手腕、左手握右手腕），抬起拖曳。

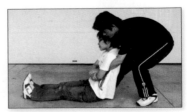

圖11-6　背後拖曳法

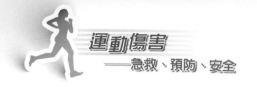

(三)注意事項

1. 施力時，施力方向必須與行進方向相同，施救者儘量蹲低，讓重心放低，如此較容易施力及省力，也可使施救者較不易受傷。

2. 拖曳時，施救者必須與傷患身體成一直線，不可從其側邊拖拉，也不可任意扭曲或旋轉傷患。

3. 情況緊急必須運用此法下樓時，務必要將其頭部抬高，以防撞擊。

四、背負法

(一)運用時機

此法通常用於長距離的搬運。

(二)操作要領（如**圖11-7**）

1. 施救者一腳前一腳後，前腳抵住傷者兩腳背，右手抓握其左手腕，左手抓握其右手腕，使其雙手交叉。

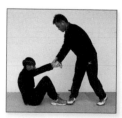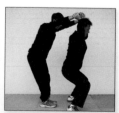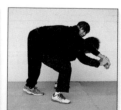
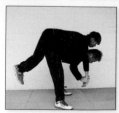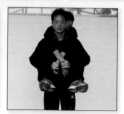

圖11-7　背負法

2.雙手拉起傷者，同時轉身背對傷者，兩膝蓋彎曲，重心略低。

3.將傷者置於背上，並將其雙手分別跨過肩膀，慢慢站起。

4.將傷者雙手於胸前交叉，而施救者雙手分別從傷者兩膝蓋後穿
   過，並抓住其兩手腕。

5.傷者腋下應高於施救者肩膀，如此重心才會落在施救者的身體
   上，而不會使其滑落。

(三)注意事項

1.傷者肢體無骨折、脫臼等傷害方可使用此法進行搬運。

2.搬運過程不可扭曲或束縛傷者身體。

3.不要碰觸損傷部位，並盡可能安靜地移動。

五、肩負法

(一)運用時機

此法較背負法簡易且快速，但極耗費力氣，故適用於距離較短的搬
運。

(二)操作要領

此搬運法的操作步驟與背負法幾乎相
同，唯一差別在於施救者不將傷者背起，而
是將傷者跨過肩膀的雙手腕抓緊，然後彎腰
將其撐起（如圖**11-8**）。

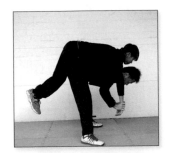

圖11-8　肩負法

(三)注意事項

1.傷者肢體有骨折、脫臼等傷害時，禁止使用此法進行搬運。

2.盡可能將傷者的上身重量置於施救者的背上，以減輕抓握傷者手

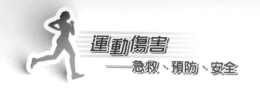
腕的力量,避免使其手腕受傷。

六、消防員搬運法

(一)運用時機

此係消防員在營救傷者時所使用的搬運法,其優點除了可以確實將傷者扛於肩上外,還可以空出一手做扶梯、開門或推開阻礙物等動作。不過使用此搬運法者必須具備良好體能與足夠的力量,或者傷者體型屬較瘦小時。

(二)操作要領(如圖11-9)

1.面對傷者,左手拉起其右手腕上平舉。
2.右腳向傷者前跨一步並微蹲,右肩靠向其腰際處,同時右手穿過其胯下。
3.將其右手前拉,使身體倒臥於肩上。
4.膝蓋慢慢伸直並將傷者扛起,並用右手抓握其右手腕。

(三)注意事項

1.移動時盡可能避免大幅度地上下震盪,以免造成傷者不適。
2.應確實將傷者的身體重心置於肩上,俾能順利將傷者扛起。

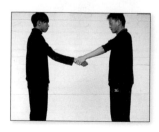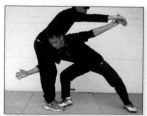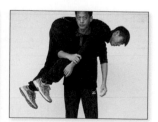

圖11-9 消防員搬運法

第二節　雙人搬運法

一、座式法

　　此法係由兩位施救者以類似騎馬打仗遊戲的方法，先以雙手交叉架成座椅，再讓傷者坐在上面來搬運，俗稱「架橋」。

　　此搬運法依傷者的意識清醒度及直立坐起的能力，區分包括四手座式、三手座式、兩手座式等不同方式。不管何種形式之座式搬運法，均應特別注意傷者的意識清醒程度，否則極易有翻落的危險。

(一)四手座式

◆運用時機

　　此搬運法適用於搬動意識清醒的傷者。

◆操作要領（如圖**11-10**）

　　1.兩人四手交錯互相扣握住對方的手腕並微蹲下。
　　2.讓傷者坐上後，令其雙手環抱兩施救者的肩膀。

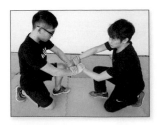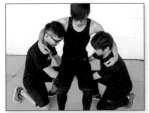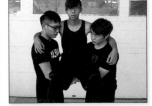

圖**11-10**　四手座式搬運法

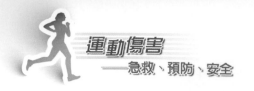
3.其中一位施救者發口令「1、2、3、起」，兩位施救者同時緩緩站起。

◆**注意事項**

1.兩人四手互握時，務必緊握對方手腕，且手心皆須朝下，如此方能確保不會因故鬆脫，而導致傷者跌落。
2.由於此搬運法並無供傷者靠背，因此搬運前務必確認傷者是清醒的，且搬運時務必要求傷者雙手環搭施救者肩膀。
3.兩位施救者須有一位負責發號施令，包括起身、移動方向和起停等等。

(二)三手座式

◆**運用時機**

　　此搬運法適用於搬動意識不清的傷者；若傷者意識清醒時，可空出一手做扶梯、開門或推開阻礙物等動作。

◆**操作要領**（如**圖11-11**）

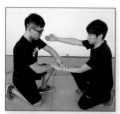
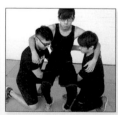
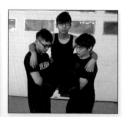
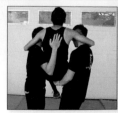
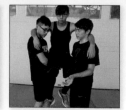

圖11-11　三手座式搬運法

1.兩位施救者面對面站立，A施救者一手平舉呈座椅靠背狀，另一手與B施救者兩手腕交錯相扣，並微蹲下。

2.讓傷者坐在三手互握處，雙手環搭在兩位施救者肩上，A施救者平舉手扶住傷者後背，防止其向後跌落。

3.A施救員發口令「1、2、3、起」，兩位施救員同時緩緩站起。

◆注意事項

1.兩人三手互握時，務必緊握對方手腕，且手心皆須朝下，如此方能確保不會因故鬆脫，而導致傷者跌落。

2.若傷者意識清醒時，可將扶其後背的一手改為扶梯、開門或推開阻礙物等動作之用。

(三)兩手座式

◆運用時機

此法適用於搬動意識昏迷或無法抱住搬運者的傷者。

◆操作要領（如圖11-12）

1.兩位施救者面對面蹲坐在傷者兩側，伸出靠近傷者背部的手，兩手腕交錯緊扣並環抱其背部，讓傷者可輕靠其上。

2.兩位施救者另一手手腕交錯相扣，置於傷者後腿中段（關節後方）處。

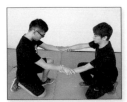 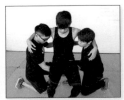 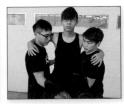 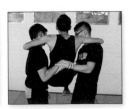

圖11-12　兩手座式搬運法

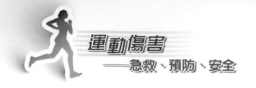

3.其中一位施救者發口令「1、2、3、起」，兩位施救者同時緩緩抬起傷者。

4.抬起後，外側腳先行，以普通而緩慢的步伐行走。

◆**注意事項**

1.使用此搬運法時，通常傷者處於意識昏迷狀態，因此要抬起傷者時，兩位施救者必須同時動作。

2.當遇到下樓、房門緊閉等情況時，因已無多餘的手可做扶牆、推開門等動作，搬運過程務必小心謹慎，最好請求他人支援或合併其他搬運法。

3.搬運過程中遇巷弄狹窄時，兩位施救者應相互配合，最好由其中一位施救者擔任指揮，避免意見相左影響救援。

二、前後坐式搬運法

(一)運用時機

此搬運法最大優點在於行進較為便利、順暢，尤其是必須沿狹窄巷弄行進時。但是在運用此法前，必須先確定傷者沒有四肢、骨盆骨折或疑似脊椎受傷等情況，否則恐怕會加重傷勢。

(二)操作要領（如**圖11-13**）

1.傷者無論是躺臥在地面、床上或沙發上，搬運前均須先將其上半身扶起。

2.A施救者蹲站於傷者背後並將其雙手交叉於胸前，再從其腋窩環抱，並與傷者雙手腕胸前相交扣握（右手握左手腕、左手握右手腕）。

3.B施救者背對蹲站在傷者雙腿中間，兩手環臥傷者兩膝下方。

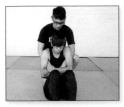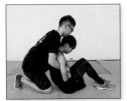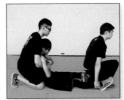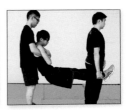

圖11-13　前後坐式搬運法

4.由A施救者發口令「1、2、3、起」，兩人同時慢慢將傷者抬起。

(三)注意事項

1.B施救者應將傷者兩腿抬高並置於腰際處，一則較為省力，一則可避免搬動過程中傷者兩腿晃動。

2.A施救者從背後環抱傷者時，應儘量胸口緊貼傷者背部，否則抬起時恐引起傷者手、肩等部位的不適。

3.此搬運法強調兩位施救者的協調合作，操作時應多利用口語、口號或口令來溝通。

三、雙人攙扶法

(一)運用時機

此法類似單人攙扶法，差別在於施救者為兩人，傷者同樣須承擔部分自身體重，惟此法可加快搬運的速度及減輕傷者的疼痛。

(二)操作要領（如**圖11-14**）

1.兩位施救者分蹲站於傷者兩側。

2.以相同於攙扶法步驟將傷者扶起。

3.兩位施救者靠近傷者之手分別越過其背後，並抓住褲（腰）帶或

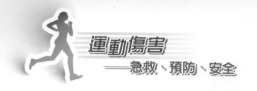

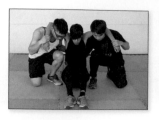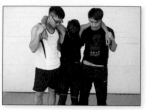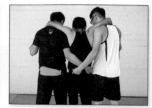

圖11-14 雙人攙扶法

環抱其腰際部位。

4.由其中一位施救者發口令「1、2、3、起」，兩位施救者同時緩緩攙扶起傷者。

(三)注意事項

1.此法移動速度較快，故傷者的行動必定相當不穩定，因此兩位施救者與傷者的移動、行進必須協調，以防止發生跌倒意外。

2.兩位施救者的外側手均應緊握傷者的手腕，以免突然鬆脫導致傷者跌倒。

四、首尾法

(一)運用時機

此法適用於欲將傷者移入座椅中。

(二)操作要領（如**圖11-15**）

1.A施救者蹲站於傷者背後，並將其扶坐起來。

2.A施救者將傷者雙手交叉於胸前，再從其腋窩環抱，並與傷者雙手腕胸前相交扣握（右手握左手腕、左手握右手腕）。

3.B施救者蹲站在傷者一側，一手放在其大腿下，一手扶住其背部。

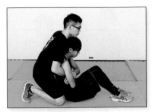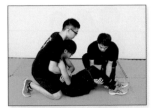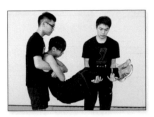

圖11-15　首尾法

4.由A施救者發口令「1、2、3、起」，兩人同時慢慢將傷者抬起，
並共同將傷者抬進座椅或擔架上。

(三)注意事項

1.傷者無論是躺臥在地面、床上或沙發上，搬運前均須先將其上半
身扶起。
2.假使傷者手臂或手腕受傷以致無法抓握時，應避免採用此搬運
法。
3.A施救者從背後環抱傷者時，應儘量胸口緊貼傷者背部，否則抬
起時恐引起傷者手、肩等部位的不適。

五、座椅法

(一)運用時機

　　此搬運法適用於懷疑傷者有四肢、骨盆或脊椎損傷，且必須上、下
樓梯或沿甬道行走時。

(二)操作要領（如**圖11-16**）

1.實施前，先試試座椅是否牢固，確認足以支撐傷者。
2.以首尾法搬運傷者坐在座椅上，必要時，可用寬繃帶等物固定其

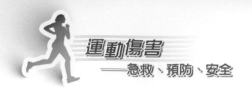
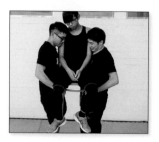 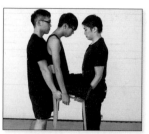 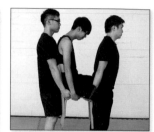

圖11-16　座椅法

姿勢。

3.A施救者蹲站於座椅後，雙手抓握椅背兩端；B施救者背對座椅前蹲站或面向座椅前蹲站，雙手抓握座椅兩椅腳下端。

4.先讓座椅略向後仰，再由A施救者發口令「1、2、3、起」，兩人合力同時慢慢將座椅抬起，並以緩慢步伐前進。

(三)注意事項

1.必須使用一體成形且最好是材質較輕的座椅，嚴禁使用摺疊座椅，以免發生夾傷意外。

2.平地、上坡、上樓時搬運者站於椅子前及後側搬運，但下樓時應改變站在椅子兩側抬傷患下樓。

第三節　三人搬運法

一、三人同側搬運法

(一)運用時機

此搬運法通常用在搬運意識狀況不佳且懷疑有頭頸部傷害的傷患，或者欲將傷者搬至擔架上時。

(二)操作要領（如圖11-17）

1. 先將傷者雙手交叉於胸前或腹前。
2. ABC三位施救者分別以高跪姿蹲站於傷者的頭部（雙手放在傷者的頸下及肩胛骨下緣）、腹部（雙手分別放在傷者的臀部上緣及下緣）和腿部（雙手放在傷者的大腿及小腿下）等處。
3. A施救者一手托住傷者頸部，一手扶在背部；B施救者兩手分別扶住其腰部與臀部；C施救者則兩手分別扶住大腿及小腿。
4. 由A施救者喊發口令「1、2、3」，三人同時將傷者抬起並放置在大腿上；再次發口令「1、2、3」，三人同時起身站起，並將傷者搬運至適當地點，或者移至擔架上。

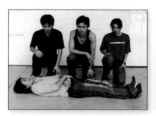 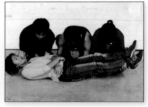 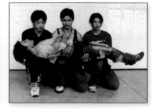

圖11-17　三人同側搬運法

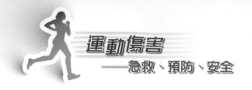
(三)注意事項

1. 懷疑傷者有頭、頸部傷害時，搬運時千萬不可扭轉或翻動其身體，尤其是頭部和頸部。
2. 搬運過程中，三位施救者的動作務必一致；A施救者在發號施令前必須確定所有施救者的動作已就緒，不急不徐。

二、三人異側搬運法

(一)運用時機

此搬運法通常用在搬運意識狀況不佳且體重較重的傷患。懷疑傷者有頭頸部傷害時，不可使用此法來搬運，因此搬運法對傷者頭頸部缺乏保護措施。

(二)操作要領（如**圖11-18**）

1. 先將傷者雙手交叉於胸前或腹前。
2. AB兩位施救者分別以高跪姿蹲站於傷者同側，A施救者雙手分別托住傷者的胸部和腹部、B施救者雙手則分別托住傷者的臀部和膝部。
3. C施救者蹲站於另一側，雙手分別與AB施救者的雙手交錯，一手托住傷者上腹部，一手托住傷者的大腿部。若傷者體重較重時，

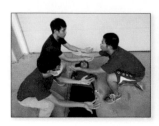
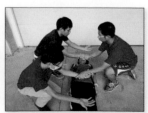
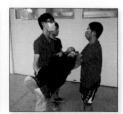

圖11-18　三人異側搬運法

C施救者雙手可與AB兩位施救者的一手腕互握（如**圖11-18-2**）。

4.由A施救者喊發口令「1、2、3」，三人同時將傷者抬起並放置在AB施救者的大腿上；再次發口令「1、2、3」，三人同時起身站起，並將傷者搬運至適當地點，或者移至擔架上。

(三)注意事項

1.懷疑傷者有頭、頸部傷害時，千萬不可使用此法來搬運。

2.搬運過程中，三位施救者的動作務必一致；發號施令前必須確定所有施救者的動作已就緒，切勿急躁。

第四節　多人搬運法

一、四人搬運法

(一)運用時機

此法適用時機同三人異側搬運法，惟此法具有保護頭頸部的作用。

(二)操作要領（如**圖11-19**）

1.三位施救者分別以高跪姿蹲站於傷者一側，方法同三人同側搬運法。

2.另一位則蹲站於傷者另一側，雙手與對側施救者的手交錯，或者分別抓握對側者手腕。

3.由負責托住頭頸部的施救員負責發口令「1、2、3」，四人同時輕輕抬起，並且慢慢移動，將傷者放在同側三人高跪的大腿上。再次發口令「1、2、3」，四人同時抬起傷者並站立起來。

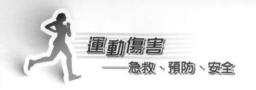
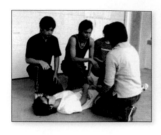
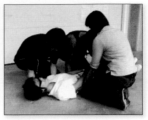
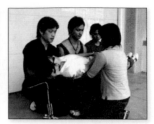

圖11-19　四人搬運法

4.單獨位於一側施救者先鬆手，並將擔架推至傷者身體下方，四人雙手再結合起來。

5.再次發口令「1、2、3」，同時將傷者慢慢抬置在擔架上。

(三)注意事項

1.懷疑傷者有頭、頸部傷害時，搬運時千萬不可扭轉或翻動其身體。

2.搬運過程中，所有施救者務必動作一致；發號施令前必須確定所有施救者的動作已就緒，切勿急躁。

二、六人搬運法

(一)運用時機

　　此法適用時機同四人搬運法，尤其常用於傷者傷勢極為嚴重，且救援人手足夠時。

(二)操作要領（如圖11-20）

1.六位施救者分別以高跪姿蹲站於傷者兩側。

2.所有施救者雙手由傷者背部伸至對側，左右兩側相互交錯，分別托住傷者頭、頸、背、腰、臀、大腿、膝部和小腿部等。若傷者

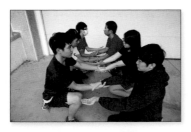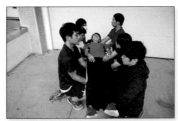

圖11-20 六人搬運法

　　體重較重時，兩側施救者可將雙手交錯相互緊握對方的手腕。

3.由負責托住頭頸部的施救員負責發口令「1、2、3」，六人同時
　輕輕抬起至膝蓋高度處。再次發口令「1、2、3」，六人同時抬
　起傷者並站立起來。

4.將擔架推至傷者身體下方，再次發口令「1、2、3」，同時將傷
　者慢慢抬置在擔架上。

(三)注意事項

1.運用此搬運法時，通常傷者傷勢嚴重，因此搬運時千萬小心謹
　慎。

2.多人搬運時，仍要求動作一致，切勿急躁。

第五節　擔架搬運法

　　擔架搬運法係有別於上述之搬運法，是藉助器具及人力來完成傷
患移動的方法。一般都是使用醫療上專用的擔架，但是很多時候無法立
即取得這種專用擔架，此時就必須善用周遭現有的器物（例如衣物、毛
毯、麻布袋、彈性繃帶、木棒、木棍等），製作簡單可用的臨時擔架。

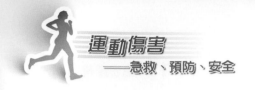
一、醫護用擔架搬運

使用一般醫護用擔架進行搬運時，
兩人一組，一前一後抬起傷者即可，若有
第三人，可立於擔架一側，協助照護傷者
（如**圖11-21**）。

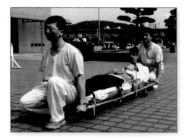

圖11-21　醫護用擔架

二、臨時擔架搬運

傷患傷勢較重者必須利用擔架搬運時，如果無法即時取得醫護專用
擔架，可以利用現成可用的器具來應急（如堅硬的寬木板、門板、窗板
或椅子等），亦可利用周遭隨處可取得的東西製作一個適用的臨時擔架
代替之。

一般自製的臨時擔架包括彈繃（或三角巾）製擔架、毛毯製擔架、
衣物製擔架、麻布袋製擔架等。無論使用何種臨時擔架，均須先經過測
試，方可使用。

(一)彈繃製擔架

利用兩根木棍或鐵棒、5～6條寬繃帶
（或三角巾）即可製作一個臨時擔架。先
將繃帶逐一繫在木棍或鐵棒兩端，每條繃
帶均須取適當間隔（如**圖11-22**）。繫好繃
帶後，可在其上鋪設軟墊或毛毯類物品。

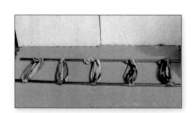

圖11-22　彈繃製擔架

(二)毛毯製擔架

打開毛毯，將一木棍或鐵棒置於1/3處，並將其摺疊起來，木棍兩
端均露出於毛毯外。將另一木棍或鐵棒壓在摺好的毛毯上，然後將另一

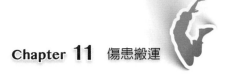

側毛毯翻轉覆蓋此棍，並使毛毯露於第一根木棍約2吋即大功告成（如**圖11-23**）。此類臨時擔架，尚可使用被單、防水布等物品取代。

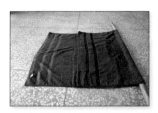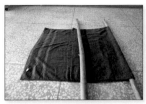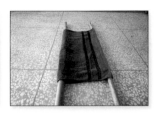

圖11-23　毛毯製擔架

(三)衣物製擔架

　　準備2～3件上衣或外套，以及兩根木棍或鐵棒。首先將外套拉鍊拉上到底，將外套翻轉使衣裏向外，兩袖在內；並使衣領在下，衣背朝上；將兩木棍或鐵棒分別穿過外套兩袖，必要時，可加綁一條三角巾，以托住頭部，較為舒適（如**圖11-24**）。

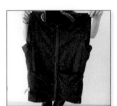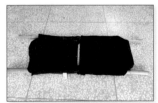

圖11-24　衣物製擔架

(四)麻布袋製擔架

　　準備2～3個大麻布袋，以及兩根木棍或鐵棒。將大布袋底端兩角打洞，將木棍或鐵棒分別穿入其中，然後設法使兩木棍或鐵棒保持距離即可（如**圖11-25**）。

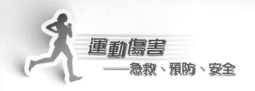

一般情形下，採用擔架方式進行搬運，在移動擔架前進時，傷者的腳朝前是一般原則，但若有以下情況時例外：

1. 當傷者下肢未受傷，且欲移動其上坡、上樓、進救護車或進病房時。
2. 當傷者下肢嚴重受傷或體溫過低，且欲移動其下樓梯或下坡時。
3. 當移動「中風」或「腦壓迫」患者時，絕不可讓其頭部高度低於腳跟。

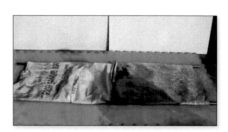

圖11-25　麻布袋製擔架

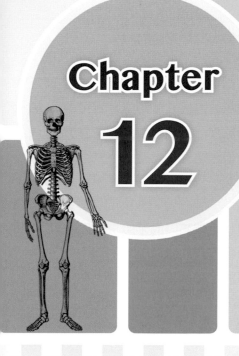

Chapter

12

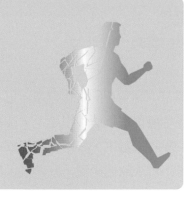

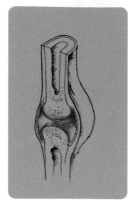

運動按摩

學·習·目·標

- ■ 瞭解運動按摩的目的與效益
- ■ 瞭解運動按摩的注意事項與禁忌
- ■ 瞭解運動按摩的基本原則與手法
- ■ 學習各部位運動按摩的技巧與手法

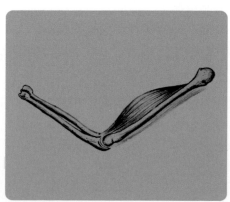

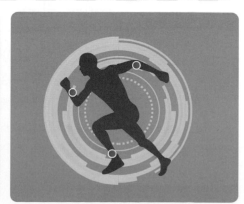

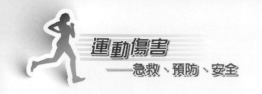
　　按摩是中國重要的文化遺產，已有千年以上的歷史。發展迄今，按摩已廣泛地使用在治療性用途上，在運動場域的應用也普遍受到教練、運動員的重視。近來，按摩已被視為系統性訓練的重要部分之一，亦是基礎訓練不可或缺的步驟。在國外，歐洲國家（包括共產國家）對按摩亦已廣泛地應用，並進行諸多相關的研究；此外，美國奧委會運動醫學部門主任鮑伯・畢騰（Bob Beeten）發表一篇標題為「美國則不然」的附屬文獻，其中指摘美國已開始重視運動按摩，也描述了美國實施運動按摩的情況（林正常，1991）。

　　按摩，在中醫學上又稱「推拿」，它是以各種不同的手段，實施於人體表層，以提高身體機能，消除疲勞或治療疾病的一種手段。而「運動按摩」，顧名思義，係指應用於運動為目的之按摩手法與技術，是眾多按摩類別中的一種（林琮翔、謝伸裕，2005）。相較於其他種類的按摩，運動按摩具有實施時間較短，且多以局部為主等特色（林信甫等譯，2001）。

第一節　目的與效益

一、運動按摩的目的

　　一般而言，對運動員實施按摩，一方面是希望藉以提高運動能力、增加心理穩定程度；另一方面在消除疲勞和預防運動傷害發生，有時也可做為傷後復健的一部分，協助運動員儘早復原，恢復訓練或比賽（森本哲郎、妻木充法，1993）。

　　運動按摩的實施時機可分為運動前、運動中和運動後。實施時間不同，其目的也不盡相同，分述如下（劉文禎、王銘揚，1998）：

(一)運動前按摩

運動前按摩的主要目的是使選手保持訓練和比賽前的良好狀態，保持關節的靈活性和韌帶的柔韌性。

(二)運動中按摩

運動中按摩即運動間歇中的按摩，主要目的是快速消除疲勞、恢復體力、提高訓練或比賽的興奮性。運動中按摩應根據項目特點和間歇的長短，採用短暫興奮的手法、消除肌肉的緊張和疲勞，使選手保持興奮運動的狀態。

(三)運動後按摩

運動後按摩也稱「恢復性按摩」，主要目的在幫助選手消除疲勞、恢復體力與身體機能，可在訓練或比賽結束、洗澡後或睡前實施。按摩部位可根據運動項目特點和疲勞情況而定，一般是按摩運動負荷量最大的部位，若選手極度疲勞時，也可施予全身按摩。

二、運動按摩的效益

基於缺乏可比較的標準儀器、迥異的研究設計方法及按摩手法不同等因素的限制，迄今尚無具體且一致的科學證據來說明運動按摩的確切效益（林琮翔、謝伸裕，2005）。但在歸納諸多文獻後，運動按摩大體上具有如下諸方面效益：

(一)對血液循環的效益

根據實驗研究發現，按摩可引起周圍血管擴張，降低大循環中的阻力，同時加速靜脈血回流，使血液循環獲得局部改善，進而促進組織的新陳代謝，加速廢棄物質的清除，以及氧氣與營養物的供給，因此對肌

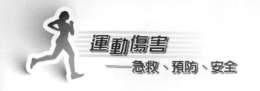

肉疲勞的恢復助益甚大。

(二)對神經系統的效益

按摩是一種良好的物理刺激，按摩的手法不同，對神經系統的作用也不同。例如緩而輕且時間稍長的手法，可有效減低神經肌肉的反射，舒緩肌肉張力達到放鬆肌肉的效果，故具有安撫鎮定的作用；快而重且時間稍短的手法，則可提高神經肌肉的興奮性，以及增進機能的效果。

(三)對皮膚作用的效益

按摩可刺激皮膚表面，加速清除局部衰亡的上皮細胞，並改善皮膚的呼吸，促使汗腺和皮脂腺的分泌。此外，按摩可使皮膚毛細血管擴張，血流量增加，改善皮膚的營養，使皮膚潤且富有彈性（劉文禎、王銘揚，1998）。

(四)對內臟作用的效益

腹部按摩可促進血液循環，調整腹腔器官的機能，促進消化吸收；而背部與腰部按摩則可排除該部位的局部疲勞與痠痛，且可反射性地調節呼吸及循環機能，促進腸胃功能。

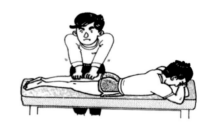

第二節　注意事項與禁忌

嚴格來說，按摩是一種對於管理身體、增進健康的積極手段，也是一種能促進身體恢復正常機能與消除疲勞的方式。因此在實施運動按摩時，除了必須熟稔按摩的手法與強度外，亦須瞭解並確實遵守按摩前與按摩時的注意事項與禁忌，以免產生反效果，甚至造成傷害。

一、對按摩者的基本要求

1. 具人體解剖學的基礎知識，包括各部位肌肉的構造與功能，以及關節運作的方式。
2. 具運動傷害急救與外傷處置等有關的運動醫學知識。
3. 瞭解各項運動的特殊性，尤其是專屬的肌肉群和肌肉的運作機轉。
4. 受過運動按摩有關的專業課程與訓練。
5. 注意個人衛生，尤其是手與指甲的清潔。

二、按摩前的注意事項

1. 宜在乾爽、明亮、且空氣流通的室內環境進行按摩；若無法在室內進行時，應以半開放的空間為宜；無論室內或室外，周遭溫度須保持在20℃以上。
2. 按摩者將指甲剪短，去除手上硬繭，雙手清洗乾淨，手錶、戒指等飾品取下。
3. 準備如爽身粉或嬰兒油等介質，可於按摩時增加潤滑效果，減少被按摩者皮膚因摩擦引起的不適。
4. 按摩部位事先熱敷（洗熱水澡或三溫暖均可），效果較佳。

三、按摩時的注意事項

1. 隨時觀察被按摩者的表情及其肌肉的緊張程度，適時調整按摩力道（按摩力道過輕或過重都會影響按摩效果，過輕無法達到預期效果，過重恐造成傷害）。
2. 按摩手法應由輕而重，幅度由小而大，速度不宜過快。
3. 注意呼吸、手法的節奏感，以免引發疲勞而影響按摩的品質。
4. 除非必要，按摩期間禁止對話；必要時，以簡單應答即可。
5. 按摩時應保持按摩者自身的平衡，左右手力道均勻。

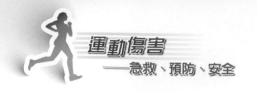

四、禁忌

凡有以下情況之一者，千萬不可實施運動按摩，冒然施予按摩，恐造成傷害或使傷勢、病情更加惡化。

> 空腹和酒後不宜按摩！

1. 酒後、空腹或剛吃飽時。[1]
2. 嚴重發燒時。
3. 正處於傷害急性期（傷後72小時內）或正在實施PRICE的部位禁止按摩，以免加速組織出血和腫脹。
4. 患有皮膚病（如濕疹、疱疹、膿瘡、淋巴管炎等）、皮膚外傷、發炎或過敏、靜脈炎、靜脈血栓、動脈硬化、惡性腫瘤、白血病、肺結核、椎間盤突出等疾病時。
5. 懷孕或月經來潮時。[2]

 ## 第三節　基本原則與手法

一、基本原則

1. 一般而言，全身性按摩每次需時30～60分鐘，局部按摩每次需時5～20分鐘，若是比賽前的按摩則每次約需時3～5分鐘即可。

---

[1] 飯前1～2小時或飯後1.5～2小時較適合進行按摩。
[2] 女性月經開始數日內，因體溫和血壓上升、脈搏增加，容易感到不愉快，反應較遲鈍。

2.面對不同的情況，按摩手法的輕重與節奏也不一樣，例如賽前準備，可以輕快手法來使神經、肌肉興奮起來；若是比賽後，宜用慢節奏的手法進行按摩，目的是產生放鬆作用；若是訓練後，則宜採用慢節奏的重手法進行按摩，以儘快消除疲勞（增田雄一，1996）。

3.如果按摩力道輕或重所產生的效果相同時，宜採用較弱的刺激，因為人體適應力很強，對刺激的反應會越來越高，此時極可能因力道過大而發生傷害（森本哲郎、妻木充法，1993）。

4.為促進血液、淋巴液的循環，按摩應由身體較遠部位開始，沿著淋巴的流向做向心按摩，例如由手指、手掌、肘關節往腋下。

5.不可按摩有淋巴結的部位，如頸部、頜下、腋窩、腹股溝（鼠蹊部）等。

6.按摩手法以輕擦法開始，同樣以輕擦法結束，以達到暖身（warm up）與緩和（cool down）的效果。

二、使用部位

按摩者應以神經、肌肉最發達的部位來進行按摩，如手掌、掌根、指腹等（如**圖12-1**）。

按摩時的移動方向，由末梢向中樞、沿著淋巴結方向緩慢移動，手法

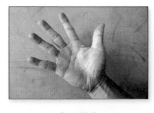
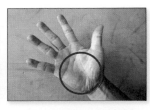
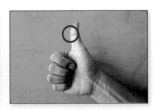

【手掌】　　　　　　　【掌根】　　　　　　　【指腹】

圖12-1　按摩使用部位

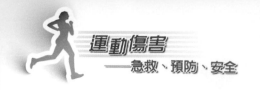

包括螺旋狀、直線、鋸狀、環狀、波浪狀等（如**圖12-2**）。使用右手時，應以順時針方向搓揉，使用左手時，則以逆時針方向搓揉（如**圖12-3**）。

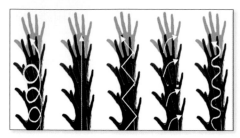

圖12-2　手掌按摩移動方向

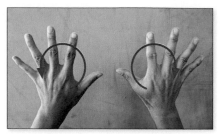

圖12-3　左右手搓揉方向

三、基本手法

按摩手法主要包括輕擦法、重擦法、揉捏法、壓迫法、叩打法、振顫法和伸展法等。按摩時可根據不同情況，組合使用不同的按摩手法。各手法要領分述如下：

(一)輕擦法

又稱「撫摸法」或「安撫法」，按摩開始與結束時使用。由於按摩需肌膚接觸，一開始被按摩者容易因此而緊張，導致肌肉呈現緊繃狀態。透過輕輕地以環狀、直線或交叉等移動方式撫擦其皮膚表層，慢慢使其適應並感到舒服，進而使肌肉和神經大大地放鬆，亦可促進血液及淋巴的循環。

輕擦按摩時，沿血管和淋巴管流動方向，由末梢開始，慢慢移向中樞近心處結束。常用手法有手掌輕擦法、拇指輕擦法、兩指輕擦法、四指輕擦法和指踝輕擦法等（如**表12-1**）。

表12-1 輕擦法及其說明

手法／說明	圖示
■**手掌輕擦法** 　區分單掌和雙掌，適用於身體面積較大部位，如背部和下肢。	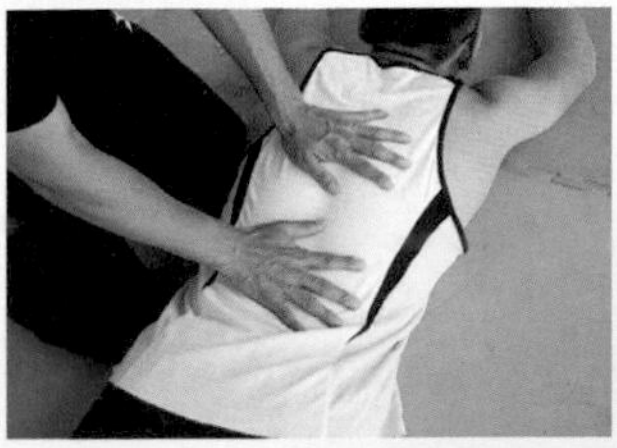 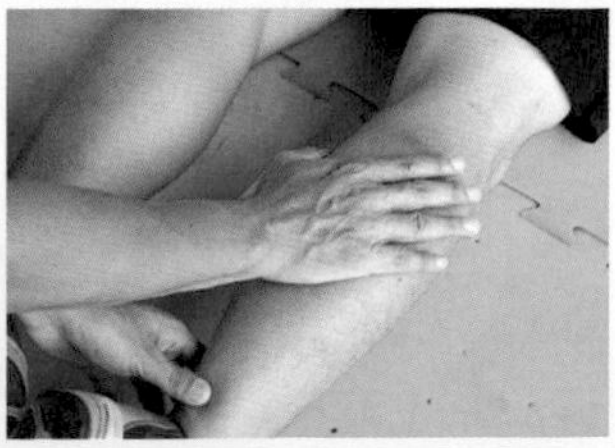
■**拇指輕擦法** 　適用於手指、腳趾、手背與足背間等部位。	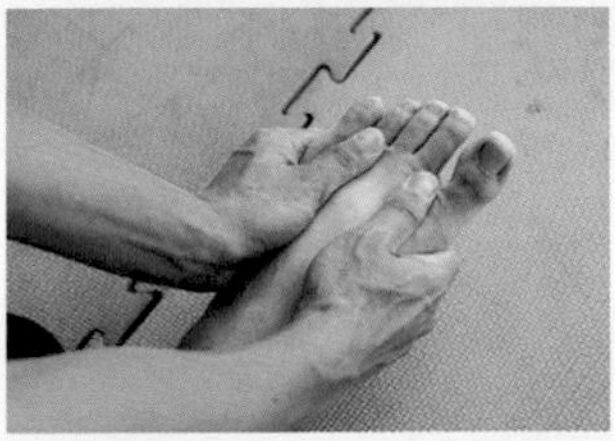
■**兩指輕擦法** 　以拇指和食指輕擦，適用於手指、腳趾、手腕、腳踝等部位。	兩指手指 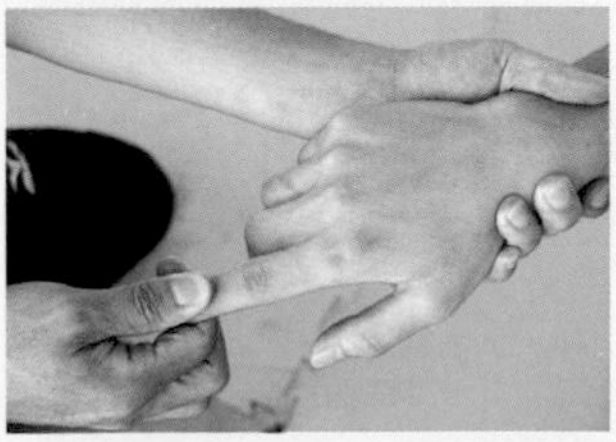
■**四指輕擦法** 　以四指（拇指除外）輕擦，適用於頸部、顏面、胸部、前臂和小腿等部位。	四指前臂 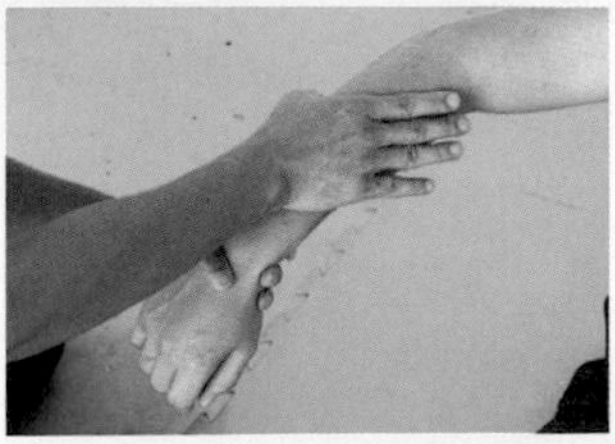
■**指踝輕擦法** 　手握拳，以食指至小指手背基節和中節輕擦，適用於背部、臀部、大腿、小腿、手掌和腳底等部位。	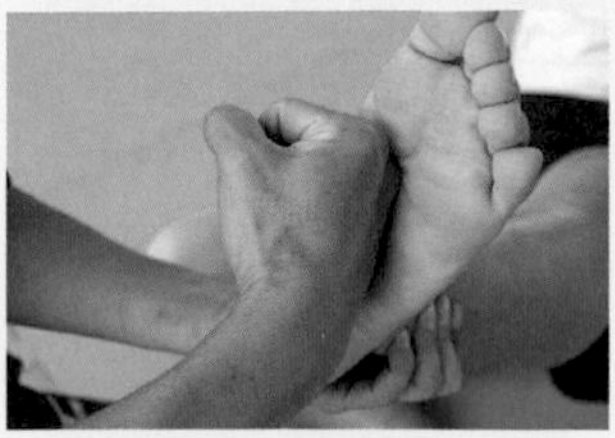

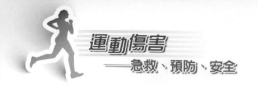
(二)重擦法

又稱「強擦法」或「按捏法」，它是強壓與揉捏並用的手法，其目的在促進血液吸收滲出物、舒解組織硬化以及改善組織黏貼現象，此對關節腫脹、血液循環不良部位有極佳的改善效果。

重擦法主要是利用拇指、掌根、尺腕根、肘關節、腳掌或腳跟等部位，以螺旋狀、環狀、鋸狀、直線等方式來進行按摩。常用的方法有拇指重擦法、掌根重擦法、尺腕根重擦法、肘關節重擦法、腳掌（跟）重擦法等（如**表12-2**）。

表12-2　重擦法及其說明

手法／說明	圖示
■**拇指重擦法** 以拇指指腹由遠心端向近心端做直線狀或螺旋狀強壓揉按摩，適用於頸部、背部、大小腿、手掌、手指、腳掌、腳趾等部位。	
■**掌根重擦法** 以掌根由遠心端向近心端做直線狀、螺旋狀或鋸狀強壓揉按摩，亦可做定點環狀按摩，適用於背部、大小腿等部位。	
■**尺腕根重擦法** 以尺腕根做定點環狀強壓揉按摩，適用於按摩深層肌肉，如臀部、背部、大腿等部位較大肌肉群。	

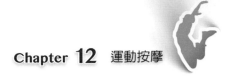

（續）表12-2　重擦法及其說明

手法／說明	圖示
■**肘關節重擦法** 以肘關節做定點環狀強壓揉按摩，適用於按摩較深層肌肉，如臀部。	
■**腳掌（跟）重擦法** 以腳掌（跟）做定點環狀強壓揉按摩，適用於背部、臀部、大腿等部位。	

(三)揉捏法

　　此係對淺層和深層肌肉施加一定壓力進行抓、揉、捏的按摩手法，其作用在有效促進肌肉周邊的血液循環及新陳代謝，可儘快消除疲勞。此外，有節奏地對肌肉進行揉捏按摩，可增加肌纖維與肌腱的收縮能力，從而增強運動能力。

　　揉捏法主要是以手指和掌根由末梢至中樞做直線前後或環狀迴轉的揉捏按摩，力道可適度緩慢增加，期間需隨時關注被按摩者的表情反應，若有不適情形時，應立即調整力道。一般常用的手法有拇指揉捏法、兩指揉捏法、四指揉捏法、單手揉捏法和雙手揉捏法等（如**表12-3**）。

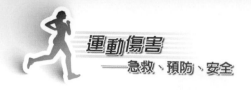
表12-3　揉捏法及其說明

手法／說明	圖示
■拇指揉捏法 以拇指腹貼住皮膚，適當用力做環狀劃圈或直線狀來回揉捏。適用於頭、臉、肩、背、腰、前臂、手背、手掌、小腿、腳背和腳前掌等部位。	
■兩指揉捏法 以拇指和食指挾捏肌肉，適用於頸、肩、手指、腳趾等部位。	
■四指揉捏法 以四指（拇指除外）指腹揉捏肌肉，適用於頭、臉、背、腹及前臂等部位。	四指前臂直線
■單手揉捏法 以單手掌做直線狀或環狀搓擠肌肉，適用於肩、上臂、前臂、大腿、小腿和腹部等大肌肉。	
■雙手揉捏法 雙手掌直線或環狀交互揉捏肌肉，適用於頸、肩、腹、上臂、前臂、大腿、小腿等部位。	

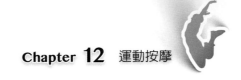

(四)壓迫法

　　此手法係利用拇指、掌根或手掌緩慢地移動並給予按摩部位持續性的壓迫刺激。此手法的作用與輕擦法近似，可有效舒緩神經、肌肉過度興奮所引起的肌肉緊張、僵硬、疼痛和痙攣。

　　壓迫法主要是利用手指、掌根和手掌針對被按摩者的痛點、僵硬處進行縱向或橫向的壓迫，每次壓迫約3～5秒，然後慢慢放鬆。注意！對於關節周圍不宜施予力道過重的壓迫按摩，以免造成關節內軟組織的損傷。較常用的手法包括拇指壓迫法、兩指壓迫法、拳頭壓迫法、肘關節壓迫法和手掌壓迫法等（如**表12-4**）。

表12-4　壓迫法及其說明

手法／說明	圖示
■**拇指壓迫法** 以拇指對較小肌肉群、肌腱和關節進行持續性的壓迫，適用於脊椎、小腿、腳掌等部位。	
■**兩指壓迫法** 以拇指和食指進行持續性的壓迫，適用於手指、腳趾等部位。	
■**拳頭壓迫法** 以抱拳方式對較大肌肉群、關節和肌腱進行持續性的壓迫，常用於臀部。	

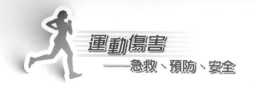

（續）表12-4 壓迫法及其說明

手法／說明	圖示
■肘關節壓迫法 以肘關節進行持續性的壓迫，較適用於臀部。	
■手掌壓迫法 以雙手掌或掌根對被按摩部位進行橫向與縱向的持續性壓迫按摩，適用於肩、背、腰和大腿等較大肌肉群部位。	

(五)叩打法

此手法通常用於揉捏法和壓迫法之後，係利用手的各個部位對按摩部位做節奏性地叩擊，其目的在加速血液循環，使細胞內的氧氣和養分供給充分，且透過此種機械性的刺激肌纖維，可增強肌肉收縮的力量。

操作時，肩部放鬆、手法細而有節奏性，一般是一秒鐘叩擊5～6次。對於人體較脆弱部位（如胸部、腹部等）、老人、孕婦與幼兒等，需注意力道的拿捏。常用的手法包括手拳叩打法、手刀叩打法、手背叩打法、手杯叩打法和指尖叩打法等（如**表12-5**），均可以單手或雙手同時叩打按摩部位。

表12-5　叩打法及其說明

手法／說明	圖示
■**手拳叩打法** 　半握拳，以拳心、拳眼、拳背等叩打按摩部位，適用於肩、背、腰、大腿、小腿等部位。	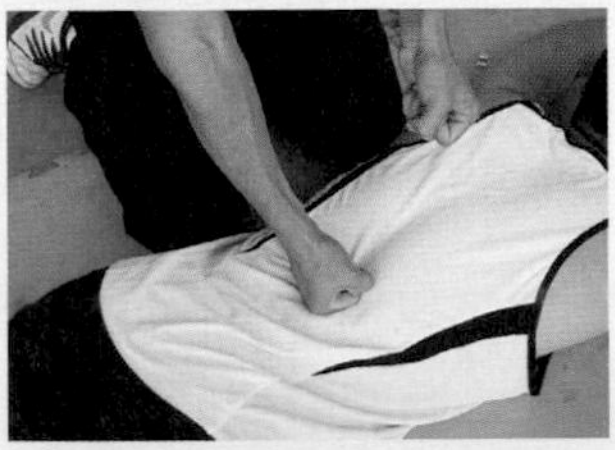
■**手刀叩打法** 　手掌張開，手指平伸放鬆呈手刀狀，以小指側切打按摩部位，適用於全身各部位。	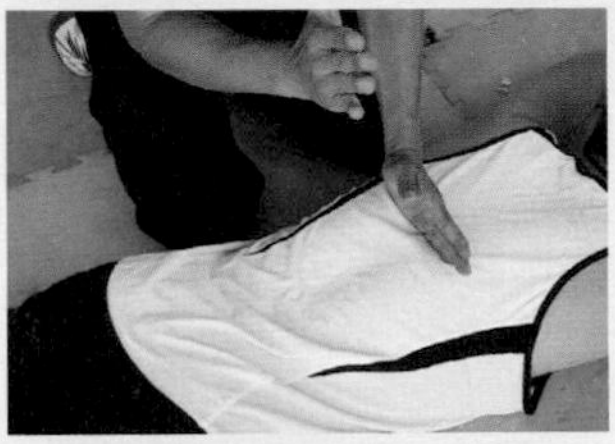
■**手背叩打法** 　手掌張開，手指平伸放鬆，以手背拍打按摩部位，適用於全身各部位。	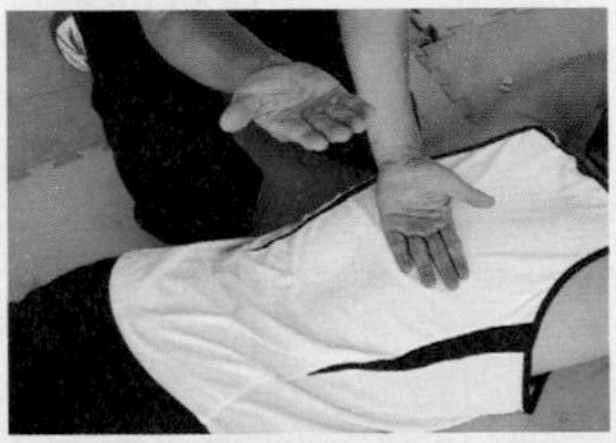
■**手杯叩打法** 　手掌微張呈杯狀拍打按摩部位，適用於全身各部位。	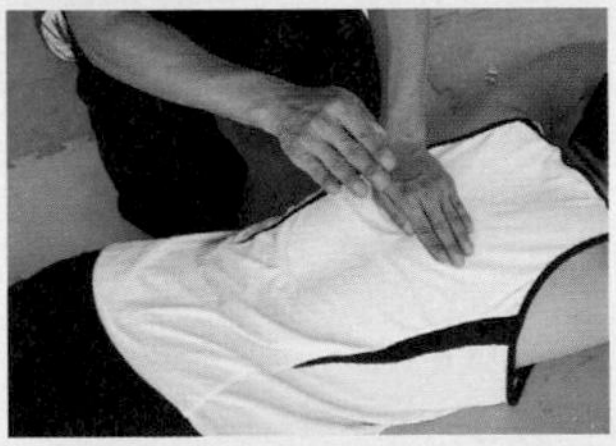
■**指尖叩打法** 　以四指（拇指除外）指尖叩打按摩部位，適用頭、臉、胸、腹、背、脊椎等部位。	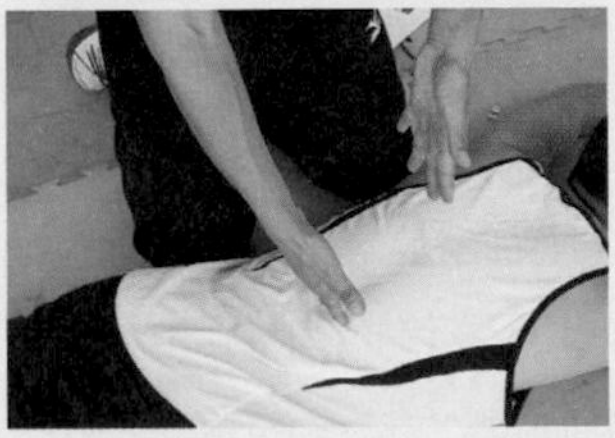

(六)振顫法

係以牽引或壓迫的方式，給予按摩部位振顫刺激的一種按摩手法。一般是按摩結束時用，其目的在透過持續、有節奏的振動刺激，提高神經和肌肉的機能，從而增強肌肉的運動能力。

振顫法包括牽引振顫法和壓迫振顫法兩種，前者主要用於四肢，後者適用於身體凹陷部位，如頸後、腹部、胸部等（如**表12-6**）。

表12-6　振顫法及其說明

手法／說明	圖示
■**牽引振顫法** 一邊拉伸、一邊振動的方法。以下肢振顫為例，按摩者一手握住被按摩者的膝關節後側，另一手握住其腳後跟並輕輕地向後牽引，隨即給予持續、有節奏的振動刺激。	
■**壓迫振顫法** 一邊施予輕微壓迫、一邊振動的方法。以背部振顫為例，按摩者手掌緊貼並輕輕按壓按摩部位，同時給予持續、有節奏的振動刺激（類似觸電狀）。	

(七)伸展法

此法係透過伸展肌肉或肌腱，使被按摩者感到舒暢，又稱「運動法」，常用於肢體按摩之後，搭配其他按摩法進行，效果更好。此法可促進血液循環、舒緩肌肉僵硬、減輕疼痛和消除肌肉痙攣等。

伸展法包括自動伸展、他動伸展及阻抗伸展等（如**表12-7**）。無論採用何種伸展方法，節奏要慢，且不能過度牽引伸展，否則可能造成傷害。

表12-7　伸展法及其說明

手法／說明	圖示
■**自動伸展法** 　係自行伸展，可採站姿或坐姿操作。	
■**他動伸展法** 　係由他人協助伸展，效果通常較好，但也較易發生受傷意外。	
■**阻抗伸展法** 　係由他人協助產生阻力的伸展，此法具有強化肌力的作用。	

＊有關伸展方法及注意事項，詳見第13章伸展運動。

第四節　運動按摩示例

一、腳部按摩

　　依序針對腳掌、腳踝、腳跟和腳背等四個部位施予適當手法的按

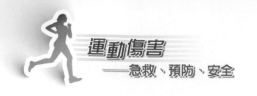

摩。任何部位的按摩均應以輕擦法開始和結束,且由末端往中樞方向按摩。其中腳掌部位在長時間跑跳後,極易變得僵硬,需花較長時間揉捏使之變軟;而腳踝是極易發生傷害部位,最好先以伸展法檢查踝內外側韌帶是否有不適處,不可貿然逕行按摩,以免傷勢惡化。受傷初始或施行PRICE處置前後,亦不可對患部進行按摩。

　　腳部按摩的手法與步驟包括:各部位輕擦暖身→各部位重擦→腳掌、腳跟和腳背壓迫→各部位揉捏→腳趾振顫→各部位輕擦復原(如**表12-8**)。

表12-8　腳部按摩手法及說明

圖示	說明
	【輕擦暖身】 · 運用拇指分別對腳掌、腳踝、腳跟和腳背等四個部位來回輕擦數回,直到表層皮膚產生微熱感。
	【重擦】 · 運用拇指或兩指(拇指和食指)分別對腳部周圍重擦數回。
	【壓迫】 · 腳掌較厚部位運用拇指尖進行壓迫按摩數回,每回3～5秒。 · 腳背部位運用拇指腹以扳壓方式進行壓迫按摩數回,每回3～5秒。 · 腳跟部位運用拇指和食指進行壓迫按摩數回,每回3～5秒。

（續）**表12-8 腳部按摩手法及說明**

圖示	說明
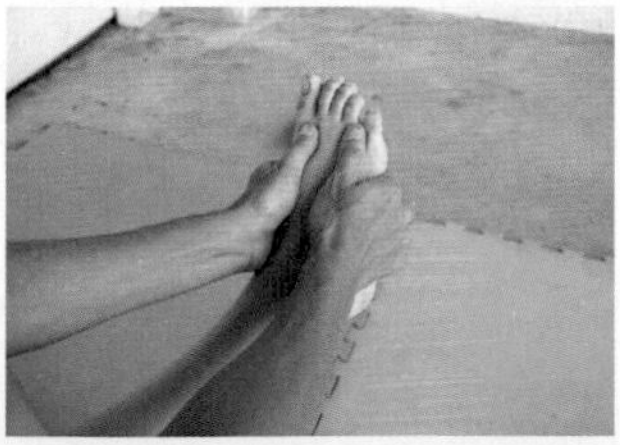	**【揉捏】** · 運用拇指分別對腳掌、腳背、腳踝和腳跟等部位進行揉捏按摩。 · 腳掌部位按摩力道可稍大，腳背和腳踝力道稍輕。 · 腳跟部位以阿基里斯腱為按摩重點。
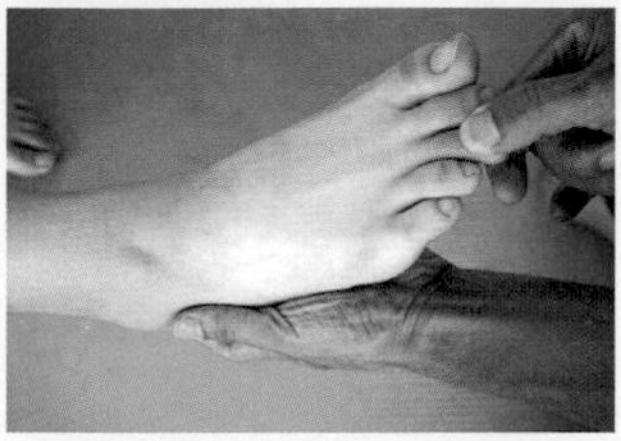	**【振顫】** · 一手托住被按摩者腳跟，一手拇指和食指依序捏住其腳趾遠端，有節奏地上下振顫按摩。 · 五趾依序實施2～3回。
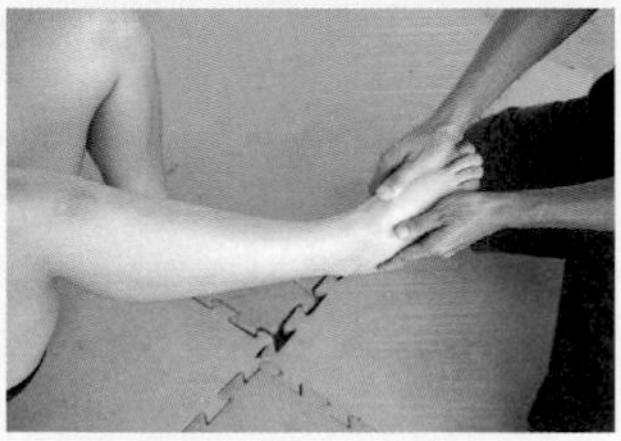	**【輕擦復原】** · 運用拇指或兩指對腳部周圍進行輕擦按摩，使之復原。

二、小腿按摩

　　大致可分為前脛骨、小腿外側、小腿內側和小腿腹等四個部位來施予適當按摩。按摩應以輕擦法開始和結束，且由末端往中樞方向按摩。其中小腿腹是最容易且較常發生抽筋的部位，按摩時可增加輕擦和揉捏次數，使緊繃的肌肉放鬆。

　　小腿部按摩的手法與步驟包括：輕擦暖身→直線狀重擦→壓迫→揉捏→牽引振顫→輕擦回流與復原（如**表12-9**）。

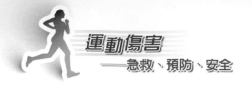
表12-9 小腿按摩手法及說明

圖示	說明
	【輕擦暖身】 · 運用拇指、四指或手掌分別對前脛骨、小腿外側、小腿內側和小腿腹等四個部位由下往上輕擦數回，直到表層皮膚產生微熱感。
	【直線重擦】 · 運用拇指或四指分別對前脛骨、小腿外側、小腿內側和小腿腹等四個部位由下往上直線重擦數回。
	【壓迫】 · 運用拇指分別對前脛骨、小腿外側、小腿內側和小腿腹等四個部位進行壓迫按摩數回，每回3～5秒。 · 小腿腹部位肌肉較大塊，可運用拇指和掌腹以扳壓方式進行壓迫按摩。
	【揉捏】 · 運用拇指或手掌分別對前脛骨、小腿外側、小腿內側和小腿腹等四個部位進行揉捏按摩。
	【牽引振顫】 · 一手托握被按摩者膝部後面，一手托握腳後跟，有節奏地左右振顫按摩數回。

（續）表12-9　小腿按摩手法及說明

圖示	說明
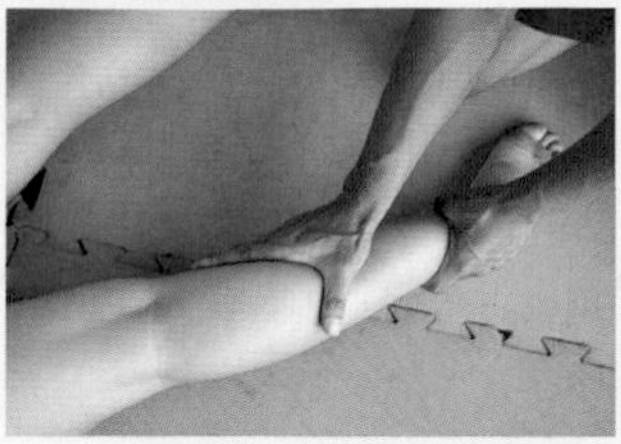	【輕擦回流與復原】 ・手掌緊貼小腿部並運用拇指和食指間虎口由下往上進行輕擦回流。 ・再運用四指或手掌進行輕擦復原。

三、大腿按摩

　　此部位的按摩主要分為大腿前側與大腿後側兩個部位。大腿前側部位以股四頭肌為按摩重點，大腿後側部位則以股二頭肌為按摩重點。按摩方向應由股骨遠端往近端移動。

　　大腿按摩的手法與步驟包括：輕擦暖身→直線狀重擦→定點環狀、鋸狀或螺旋狀重擦→橫向壓迫→揉捏→叩打→牽引振顫→輕擦回流與復原（如**表12-10**）。

表12-10　大腿按摩手法及說明

圖示	說明
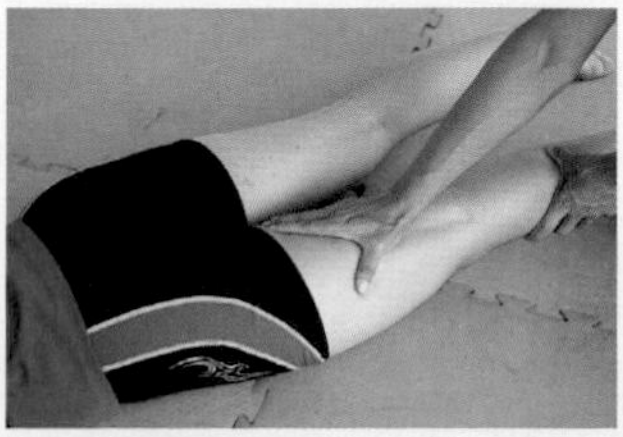	【輕擦暖身】 ・運用手掌對大腿後側部位由下往上直線輕擦數回，直到表層皮膚產生微熱感。

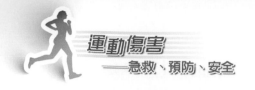
（續）表12-10　大腿按摩手法及說明

圖示	說明
	【重擦】 ・運用手掌或手刀由下往上進行直線狀重擦數回。 ・運用四指或掌根由下往上進行鋸狀和螺旋狀重擦數回。
	【壓迫】 ・運用拇指或掌根由大腿遠端逐次向近端進行橫向壓迫按摩，每處按壓約3～5秒。 ・大腿前側部位的按壓力道稍輕，後側可逐漸增加力道。
	【揉捏】 ・運用拇指或手掌進行鋸狀和錐狀揉捏按摩。 ・大腿後側的揉捏按摩通常會合併臀部一起按摩（如圖12-4、圖12-5）。
	【叩打】 ・運用各式叩打手法進行按摩。 ・大腿前側叩打力道不宜過大，後側可稍微增加力道。
	【牽引振顫】 ・一手托握被按摩者膝部後面，一手托握腳後跟，有節奏地上下左右振顫按摩數回。

（續）表12-10　大腿按摩手法及說明

圖示	說明
	【輕擦回流與復原】 · 手掌緊貼大腿肌肉並運用拇指和食指間虎口由遠端往腹股溝處進行輕擦回流。 · 再運用手掌進行輕擦復原。

臀部按摩

　　臀部肌肉較深且厚，按摩時要稍微加強力道，可利用肘關節來進行定點環狀揉捏（如**圖12-4**），也可利用身體重量來進行壓迫按摩（如**圖12-5**）。

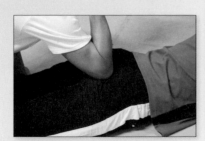

圖12-4　臀部手肘揉捏

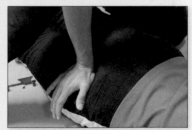

圖12-5　臀部手掌壓迫

四、背部按摩

　　背部是人體最大面積的按摩部位，其上銜著肩部，其下接著腰部，中央尚有脊椎部位。在進行背部按摩時，通常都會合併這些部位的按摩。

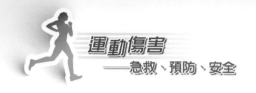
背部按摩可分為左右兩側來進行，惟按摩手法、次數和時間均需一致，不可偏重任何一側。按摩的方向應由下背部（腰部附近）逐漸往上背部移動（肩後下方處）。按摩手法與步驟依序為：手掌輕擦暖身→手掌重擦→掌根螺旋與鋸狀重擦→掌根定點環狀重擦→手掌橫向與縱向重壓迫→拇指脊椎重壓迫→手掌揉捏→各式叩打→定點振顫→輕擦回流→輕擦復原（如**表12-11**）。

表12-11　背部按摩手法及說明

圖示	說明
	【輕擦暖身】 ・運用手掌來回輕擦數回，直到表層皮膚產生微熱感，並讓被按摩者慢慢放鬆肌肉。
	【直線重擦】 ・可運用手掌或手刀來回重擦數回，慢慢增加力道。
	【鋸狀和螺旋狀重擦】 ・跨坐於被按摩者臀部上方。 ・運用掌根由下背部往上做鋸狀和螺旋狀重擦數回。 ・左右側各做3～5次。

（續）表12-11　背部按摩手法及說明

圖示	說明
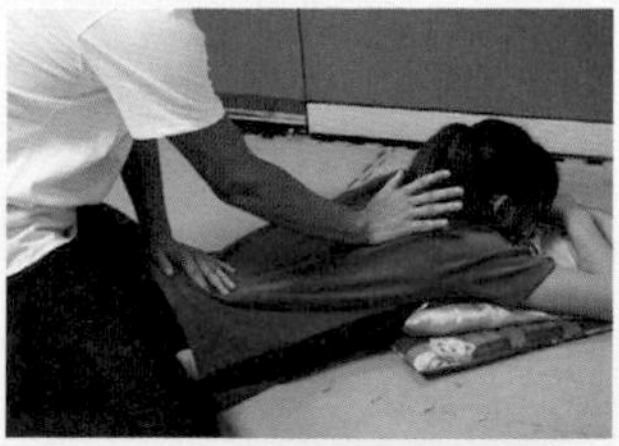	**【定點重擦】** · 運用掌根對背部肌肉進行定點重擦，如外斜肌、擴背肌、棘上肌、棘下肌等。 · 力道大小應視肌肉塊大小而定，可適時詢問被按摩者感受程度或觀察其表情。
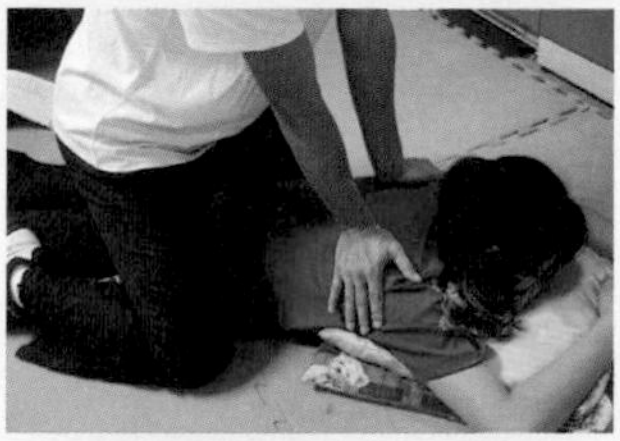	**【橫向重壓迫】** · 由兩肩開始逐次按壓至腰部。 · 按摩者應盡可能藉助體重來按壓，以節省體力。 · 壓迫同時應提醒被按摩者呼氣，以減輕胸廓內的壓力。 · 緩慢地壓迫，每次約3～5秒。
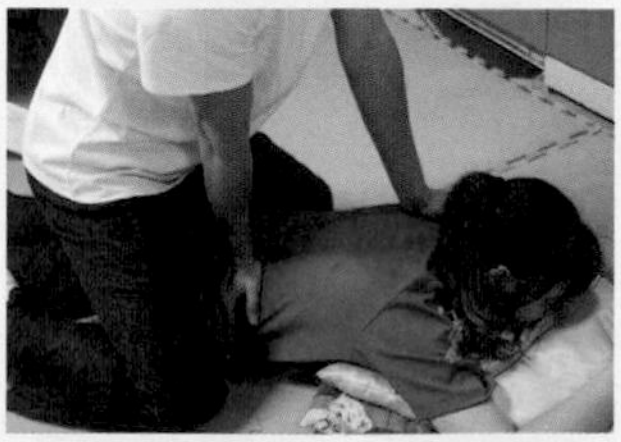	**【縱向重壓迫】** · 一手按壓肩膀，一手按壓對向腰後側，同時進行壓迫。 · 藉助體重按壓，同時應提醒被按摩者呼氣。 · 緩慢施予壓迫，每次壓迫時間約3～5秒，然後換邊操作。
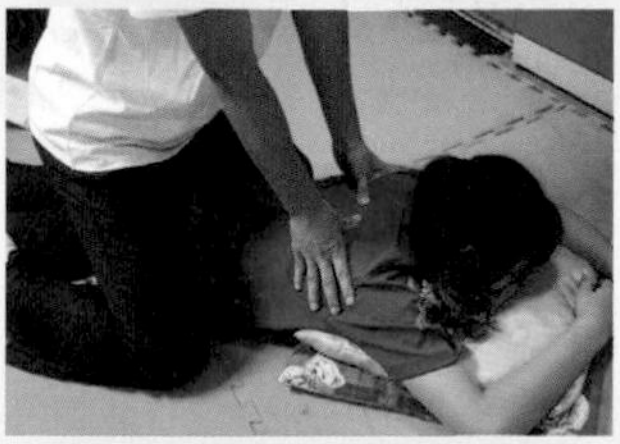	**【拇指脊椎重壓迫】** · 先找出脊椎位置，雙手張開由最上方開始並依次往下進行壓迫按摩。 · 利用身體重量按壓，將力量施予拇指上，同時提醒被按摩者呼氣。 · 緩慢施予壓迫，每次壓迫時間約3～5秒。
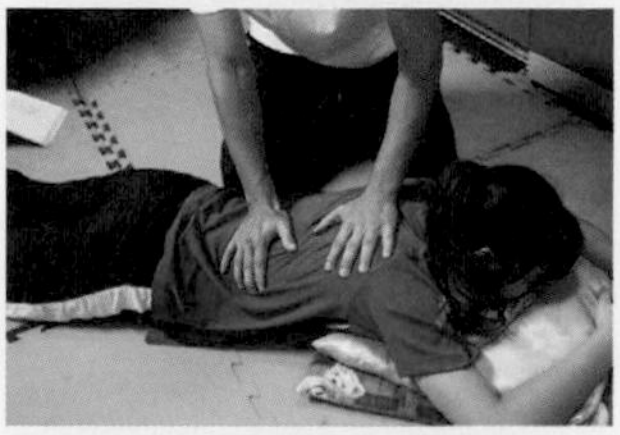	**【手掌揉捏】** · 可運用單手掌做直線狀或環狀搓擠肌肉，或運用雙手掌進行鋸狀或錐狀揉捏。 · 不可使用指尖進行揉捏，以免引起不適。

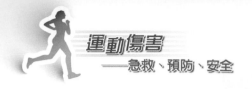
（續）表12-11　背部按摩手法及說明

圖示	說明
	【叩打】 ・可使用手刀、手背、手杯、抱拳等各種手法進行叩打。 ・左右側有節奏的依序進行，次數和力道應一致。
	【定點振顫】 ・手掌全開，緊貼按摩部位，以近似觸電方式施予振動式按摩3～5秒。 ・較大肌肉部位（如擴背肌）可施予數次振顫按摩。
	【輕擦回流】 ・按摩時會將運動所產生的廢棄物推至皮膚表層，此時可運用拇指和食指（虎口處）由下背處向上推往腋下淋巴結處。 ・背部左側應推向左腋下，右側則推向右腋下。
	【輕擦復原】 ・以上所有按摩手法完成後，再次運用手掌對按摩部位進行輕擦。

五、手部按摩

手部按摩包含手腕、手掌、手背和手指等部位，多爲較小肌肉、肌腱和韌帶，因此按摩力道不宜太大，以免造成組織損傷，反而得不償失。

手部按摩的手法與步驟包括：手掌、手背和指節輕擦暖身→手腕伸展→手掌、手背和指節重擦→手掌、手背和指節壓迫→手掌、手背和指節揉捏→指節振顫→拇指或兩指輕擦復原（如**表12-12**）。

表12-12　手部按摩手法及說明

圖示	說明
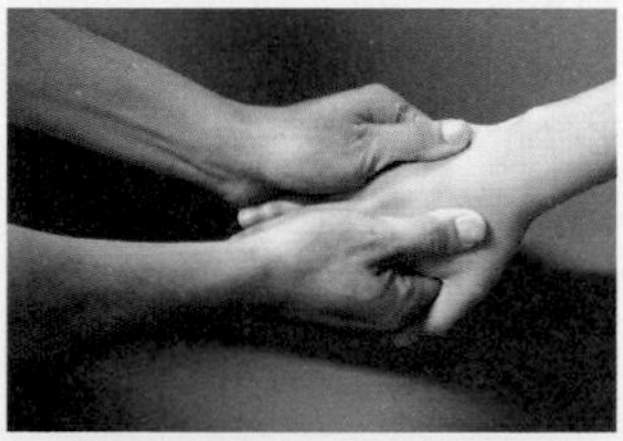	【輕擦暖身】 · 運用拇指對手掌和手背來回輕擦數回，直到表層皮膚產生微熱感。 · 運用拇指和食指輕擦五指指節。
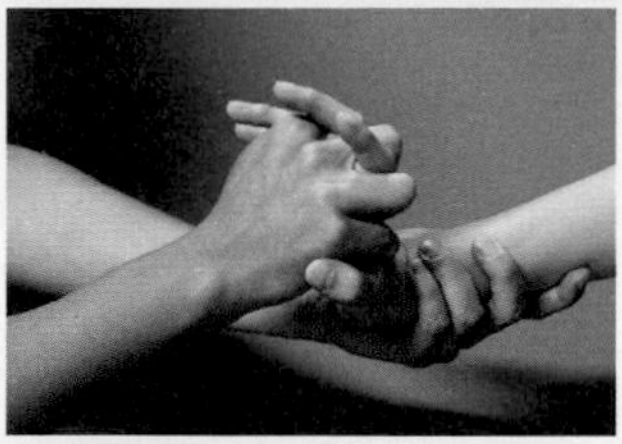 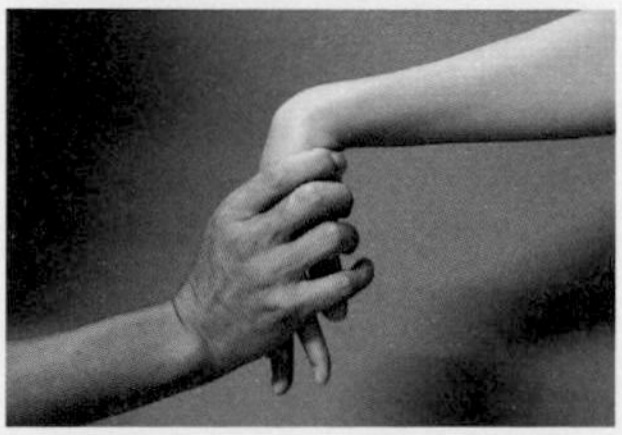	【手腕伸展】 · 與被按摩者同側手五指交扣，另一手托住其手腕遠端，緩慢地向上牽引伸展，約15～30秒。 · 改為一手環握其手背，另一手同樣托住其手腕遠端，緩慢地向下牽引伸展，約15～30秒。

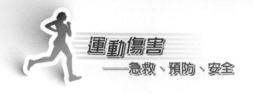
（續）表12-12　手部按摩手法及說明

圖示	說明
	【手掌和手背重擦】 ・運用兩拇指分別對手掌和手背進行重擦按摩。
	【指節重擦】 ・運用拇指和食指依序對五指節進行重擦按摩。
	【手掌和手背壓迫】 ・運用兩拇指將手掌向外扳壓按摩數回，每回約3～5秒。 ・運用兩拇指將手背向內扳壓按摩數回，每回約3～5秒。
	【指節壓迫】 ・與被按摩者同側手五指交扣，另一手托住其手腕遠端。 ・由指節近端逐次向上進行壓迫按摩，各指節壓迫約3～5秒。
	【手掌、手背和指節揉捏】 ・運用拇指分別對手掌、手背和指節進行定點環狀揉捏按摩。 ・對手掌較厚部位的按摩力道稍重，手背和指節部位則力道稍輕。

（續）表12-12　手部按摩手法及說明

圖示	說明
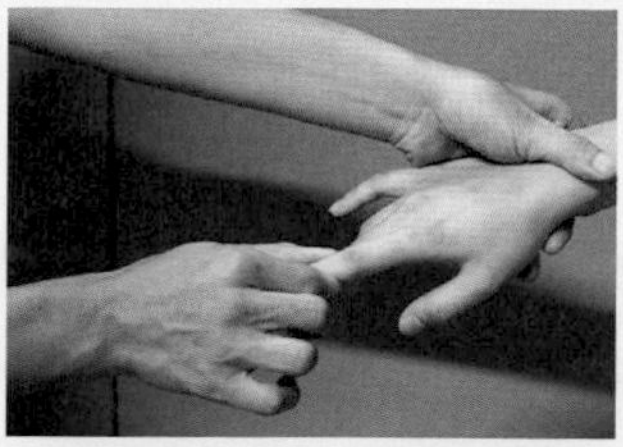	**【指節振顫】** ・被按摩者手心朝下，按摩者一手托住其手腕，一手拇指和食指依序捏住指節遠端，上下有節奏地振顫按摩。 ・五指依序實施2～3回。
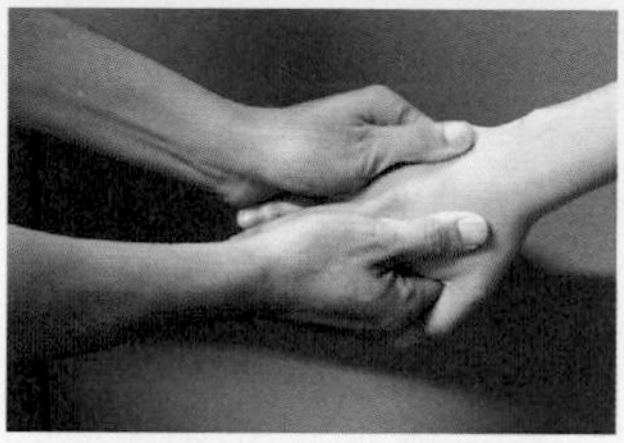	**【輕擦復原】** ・運用拇指分別對手掌、手背和指節進行輕擦。

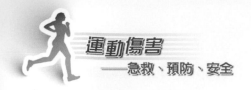

 引用書目及文獻

林正常（1991）。《運動傷害急救與預防》。國立臺灣師範大學體育學系運動傷害急救與預防課程教材。未出版。

林信甫、林煉傑、黃勝裕、鄭景峰譯（2001）。《運動按摩：神經與肌肉的疲勞消除法》。台北市：藝軒圖書有限公司。

林琮翔、謝伸裕（2005）。〈運動按摩的生理效益〉。《中華體育季刊》，19(2)，6-12。

森本哲郎、妻木充法（1993）。《運動傷害的預防與對策》。台北市：聯廣圖書公司。

劉文禎、王銘揚（1998）。〈淺談運動按摩〉。《大專體育》，38，115-121。

增田雄一（1996）。《運動傷害急救手冊》。台北市：漢湘文化事業股份有限公司。

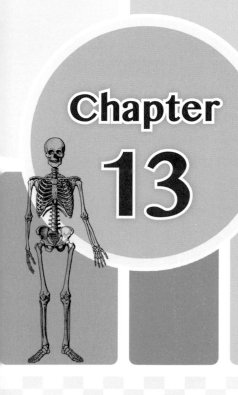

Chapter

13

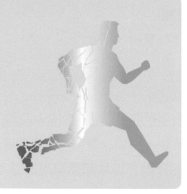

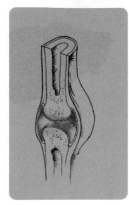

伸展運動

學·習·目·標

- 瞭解肌肉與韌帶等軟組織伸展的生理反應
- 瞭解並學會各種常用的伸展方式
- 瞭解伸展運動的操作原則與注意事項
- 瞭解並學會各種常用的伸展動作
- 認識各種常見的危險伸展動作

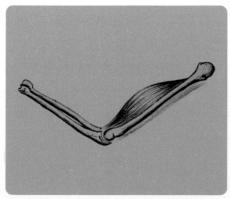

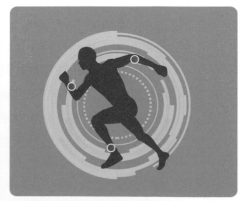

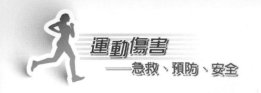
伸展運動（stretching exercises）俗稱「拉筋」，即拉長肌肉、肌腱之意。對運動的人而言，利用伸展運動來增加身體的柔軟度是最直接而有效的方法，諸如瑜伽、皮拉提斯等運動，就是以各種伸展動作來提升柔軟度的運動。伸展運動除可改善柔軟度、提升運動表現外，亦可大幅降低肌肉、肌腱和韌帶的受傷率，以及減輕肌肉的痠痛（Cornelius & Hands, 1992）。

雖然伸展運動對運動員好處很多，但是方法不對或動作不正確都可能適得其反，最常見的就是造成局部肌肉或肌腱的拉傷。因此如何正確地進行伸展運動，以達到安全而有效的目的，乃所有從事運動與指導運動者必須瞭解的。

第一節　生理反應

伸展的主要目的在於改善肌肉與韌帶組織的黏滯性，以及降低組織的僵直性，進而提升其延展的能力與柔軟度（Alter, 2004）。不過若要使伸展運動能產生最大的效果，則必須先瞭解肌肉在伸展過程中的生理反應。

當肌肉被拉長時，肌肉纖維的特殊感受器官（肌梭）立即受到刺激，並經過快速的神經傳導，引發這條肌肉產生反射性收縮（又稱牽張反射），以免被拉得太長而受傷，這是人體肌肉的一種自衛性反射作用，例如以橡皮槌敲打膝部肌腱時，會引起股四頭肌的反射性收縮而將小腿伸直踢出。這種伸展性的反射

> **肌梭**
>
> 因呈紡錘狀，又名肌紡錘，乃控制肌肉張力的主要感受器。

作用，不論是快速地拉長，或緩慢地持續性拉長肌肉都會引發，惟肌肉收縮的大小與快慢，和施於肌肉拉力的大小與快慢成正比。換言之，快速地用力拉長一條肌肉所引起的反射性收縮較溫和，而緩慢地拉長一條肌肉所引起的收縮反應要大得多了。

此外，人體肌肉還有一種不同的反射作用，也是一種自我保護機制。當肌肉被拉長或主動的肌肉收縮時，都會刺激肌腱部位的特殊感受器（高爾基肌腱感受器），突然地抑制肌肉的收縮而使肌肉放鬆，以預防因用力過度或伸展過度所產生的肌肉或肌腱受傷（賴金鑫，1992）。

> **高爾基腱器**
>
> 位於梭外肌纖維與肌腱之間的交界處，主要功能是感覺肌肉的張力。當肌肉過度收縮時，它會被刺激興奮，經由中間神經元的轉接，抑制作用肌和興奮的拮抗肌。

以上這兩種不同的反射作用是相互制衡的，在某種程度的拉長下，拉得越強則肌肉收縮也越大，此時是以經由肌梭的反射作用為主，其目的在調節肌肉的長度。當超過某種程度的拉力時，肌肉會突然放鬆，此時則改經由高爾基肌腱感受器的反射作用出現，其目的在調節肌肉的張力（賴金鑫，1992）。簡單地說，當保持某種伸展姿勢一段時間，使肌肉張力增加到某個程度時，肌肉的張力會突然消失，也就是肌肉變放鬆了，此時這條肌肉就能拉得更長。

在做伸展運動時，適當地應用這些反射作用，才能有效地減少被拉長的肌肉張力，降低拉傷肌肉的風險。

第二節　常用的伸展方式

一般最常運用的四種伸展方式有彈震式、被動式、PNF式和靜態式。這四種伸展方式都能有效地增加柔軟度，但由於操作方法和作用機制的不同，其實際效果也不盡相同，且有些伸展方式引起運動傷害的機會也比較高。

一、彈震式

又稱「急動式」，它是一種利用快速反彈而拉長肌肉的伸展方式。

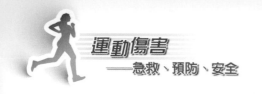
由於快速或突然地用力拉長肌肉，很容易誘發強有力的反射性收縮來對抗這種拉力，也就是肌肉的張力會因此大幅增加，而造成該部位組織難以完全被伸展開（Alter, 1998）。在肌肉張力如此大的情況下拉長肌肉，必然增加肌肉和肌腱的受傷率，因此最好避免以這種方式來伸展肌肉。

二、被動式

又稱「伙伴式伸展」，它是一種藉助外來力量來達到伸展目的的伸展方式，一般是由另一位伙伴來對欲伸展部位施加額外的壓力。如果操作方法正確，此種伸展方式效果極佳，多數運動員常用此法來改善柔軟度，尤其是特別需要良好柔軟度的運動選手，例如體操、舞蹈等。相反地，此法如果操作不當或不小心，很容易將肌肉或肌腱過度拉長而受傷。

三、PNF式

全名為「PNF伸展術」（proprioceptive neuromuscular facilitation stretching），中譯為「本體感覺神經肌肉促進術」，它是一種同時針對作用肌與拮抗肌交互收縮與放鬆的方式。此法主要包含「固定—放鬆」（hold-relax）和「收縮—放鬆」（contract-relax）兩種伸展方式，其中以「固定—放鬆」方式在運動界中較為常用。操作方法是先將欲伸展肌肉做6秒鐘的等長收縮後放鬆，隨即再將之伸展到最大的幅度並持續約10～15秒鐘。此法主要是希望經由刺激人體的本體感受器，來激發最大數量的肌纖維參與運動，促進癱瘓肌肉收縮，同時藉由刺激高爾基肌腱感受器的興奮作用，誘發反牽張反射來抑制肌肉的收縮，而達到肌肉放鬆的目的。但由於伸展前所做的等長收縮會延長肌肉的興奮性，因此進一步增加伸展幅度時，肌肉的張力也會隨之增加，此時發生肌肉拉傷的

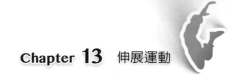

機率也跟著變高了。

四、靜態式

這是一種低強度、緩慢而持續的伸展方式。操作方法是溫和而緩慢地將肌肉伸展到「緊而不痛」的程度，然後保持這種姿勢15～30秒。此種伸展方式較不易誘發牽張反射，但動作靜止並維持一段時間後，來自肌腱伸展性反射的張力會逐漸加大，最後引發高爾基肌腱感受器的反射作用，使肌肉放鬆，如此即可將肌肉拉得更長，進而獲得更大的柔軟度。相較於其他伸展方式，靜態性的伸展能使肌肉的張力降到最低，加上它是緩慢地伸展肌肉，發生肌肉、肌腱拉傷的機率是非常小，可以說是最安全的伸展方式。

第三節　操作原則與注意事項

伸展運動在促進運動表現和預防運動傷害方面，扮演極重要的角色，一般只要遵守正確的操作方法與原則，均可有效達到上述之功能。相反地，未遵守操作原則或操作方法不正確，非但無法有效改善柔軟度，甚至會造成運動傷害，反而得不償失。

一、操作原則

以下是進行伸展體操時的操作原則：

1.若目的在增加柔軟度，則必須持續六週以上才有效，可視為熱身運動及緩和運動的一部分。

2.伸展時，保持正常呼吸，先吐氣再吸氣（森本哲郎、妻木充法，

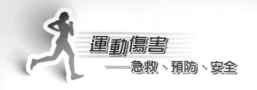

1993）。勿閉氣操作，因為閉氣使力會使伸展部位更加緊張，而無法達到放鬆的目的。

3.伸展動作因採取的姿勢不同而有難易之分，但動作的選擇與操作應由易而難，循序漸進。

4.最好探一天多次方式進行，其效果較同時間進行多次佳。

5.實施伸展體操的時間長短與次數，必須配合運動量的多寡與運動強度的大小來加以考量；如果運動較為激烈時，進行伸展體操的時間就必須久一點，次數也必須多一點。

6.不同的肌肉群要交替伸展，不可對同一條肌肉施予接連不斷地拉長。最好探循環方式進行，且第一循環伸展時力量稍輕，第二循環以後再逐漸加大伸展的力量，如此可避免一次對同一條肌肉伸展過度而造成傷害。

7.身體兩側要對等進行伸展，不可偏重任何一側。

8.建議以靜態式伸展為宜，先溫和而緩慢地拉長肌肉到緊而不痛的程度，然後保持此姿勢15～30秒。少於15秒者，肌肉仍呈緊繃狀態，伸展效果不佳。

9.確定要開始運動時才進行伸展運動，因為伸展效果僅能維持三小時左右，太早做會縮短其效果。

二、注意事項

以下是進行伸展體操時的注意事項：

1.穿著寬鬆易於伸展的衣褲，像牛仔褲、襯衫等衣物均不合適。

2.天氣寒冷時，特別注意伸展部位的保暖，避免穿著短袖短褲。

3.個人能力不一，應量力而為，不可過於逞強。

4.伸展時避免利用「慣性」力量，以免負荷量超過身體的極限。

5.在未適度熱身前，不可馬上進行伸展運動，應先做一些像快走、

慢跑或跳繩等這類輕度的有氧運動，讓身體稍微暖和起來，然後再做伸展運動的效果較佳，也較安全。

6.激烈運動前後，無論如何都要做些伸展運動。激烈運動前做伸展運動，可以有效預防運動傷害；激烈運動後做伸展運動，因肌肉溫度升高、延長度也增加，可以大幅改善柔軟度，也能放鬆肌肉，減少肌肉痠痛的現象。

7.進行伙伴式伸展時，協助者應隨時注意被伸展者的表情反應，不可驟然施予極大壓力，以免因過度伸展而導致拉傷。

第四節　常見的伸展動作

伸展動作的操作可分為自動和他動兩類，前者係自行操作或利用自身體重來完成，後者則為他人協助完成。若依照操作姿勢的不同，又可分為站姿、坐姿和臥姿等。以下分別介紹幾種簡單且有效的伸展動作：

一、自動伸展動作

(一)站姿伸展

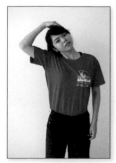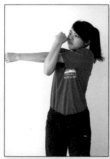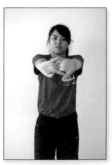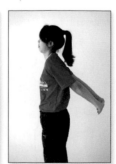

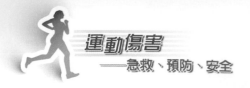
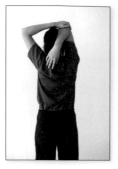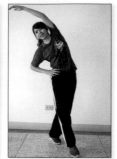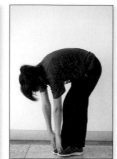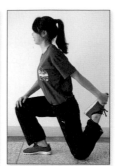

(二)坐姿伸展

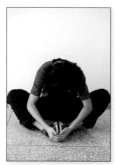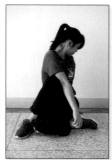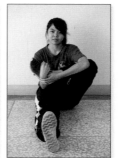

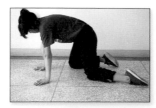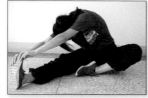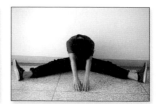

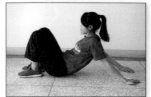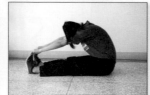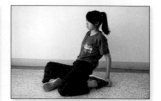

(三)臥姿伸展

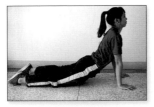
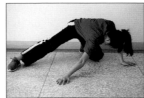
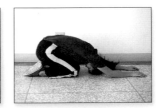

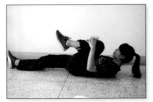
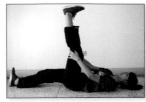
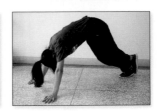

二、他動伸展動作

(一)站姿

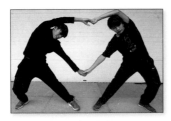
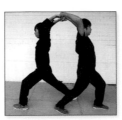
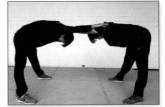

雙人側拉　　　　　　雙人背拉　　　　　　雙人正面下壓

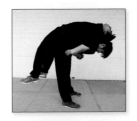
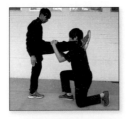

雙揹腹部伸展　　　一人跪姿大腿上提伸展

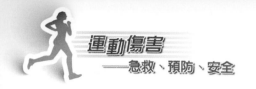
(二)坐姿

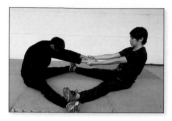

分腿前拉

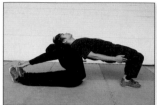

俯臥足背伸展

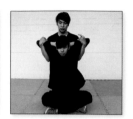

抱頭擴胸伸展

(三)臥姿

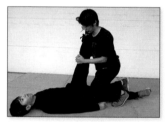

仰臥大腿伸展

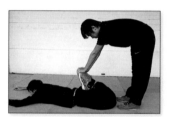

併腿前壓

第五節　危險的伸展動作

一般而言，全身各部位均可透過特定的動作加以伸展，但是有些伸展動作對拉長的肌肉所施加的力量過大，容易造成肌肉、韌帶等部位的受傷，這些都被列入「危險動作」的範圍。

以下即是幾個較危險的動作及其適宜的替代動作，務必特別注意：

危險動作	適宜動作	說明
		以俯臥拉扯兩腳背動作來伸展腹部肌肉，恐使腰椎遭受嚴重的壓迫。宜改為跪姿後仰的動作，同樣可以達到伸展腹部肌肉的目的。
		以仰臥併腿後倒動作來伸展大腿後側肌群，恐使頸椎遭受過度壓迫，宜改為坐姿併腿體前彎。
		將一腳置於體後側的單腿體前彎動作，恐使髖部遭受嚴重壓迫，因此操作此動作時，應將後腳改置於體前方且腳掌貼近伸展腿。
		兩腳置於體側後躺動作將使兩腳背造成過度伸展，宜改為單腳置於體側後躺，如此可減低腳背的負荷。
		兩腳背置於臀部後側的壓腳背動作將使腳背過度伸展，宜改為單腳側邊的壓腳背動作，以減輕腳背的負荷。
		單腳站立的腳背後拉動作雖可有效伸展股四頭肌，但會造成脊椎的過度負擔，因此操作時，應另一手支撐牆面為宜。

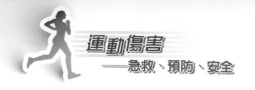
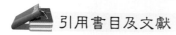 引用書目及文獻

Alter, M. J. (1998). *Sport Stretch* (2nd ed.). Champaign, IL: Human Kinetics.

Alter, M. J. (2004). *The Science of Flexibility* (3th ed.). IL: Human Kinetics.

Cornelius, W. L., & Hands, M. R. (1992). The effect of a warm-up on acute hip joint flexibility using a modified PNF stretching technique. *Journal of Athletic Training, 27*(2), 112-114.

森本哲郎、妻木充法（1993）。《運動傷害的預防與對策》。台北市：聯廣圖書公司。

賴金鑫（1992）。《運動醫學講座第一輯》。台北市：健康世界。

第 IV 單元
安全防護

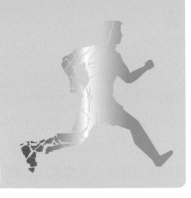
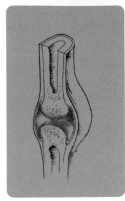

Chapter 14

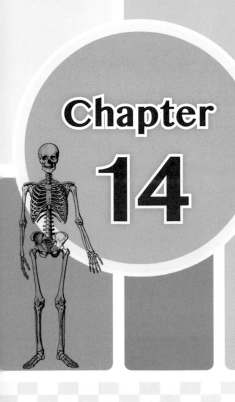

復健與預防

學·習·目·標

■ 瞭解運動傷害後復健的重要策略
■ 瞭解預防運動傷害發生的重要策略

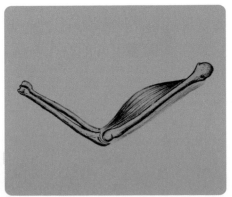

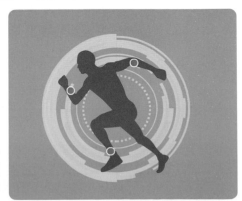

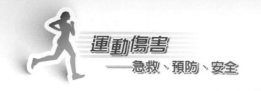
一項國外有關運動傷害的研究結果發現，運動傷害發生中，舊傷復發者占一半以上的比率，此結果顯示，復健不完全容易再導致運動傷害的發生。再者，我國傳統的醫學教育課程向來也不強調運動傷害的重要性與特異性，致使大多數國人面對運動傷害時，求助無門。近來，受國內外運動風潮影響，運動傷害的防護、診療與復健逐漸受到重視，台大醫學院復健科首先成立「運動傷害特別門診」，國立體育學院緊接其後，設立「運動保健學系」。自此，凡國內舉行之大型運動競賽，均設有運動傷害防護員；一般民眾發生運動傷害時，亦可免去非求助國術館不可的窘境。

第一節　傷後復健

運動傷害急救後的復健處理，原則上必須注意以下五項重要策略：

1.確保受傷組織在最短時間內充分地癒合。
2.預防可能的併發症。
3.設法早日消除腫、痛、瘀血等症狀。
4.重建受傷部位的運動功能。
5.預防受傷部位再度發生傷害。

一直以來，國內有關運動傷害方面的處置觀念，往往只偏重前三項，甚少會去注意第四項，當然第五項就更容易被忽略了。因此，很多運動員當某部位發生運動傷害後，經常在短時間內又會發生第二次，甚至第三次的傷害。這就是因為第四項復健工作未做好，而直接影響到再度傷害的預防。

以下即針對上述五個重要策略逐一說明之：

一、確保組織早日癒合

　　首先要對運動傷害做詳實的評估與診斷，明確掌握受傷情況和程度，進而採取妥適的方法進行處置，以確保損傷組織儘早癒合，這是達成有效治療與復健不可或缺的重要步驟。

　　一般而言，如果發生明顯的骨折、脫臼，或是韌帶、肌肉、肌腱斷裂等現象時，除現場立即施予急救處置外，都必須讓有經驗的骨科醫師進行手術縫合或用金屬做內部釘合，並用石膏做固定，約莫幾個星期後，組織便會癒合；如果是肌腱斷裂，組織完全癒合平均約需六星期的時間；而踝關節和指關節等較小關節的韌帶，一般約需四至六星期；至於像膝關節、肩關節和脊椎等較大關節的韌帶，就必須十二星期以上的時間才會癒合。總之，受傷組織的癒合時間是依受傷部位和受傷種類的不同而有所差異。

二、預防可能的併發症

　　運動傷害發生後，若未及時且妥善處理，會產生嚴重的後遺症或併發症。這些可能的後遺症或併發症包括：

1.患部嚴重腫脹、瘀血塊增加。
2.斷裂程度惡化。
3.發生化骨性肌炎。
4.肌肉、肌腱收縮能力降低。
5.肌肉萎縮、肌力減退。
6.關節活動範圍減小或僵硬。
7.關節鬆脫不穩、軟骨破裂。
8.長期無法恢復運動功能。

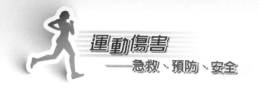
9.患部容易再度發生傷害。

三、設法早日消除腫痛、瘀血等症狀

以踝關節扭傷為例，傷害發生後到腫脹不再繼續擴大前的階段，最重要的就是冰敷、抬高患部和用彈性繃帶施予壓迫。情況嚴重時，可能還要藉助拐杖走路，減輕患部的負擔。當腫脹不再擴大後，再改採熱療法和冷熱交替式療法，如此即可有效消除腫脹和瘀血等症狀。[1]

四、重建受傷部位的運動功能

復健期間需要重建的運動功能，包括肌肉部分的功能和關節部分的功能。肌肉部分的功能有肌力、肌耐力、柔軟度、瞬發力、敏捷性、協調性和平衡感等七項；關節部分的功能則有關節的穩定性、活動範圍，以及關節本體感受器的控制等三項需特別加強的。

在重建運動功能之前，必須先行評估各項運動功能的狀況，俾能據以擬定一套適當的復健療程。以肌力的重建為例，可先以牛津分級系統（Oxford Scale）進行肌力評估（如**表14-1**），然後再依據評估結果設計一套適當的肌力重建計畫。

五、預防再度傷害

一旦發生運動傷害後，務必確實遵照前述一至四項原則進行處理與復健。當然，在此期間，最重要的是預防患部再次遭受傷害。必要時，應完全停止活動或任何輕重度的運動；若無法避免時，最好藉助其他器

---

[1] 詳見第十章運動傷害療法。

表14-1 牛津分級系統

強度等級	指標要求
0/5	患者嘗試用力,仍無法產生任何可辨識的肌肉收縮。
1/5	肌肉產生可見的抽動,但程度不足以產生的關節移動。
2/5	肌力強度足以產生關節移動,但無法抵抗重力。
3/5	肌力強度足以抵抗重力,但無法抵抗徒手施予的阻力。
4/5	肌力強度足以完成完整的關節活動、抵抗重力,以及抵抗部分阻力。
5/5	肌力強度可抵抗重力與合理的阻力,以及完成完整的關節活動。
備註	此係提供給物理治療師用於度量受傷肌肉強度的方式,肌力由弱至強以0/5至5/5表示,可標註加號(＋)或減號(－)來表示比該等級稍強或稍弱的肌力。

資料來源:李恆儒、宋季純譯(2012)。《運動傷害圖解聖經:預防、診斷、治療、復健》。台北市:旗標出版股份有限公司。

具減緩患部承受過大壓力及負荷,例如拿拐杖、他人攙扶等,或者穿戴適當護具加以防護。

此外,在傷害的恢復階段,若能確實把握下列五個原則,將來回到運動場上練習或比賽時,可大幅減少發生再度傷害的機會:

1. 運動前做熱療,運動後做冷療,如此可增加柔軟度、關節活動範圍,而且可以減少疼痛。

2. 在熱療後,配合做一些伸展運動。

3. 漸進加強肌力訓練。

4. 加強本體感受器(proprioception)的訓練。

5. 加強敏捷性的訓練。

本體感受器

係指位於肌肉、肌腱、韌帶和關節內的感受器,它能感受身體在空間運動和位置變更的訊息,並將訊息傳遞至腦部。此訊息包含關節的位置、動作的方向和施力的大小。

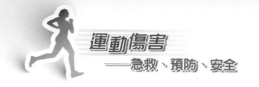
第二節　傷害預防

　　為了避免運動傷害，確保運動安全，同時又能追求運動競賽的公平性，運動時務必遵守下列諸項重要原則與規定：

一、做好個人的健康管理

　　運動前要瞭解自己的身體狀態、體力條件及情緒狀況，感覺疲勞或精神不佳時千萬不可勉強從事運動。從事劇烈運動之前，應先行健康檢查，若有特殊疾病（如心臟病、氣喘等）或身體不適時，應避免從事激烈運動。運動時宜穿著寬鬆衣褲，以及合適的運動鞋，並事先取下身上危險的配件和飾物（如耳環、項鍊、手環等）。運動前要確實做好熱身運動，運動後也要做些適當的緩和活動。

二、注意場地、器材與設備的安全

　　使用器材時應注意正確的操作方法及使用規則，勿使用已損壞的器材或破舊不堪設備，以及千萬不可在濕滑、凹凸不平、雜物較多（如小石頭、玻璃碎片等）或者無專人看守的危險海域等場所從事運動。一般運動場所皆有安全警示看板或標誌，運動前應仔細閱覽，運動時應確實遵守，並應遵從管理人員或老師的指導。

三、遵守比賽規則

　　各項運動競賽皆有其專屬比賽規則，其目的除說明比賽方式外，另

一個重要目的在規範參與者的行為舉止，防止意外傷害的發生。因此參與活動或比賽之前應事先熟悉各項規則，不可為求勝利而蓄意犯規，造成他人的傷害。活動或比賽進行中應遵守老師或教練的指導，服從裁判的判決，以維持比賽秩序。

四、合理的運動量

合理地安排運動量，避免過度運動和訓練。運動量過大對運動者的生理或心理都會造成負面的影響（如**表14-2**），使其處在受傷和生病的高危險性狀態下（陳其昌，2010）。遵守循序漸進和個別差異的原則，防止局部身體過重的負荷訓練。在運動中感到身體不適，應立即停止活動。

表14-2 過度訓練的影響

生理層面的影響	心理層面的影響
· 運動後恢復期變長 · 最大運動能力減退 · 安靜期心跳率增加 · 血壓和體重異常 · 食慾、腸胃功能失調 · 肌力、肌耐力減退 · 易感口渴、虛弱耗竭 · 頭痛、反胃、噁心感 · 異常的肌肉痠痛感 · 橫紋肌溶解 · 脛腓骨易發生疲勞性骨折 · 旋轉肌易發生夾擠症候群 · 易發生肌腱或滑液囊炎 · 生長板或軟組織病變受損	· 憂鬱沮喪、悶悶不樂 · 自信心減退、不積極進取 · 情緒不穩定、無法集中精神 · 對環境或情緒的壓力更敏感 · 易失眠、神情呆滯 · 焦躁易怒 · 害怕競爭

資料來源：林威秀、黃啟煌（1998）。〈過度訓練預防之道〉。《中華體育季刊》，11(4)，81-87。

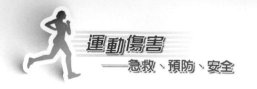
五、加強氣候環境的管理

避免在高溫濕熱的環境下運動，必要時，應穿著吸汗或易排汗衣物，同時做好防曬措施，以及注意水分與鹽分的補充。在寒冷的環境中，應注意身體的保暖與充足的熱身運動。某些運動項目需要暴露在極端的環境氣候下（酷熱或嚴寒），可能導致人體的體溫調節機制發生異常，甚至有致命的危險，因此必須穿戴合適的運動衣物和裝備，並備妥緊急狀況所需的一切用品。

六、加強基本運動能力與技術

具備良好基本運動能力者往往較能避免運動傷害的發生，特別是肌力、柔軟度好的運動員。運動技術較佳者，也比較不會發生運動傷害，因技術好的人較不會出現錯誤的姿勢、動作。

運動的目的是為了增加生活樂趣，以及促進身心健康，競賽只是從事運動的一種形式；因此，不管在活動或競賽中，人人遵守規則、注意安全才能獲得運動的真正效益，希望大家都能謹記在心。

傷害殘餘

據研究調查指出，國內九成籃球選手曾有足踝部位傷害經驗，其中韌帶拉傷者高達七成，其次是肌腱發炎。然而選手受傷時的就診選擇，以求治中醫者最多，其次是國術館。

研究也顯示，超過五成有傷害殘餘症狀，其中以跑步或跳躍會痛、踝關節不穩、力量變差和無法長時間運動等為主，甚至有高達七成多的選手一年內舊傷會重複出現。

引用書目及文獻

李恆儒、宋季純譯（2012）。《運動醫學圖解聖經：預防、診斷、治療、復健》。台北市：旗標出版股份有限公司。

林威秀、黃啓煌（1998）。〈過度訓練預防之道〉。《中華體育季刊》，11(4)，81-87。

陳其昌（2010）。〈運動員的過度訓練與倦怠〉。《雲科大體育》，12，91-98。

NOTE

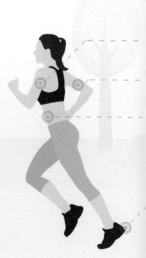

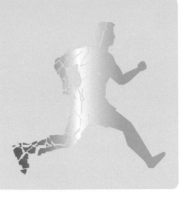
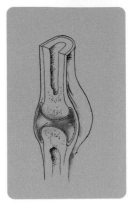

Chapter 15

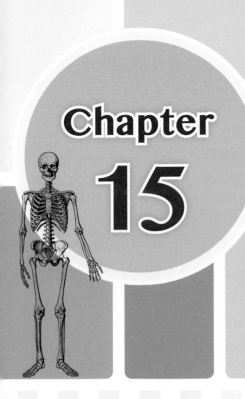

運動安全

學·習·目·標

- 瞭解運動安全的基本守則
- 瞭解陸上運動安全的相關注意事項
- 瞭解水上運動安全的相關注意事項，並學會自救與救人的正確方法與技巧

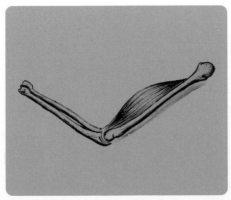

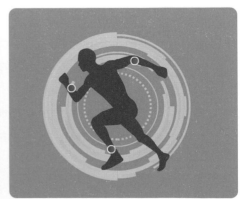

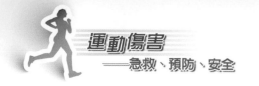

　　「安全」一詞，簡單地說，就是避免那些會引起意外事件發生的事情（Wettstone, 1983）；而「運動安全」，則是指運動時維持或保護身體健康狀態的種種措施。運動安全的重要性在於預防運動傷害的發生，使運動能成為既安全又富挑戰性且能促進身體健康的活動。

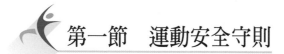

第一節　運動安全守則

　　至於如何促進與確保運動安全？應從運動前的準備與運動時的一些注意事項著手；運動前做好各項準備措施，可有效避免意外事件的發生，而運動時確實遵守相關的規定，可有效降低傷害的發生率。

一、運動前的準備

　　運動安全管理上的一個很重要的問題，那就是與運動有關的意外傷害事件，大都是由於人為上的疏忽或過失所造成（劉碧華，1995）。以下就是兩則很典型的案例：

　　幾年前，台北市某中學舉辦全校運動會並進行到最刺激的大隊接力項目時，一位學生跑完三百公尺後，在和全班同學一起照相時突然昏倒，經緊急送醫急救，仍宣告不治。據校方表示，該生自幼即患有心律不整疾病且曾經就醫診治。長大後，由於身體狀況相當不錯，一切生活乃至運動方面完全正常。久而久之，本人和周遭的親友竟然都忘了這個早期就存在的疾病，讓他在毫無預防措施的情況下，從事過度激烈的運動，以致發生令人遺憾的運動暴斃事件。

　　　　　　　　＊　　　　　　　　＊　　　　　　　　＊

　　某天下午，在台北市某大學的運動場也曾經發生一件令人錯愕的意外事件。當時，跑道上有為數不少的人在慢跑或散步，而在運動場中央

則有一群學生在打棒球。突然間從運動場內飛來一顆棒球，不偏不倚地擊中一位慢跑者的頭部，只見他應聲倒地，在救護車送抵醫院前已無生命跡象。事件發生後，這群肇禍學生受到相當大的驚嚇，同時對家屬不斷地道歉，但是再多的道歉與後悔又如何能換回一條失去的生命。

綜觀以上這兩則與運動安全有關的意外事件，大概可歸納出幾個共同點：

1.都是在不安全的狀態或環境下從事運動。
2.本身都過度輕忽可能造成傷害，甚至危及生命的因素。
3.結果都是令人遺憾的（均造成人員死亡）。
4.都是屬於可以預防的事件。

眾所周知的，運動的目的在於促進心理與生理的健康；有人利用運動來消除壓力，有人則藉由運動來結交朋友，而大多數人運動的主要目的無非是希望讓身體更加健康。但是，上述的兩則案例提醒了我們，在追求運動果實的同時，更不可忽視運動安全的重要性，否則結果終將樂極生悲。舉凡所有運動不幸事件都是可以事先加以預防的，只要你能夠確實遵守以下幾個運動安全守則，相信你一定可以安心又安全地運動了。

(一)運動前的健康檢查

為避免運動中暴斃事件及傷害的發生，在從事各種激烈運動之前，必須做好身體健康檢查及家人或個人疾病歷史的追蹤（如**附錄一**），如此可事先瞭解本身是否具有不適宜從事該項運動的先天性疾病。例如，患有心血管疾病者可至大醫院接受運動心電圖檢查，瞭解是否有異常的心電圖反應，以確定自己適不適合從事激烈的運動。須知，健康檢查是避免運動不幸事件發生的根本手段。

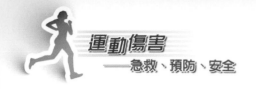
(二)運動前的自我評估

在運動前讓個人和他人瞭解並掌握自己的身體狀況是必要的，正如上述的第一則不幸事件便是因爲自己與他人輕忽或未瞭解身體狀況而發生的。然而，如何明確地瞭解本身的身體狀況？眾所周知的，健康檢查是最佳的管道。但是會在運動前做健康檢查的通常都只有那些患有先天性疾病的人，因此運動暴斃事件至今仍然是層出不窮。有鑑於此，教育部遂於民國八十九年修訂「加強校園運動安全注意要點」，並自九十學年度開始推動各級學校應於運動前進行學生的健康狀況自我評估，並將患有特殊疾病、不適合劇烈運動學生登記造冊，並知會相關人員。評估的項目和方法則完全依照加拿大生理學會所研發之「身體活動準備量表」（PAR-Q）（如**附錄二**），此問卷可以有效篩選出不適合從事激烈運動的人。

(三)選擇安全的運動環境

很多人都有「打球到球場，跑步到操場」的正確運動觀念，但也都錯將此一觀念視爲維護運動安全的唯一法則。殊不知，選擇正確的運動場所只是達到運動安全的前提。從前文中的第二則案例，我們可以深刻地體會到，運動環境的安全與否才是維護運動安全的關鍵所在。至於什麼樣的運動環境才是安全的呢？首先場地設備必須符合各運動項目之規則規定，而且沒有龜裂、不平整、鬆動、生鏽等現象；其次是訂有使用及管理辦法，而且使用者均能確實遵守規定，管理者也能依照辦法做有效管理。就以第二則案例來看，如果該場所的使用及管理辦法已明確規定該時段不得從事棒球運動，且使用者與管理者均能確實遵守與執行，就不會發生不幸事件了。同樣的道理，當你進入某一運動環境，發現其他使用者未依照規定從事運動且管理者未能有效管理時，千萬不可心存僥倖，恣意在不安全的環境中運動，以免後悔莫及。

(四)瞭解各項運動的特性

運動項目及種類相當地多，但不是每種運動都適合所有的人，也不是每個人都可任意從事某項運動，凡是未經評估而恣意從事運動者都有可能會發生危險事故，因此選擇合適的運動項目也是促進運動安全不可忽視的一環。然而，在選擇項目時應以個人的身體狀況和運動能力為首要的考量因素，其次是運動的性質。

一般而言，運動可分為競賽性與非競賽性兩種，就前者而言，又可區分為三大類（賴金鑫，1992）：

◆接觸性運動

如籃球、足球、橄欖球、拳擊、柔道、摔角等運動。這類運動當中，選手間發生碰撞接觸的機會很多，因此發生嚴重運動傷害的可能性較高，且從事這項運動的人必須是肌力發達、反應靈敏、體型高大，對於參加者的健康與體能狀況的要求較高，像體型瘦小、發育不良或體能太差不足以應付激烈運動者，為避免發生意外，不可以從事這類運動，至於體型瘦小者，從事時應謹慎小心才是。

◆非接觸性的耐力性運動

如游泳、划船、騎腳踏車、網球、中長距離的徑賽等。這類運動中，選手互相碰撞接觸的機會較少，但需具備較佳的心肺耐力，因此患有先天性心臟病、心肌炎等心肺功能障礙者，在從事這類運動前，最好先徵詢醫師的意見，看看是否適宜參加這類運動，千萬不可勉強為之。

◆技巧性高的非耐力性運動

如射箭、高爾夫球、保齡球，以及田賽中的跳高、推鉛球、擲標槍等。這類運動的共同點比較不需要持續性的激烈運動，因此對參加者要求的條件較不嚴苛。但需注意的是，凡是經過檢查發現有急性感染現象者，例如感冒、支氣管炎、肺炎、肝炎、肺結核等，必須經醫師指示，否則不宜從事這類運動。

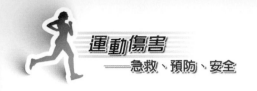
(五)激烈運動前應有足夠的熱身活動

　　根據醫學研究指出，在安靜狀態下突然從事激烈運動時，身體機能將產生急遽的生理變化，例如心跳及呼吸加快、血壓上升、腹部及內臟的血流量減少，以及肌肉內的血流量增加等。由於這些生理機能的突發性變化，容易導致呼吸系統或循環系統異常或傷害，同時也會引發肌肉的強烈收縮，而使骨骼、關節、韌帶及肌腱等受強大的外力作用，導致這些運動器官的傷害，例如肌肉拉傷、關節扭傷或韌帶斷裂等。而運動前的熱身活動，其主要目的就是一方面使體溫升高，一方面使循環系統、肌肉、關節等從安靜的狀態下慢慢地進入適合運動的狀態。由於熱身活動有促進身體機能快速進入適合運動狀態的功能，故能有效地防範運動傷害的發生，並且讓運動實力得以充分發揮。

(六)建立緊急聯絡人資料

　　運動前應先建立個人的緊急事件聯絡人資料卡（如**附錄三**），一旦發生意外事件或運動傷害時，若傷者需緊急手術或無法自行返家，此時急救人員可透過緊急聯絡卡與其監護人或相關親屬取得聯繫，使傷害處理更為順利，也讓傷者能得到更多的關懷（黃啓煌等，2003）。

二、運動時的注意事項

(一)遵守運動規則

　　運動是促進健康的重要管道之一，它對身心都有益處，特別是對發育中的青少年幫助更大；但是不正確的運動方式或不遵守運動的規範將可能造成身體上的嚴重傷害，反而無法達到運動強身的目的。

　　健康又安全的運動，必須以遵守運動規則為前提，正如同在路上行走、駕車一樣，假如沒有遵循交通規則，很可能會造成交通大亂，以

致寸步難行；特別是在十字路口或人車擁擠的地方，要是不按照規定的方向前進，發生碰撞的意外事件將在所難免；同樣地，在從事各項運動時，也都有一些規定；這些規定就好像交通號誌一樣，規範著每位運動者的行為，也指引他們應該如何安全地從事運動，其目的就是希望帶給你和其他人更多健康和安全的保障。

(二)遵守安全規定

運動有舒解壓力、增加工作效率、預防疾病、控制體重，以及提升生活品質等好處，所以有越來越多的人想藉著運動來增進自己的健康。因此經常會使用田徑場、各種球場、游泳池、體操房或舞蹈教室等運動場所，這些場所通常都有專門人員負責管理、檢查和維修，但為了維護個人安全，除了建立運動場所的良好管理制度之外，使用的人是否確實遵守場地安全規定也是相當重要的一部分。

所有從事運動的人都應體認運動場上處處隱藏著危險，謹記運動場所的安全規定，並避免無意中出現破壞運動場所或運動設施的行為；進入運動場所前，詳細瞭解場地的使用規定，並檢查個人的裝備是否符合安全規定；使用時，更應遵守運動場所的安全規定，如此才能有效防範運動傷害的發生。

我們也時常發現許多不當使用運動場地的情況，例如在籃球場踢足球、在足球場打棒球等等，諸如此種情況最可能發生運動傷害。須知，從事運動時，應該根據運動項目選擇適合的運動場所，這樣才能盡情地運動，安全地運動。

如果所有的運動場所都能有良好的維護和管理制度，而使用者也能確實遵守運動場所的安全規定，大家就可有效利用運動空間，達到運動強身的目的。

(三)良好的身心狀態

運動時，除設施、設備、器材等外在因素可能造成運動傷害外，運

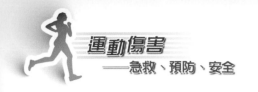
動者在從事運動期間的身心狀態是否良好也是不容忽視的要素之一。特別是本身即患有先天性疾病（如心臟病、氣喘等）或原先存在的運動傷害尚未完全復原者，有這類情況的人，運動時必須隨時掌握自身的身體狀況，凡有任何不適現象，均應立即停止運動，千萬不可輕忽，勉強為之。

此外，精神狀態不佳或體能不濟時，為避免發生意外，最好也停止繼續運動。因為精神狀態不佳者在運動過程中的專注力較為薄弱，面對突發狀況往往無法做出立即而正確的反應，發生運動傷害的機率大大提高。而體力不濟者，表示其生理機能已處於疲乏狀態，即使沒有遭受外力威脅，只要自身稍有不慎，就可能發生像扭傷、拉傷、肌肉痙攣等運動傷害。至於如何判定是否精神狀態不佳或體能不濟？最簡單的判定方法就是有倦怠感且注意力不集中，有這種情況時，就表示應該停止運動了。

運動是快樂的，在大多數人的心目中，它和讀書、工作一樣，已成為生活的一部分。但運動必須是安全的，只有在安全無虞的情況下，才能真正享受到運動的樂趣，以及運動所帶來的甜蜜果實。

第二節　陸上運動安全

舉凡所有運動項目與體育活動，可概分為陸上運動與水上運動兩大類；其中陸上運動占絕大部分，它包含有田徑、體操、舞蹈、國術、民俗活動、休閒活動以及各種球類運動等項目。以下即針對這些運動項目的特性及其所屬環境與設施，提供必要的安全防患措施，以期達到減低意外傷害的目的。

在從事像田徑、體操、球類等陸上運動時，由於這些運動各有其潛在的獨特性，因此容易引起其特有的傷害，例如籃球傳接球時常發生手指脫臼、足球剷球時所發生的脛骨骨折、棒球投球時發生的肩旋轉肌拉

傷或手肘扭傷等。由此，明確瞭解各單項運動的特性，並針對其特性訂定必要的安全措施，實乃安全運動的保障。

以下針對包括田徑、體操、球類及舞蹈等較為普及的運動項目，分別說明其運動特性以及從事時的安全措施。

一、田徑運動

田徑運動所造成的傷害多半是因「技術不熟練」或「過分急躁」所致，例如短距離衝刺時方法不正確、跳躍時存有恐懼心，或者長跑時勉強為之導致體力不濟等都會引發運動傷害的意外。因此在從事田徑運動時必須循序漸進地熟練各項技術，並隨時掌握自身的體能狀態，以能確保從事該項運動時的安全。

(一)運動特性

1.有「運動之母」的稱號，它能促進敏捷性、肌力、瞬發力和全身持久力等各種運動能力的發展。
2.在規則允許範圍內，要求更快、更高、更遠的運動。
3.偏向個人的運動項目，即使接力等團體項目，均特別強調個人技能的表現。
4.有田賽和徑賽之分，主要目的在發展「跑、跳、擲」的能力。

(二)安全措施

1.瞭解本身的跑、跳、擲能力，並按照能力程度訂定練習計畫。
2.運動前需有充分的熱身活動，但運動量切勿過大，並遵守循序漸進原則。
3.恪遵練習的規定和比賽的規則。
4.運動前（尤其是長距離跑）務必做好健康檢查，若患有不宜從事田徑運動者（如心臟病、氣喘等）應嚴格禁止。

5.運動時應穿著適當、輕便的服裝，以及合適的運動鞋。

6.操作如鉛球、標槍、鐵餅、鏈球等較具危險性器材時，務必先確認周邊環境的安全，例如有無閒雜人在場內走動等。

7.練習跳高和撐竿跳高時，應先確認安全墊的擺放位置是否正確。

(三)器材與設施的安全規定

田徑場由於場地大且空曠，向來是民眾從事休閒活動或運動時最常去的地方。也正因為田徑場面積大、設施多，它所潛藏的危機也比較多，因此田徑場的安全規定與檢查重點更應該加以重視，包括：

1.看台的容量與支柱的負荷必須精確估算，以避免倒塌破損而發生危險。

2.徑賽跑道的鋪設，無論採用何種材質（如人造塑膠、紅磚粉或煤渣等）均須有良好的排水系統，並保持彈性適中。

3.隨時維護跑道的平坦和避免場地出現坑洞。

4.儘量避免地面濕滑，並儘速移除垃圾、鐵釘、玻璃等雜物。

5.田賽場地內須有良好的排水及澆水設施，最好種植草皮，以避免灰沙、積水等危險因子。

6.田賽投擲及跳高、跳遠等場地設置方向和位置應適當，除須考量比賽時互不影響外，同時必須顧及選手比賽、裁判執法以及觀眾觀賞時的安危。

7.腳踏車、汽車等會毀損場地的機具，嚴禁進入場區內。

8.鉛球、鐵餅、標槍及鏈球等項目因為危險性較高，須在特定區域內投擲，而且必須設置警戒區域並掛設安全警告標誌，嚴禁其他人任意出入或進行其他活動。

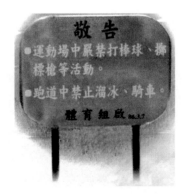

敬告
●運動場中嚴禁打棒球、擲標槍等活動。
●跑道中禁止溜冰、騎車。
體育組啟 86.3.7

9.任何電器或照明設備的控制匣和開關匣應安裝在一般人無法隨意碰觸到的地方，並有專人負責管理，以免發生意外。

10.應設有專責管理單位或組織，專司器材的保管、建築設施的檢查、大型設備的維護與保養等工作，以確保使用時的安全。

二、體操運動

美國體操安全協會（United States Gymnastics Safety Association, USGSA）曾經列舉出五十多個從事體操運動時較容易引起傷害的原因（Wettstone, 1981），其中大部分多與個人疏失或場地器材缺陷有關，例如不遵守規則或規定、缺乏足夠的熱身活動、不適當的服裝、地板濕滑、器材有缺失、場地擁擠、燈光不良、安全措施未徹底執行等。

體操場地雖然不像田徑場具有寬闊的空間，然而由於使用器材設備多且動作技巧性高，其潛在的危險因子並不亞於其他任何室外運動項目。

(一)運動特性

體操是維持和增進身體活動的運動方法，有徒手體操與器械體操之分。徒手體操指的就是健康操或墊上運動，而器械體操則包括單槓、雙槓、高低槓、跳馬和跳箱、平衡木、鞍馬、雙環等項目。兩者由於運動形式與操作方式的差異，運動特性也有所不同。

◆徒手體操的運動特性

徒手體操的運動特性，包括：

1.可提高敏捷性、平衡力、肌力、瞬發力、肌耐力和柔軟度等運動能力，使身體均衡而調和的發展。

2.養成正確的姿勢，維持良好的體態。

3.不受人、地、時的限制，可在短時間內做適當的運動量。

4.是各種運動項目和工作的動作基礎。

5.根據目的，其運用的範圍相當廣泛，例如可作為準備運動、結束運動、補助運動以及矯正姿勢等。

◆**器械體操的運動特性**

器械體操的運動特性，包括：

1.器械運動是一種定型的運動，可從經驗中判斷「優美」的動作及等級。

2.對培養肌力、柔軟度、平衡感、敏捷性等基本運動能力的效果特別佳。

3.可從中明確瞭解自己的技能程度。

4.此運動的危險性高，參與者比較有危險意識。

5.可有效培養互助合作的正面態度。

(二)安全措施

1.運動前須有充分的準備運動。

2.要注意運動方向、力量及動作形式的改變。

3.遵守循序漸進原則，在操作一連串動作時，應由強度較低的動作開始，然後再慢慢增加至高強度的動作。

4.使用固定設施或器具（例如單槓、雙槓、跳箱等）前，必須先做好安全檢查，並遵守使用規定及操作順序。

5.運動中嚴禁粗暴、惡作劇、嬉戲等危險動作。

6.運動時最好穿著體操專用服裝，因一般服裝沒有鬆緊性，會限制運動員的動作。

7.初學者或動作未熟練者，練習時應有

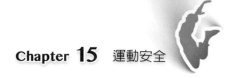

輔助者在旁協助或做保護動作。

(三)器材與設施的安全規定

1. 一般體操館都是室內場所，因此應該設有良好的通風系統。
2. 所使用的器材及支柱須堅固，並有專人看管和隨時檢修。
3. 防護性的器材應齊全（如海綿墊、榻榻米等），不可因陋就簡。
4. 體操項目繁多且集中於室內場館，因此空間有限，須注意器材的排列方式，不可距離太近或有互相干擾的情況。
5. 使用體操器材時，須有指導者在場保護。
6. 應在體操館最顯著的地方擺掛相關安全使用規定，未開放時，也必須掛上「不開放」的標示牌，並上鎖關好，以避免有人擅入或不聽從指示使用器材，而發生意外傷害。

三、球類運動

球類運動包羅萬象，林林總總達數十項之多，且參與人口數也是所有運動種類中最多的，因此發生運動傷害的機率也是最高的。

(一)運動特性

球類運動是以操作球為中心的攻防競技，含有個人技能、小組攻守技能和團隊攻守技能，除發展敏捷性、心肺耐力、協調性等基本運動能力外，尚可有效培養團隊合作的精神及守法的態度。

球類運動項目甚多，除上述之特性外，其較共通性的特性尚有：

1. 有接觸性與非接觸性之分，例如籃球、足球、手球、橄欖球等是屬於接觸性的球類運動，而桌球、羽球、網球等則是屬於非接觸性的球類運動。
2. 一般而言，接觸性運動除本身因素外，因與他人有密切而頻繁的

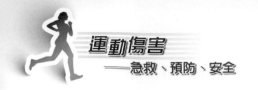

肢體接觸，因此發生運動傷害的機率往往較非接觸性運動高。

3.比賽時有攻、守方之分，並以得分多寡做為判定勝負之依據。

(二)安全措施

1.場地中的危險物（如小石子、玻璃、釘子等）要加以清除。

2.運動前要有充分的準備運動，運動後要有適當的緩和運動。

3.遵守比賽規則，不可有蓄意推、拉、撞、絆、踢等不當行為。

4.多加強基本動作練習，避免因動作不熟練而發生意外。

5.注意自身的體能狀況，不勉強為之。

6.從事接觸性運動時，應將隨身之金屬配件、飾品、手錶等危險物品取下。

(三)器材與設施的安全規定

球類運動種類眾多，場地材質有各種不同型式，因此有關的場地安全規定也不同，主要內容通常是要求使用者正確利用球場設施，一般的安全規定包括：

1.選擇適當的運動場地，例如不可隨意在籃球場上打網球或踢足球。

2.協助維持球場的平整，不任意散置釘子、小碎石或玻璃碎片等雜物。

3.球架、球門和球網不可用力拉扯或在上面吊盪，以免造成鬆動。

4.隨時注意維持球場地面的乾燥，以免在激烈奔跑時摔倒。

5.球架、球門、球柱等最容易被運動者碰觸的支架，均不宜採用尖銳輪角的結構，以避免因衝撞而發生意外。必要時，應使用軟性物質（如軟墊、保麗龍等）加以包纏起來。

6.球場看台、座椅、照明支架、電器開關，以及各種必須的附屬建築等，均必須有適當的配置且施工堅固，並具有足夠的容量、負荷量。

7. 球場的場地、設備、用具等都應有專人負責管理，並定時檢查整修。

8. 在球場適當距離處鋪植草皮花木，填補凹凸不平的地面，除可美觀球場外，亦可降低意外傷害的發生。

9. 任何球場均應訂有管理及使用規則，凡有不遵守規定或使用方法不當時，均應予以糾正或制止。

10. 使用球場設備前後，應該仔細察看有無破損或會危及安全的因子。

四、舞蹈運動

(一)運動特性

舞蹈是以優美而有節奏的身體姿態來表達個人內心感情、思想和意志的運動，除了可培養敏捷性、柔軟度和協調性等基本運動能力外，更能藉以健身、陶冶性情、增進社交能力和培養應對態度。

(二)安全措施

舞蹈的傷害事故並不常見，主要造成傷害的因素在「環境」、「個人身體狀況」兩方面，最易發生傷害的種類為扭傷和拉傷。因此在從事這類運動時應特別注意以下的安全措施：

1. 舞蹈教室空間較狹窄，練習時應留心周圍的障礙物，以免疏忽而撞及。

2. 運動前須有充分的準備運動，特別是各部位的伸展。

3. 練習時切忌嬉戲、打鬧或其他危險動作，如絆、拉、推等動作。

4. 如有不良姿勢傾向，指導者或同伴應立即予以糾正。

5. 應穿著輕便的服裝，最好是具伸縮材質的韻律服。

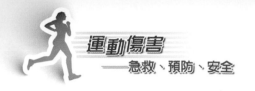
(三)器材與設施的安全規定

1. 室內須有良好的通風系統。
2. 舞蹈運動常有跳躍動作，為減少膝蓋部位的傷害，地板須有良好的緩衝作用，例如鋪設木板或厚軟墊等，但不可太滑，以免滑倒受傷。
3. 周圍的器具（如音響）應妥善擺放，以免妨礙練習，甚至造成危險。
4. 練習前應確實檢查地板是否有小石頭、玻璃碎片等危險物。
5. 場內照明設備應避免使用懸吊式燈具，以免妨礙跳躍動作，或因跳躍而發生傷害。

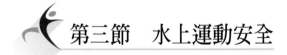

第三節　水上運動安全

　　一般我們所熟知的體育活動，除田徑、體操、球類運動等陸上型運動項目外，另一大類就是水上運動。台灣位居亞熱帶地區，四面環海，內陸河川、溪流密布，且近來隨著國人經濟能力提升及休閒時間增加，從事水上活動的人口與日俱增，尤其是夏季時候，隨處都是人山人海。但是，水上意外事故也頻頻發生，其中又以青少年居多。分析這類事故發生原因，以人為疏忽、不諳水性或在危險水域活動等因素為主，而這些又都與個人缺乏安全意識有密切關係。

　　水上活動種類繁多，包含游泳、浮潛、潛水、泛舟、風浪板、帆船、滑水、衝浪、風帆、獨木舟、遊艇、拖曳傘和垂釣等等，此類活動不僅有益身心健康，更具有極高的休閒娛樂價值。其中，除游泳與潛水的訓練課程在人工游泳池實施外，其餘大多在海岸、溪邊、湖泊、池塘或水庫等水域內活動。不管是人工游泳池，或是像海邊這類開放式水域，均潛藏著許多危險，稍有不慎，都有可能發生意外。

一、野外戲水的安全

台灣地區每年均會發生數十件以上的溺水意外，其中十有九件是發生在無人看管的野外開放水域，且以臨時起意下水遊玩者居多。開放式水域因地形、環境變化多端，隱潛的危機往往超乎想像，特別容易發生意外。因此在這類水域中悠遊玩樂時，除本身須具備基本游泳技巧外，瞭解各種水域的特性更顯重要。

開放水域一般可分海岸、溪潭、湖泊及野埤等四個類型。前兩種水域的水流是屬於動態的，可能有海流、風浪、激流、漩渦等現象；後兩種水域是靜態的，但因環境變化性和差異性大，不見得較動態水域安全。

(一)海岸戲水場

可分為礁（岩）岸和沙岸兩種。礁岸海岸一般多有較崎嶇的海底，但此類戲水場通常水質清澈，適合魚類及水中生物生存，故吸引潛水和浮潛水的遊客來欣賞水中的景觀與魚類生態。典型的沙岸戲水場即是海水浴場，這類海岸大多平直、海床落差小，經過勘察並標定救生監護範圍，配合陸上設施，即可成為海水浴場。不過，由於近年國內海岸垃圾汙染嚴重，真正乾淨又美麗的沙灘並不多見。

海岸戲水場的水溫和水流變化並不如溪河大，海水溫度大部分相當穩定，戲水者不易因水深或水流而受到突如其來的冷水刺激。不過，海岸戲水發生意外傷害的機會也不少，大部分起因於被沙灘垃圾刺傷腳底，或被水母、珊瑚等刺螫傷。此外，無人管理的海岸通常較少遮陽的建築，若無適當的防曬措施，容易造成紫外線傷害。因此為有效預防刺螫傷和曬傷，只穿著泳衣是不夠的，最好能穿著潛水防寒衣，或至少一襲長袖緊身運動衣，防滑鞋和帽子也是必要的裝備。

近年來，由於交通便利和運動器材的發達，類似浮潛活動越來越受

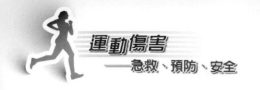

到歡迎。此類活動對參與者的游泳能力要求較低，發生意外事故時的應變能力相對也就比較差。因此從事這類活動時，務必穿著救生衣或和穿戴救生圈，甚至準備簡式塑膠艇，以備不時之需。不過，海風或潮汐可能將簡易浮具帶離海岸線，風浪也可能將救生圈或救生艇掀翻，此時，救生衣是否穿著確實，就很重要了。無論如何，最好要有救生員或領有合格執照者帶領並從旁協助，切勿單獨行動。

(二)溪潭戲水場

溪潭戲水場包括河流，不過台灣境內所有名為「河」的水體大部分汙染嚴重，早已沒有所謂河流的戲水場。台灣本島的溪流大都源自海拔三千公尺以上的高山，溪水相當清澈，但因地形高低落差極大，溪流多湍急，水溫甚低，從水面到水底層的水溫變化大，且河道多未經人工整理，溪床高低不平，因此在這類水域場所活動並不安全，戲水者不可不慎。此外，大部分的溪流邊缺乏救生器材或未設置救生監護站，所以大部分地區的戲水者需自負安全責任。

台灣北部的新店溪、大豹溪，南部多納、茂林等溪流，在暑假期間，經常有水上安全與救生社團在此遊憩點設立假日救護站。這些救生站附近的水底地形、水溫及水流特性多經救生員實際探測過，因此安全性較其他地點安全。

溪流戲水場發生事故的遊客年齡層，以十七、八歲青少年最多，其特徵是結伴出遊，喜歡在溪邊嬉鬧，且不穿著游泳衣，直接穿著長牛仔褲下水。諸如此類行徑，實不足取，值得警惕。

(三)湖泊戲水場

湖泊是指天然或人工築堤圍起的集水區域。台灣沒有天然的大型湖泊，都是一些由人工堤堰圍起的水庫，如翡翠水庫、石門水庫、曾文水庫、尖山埤、日月潭、牡丹水庫等。

水庫類地形的特性是邊坡陡峭，極少形成沙灘，而且深度極大，水

溫隨截流區的海拔變化也很大。大體來說，這類靜水型的水體由於對流較不旺盛，水面和水底的溫度變化大，而且在岸線地質以泥濘或岩質為主。過去大部分水庫都禁止各式機動性浮具，甚至不允許戲水、釣魚活動；然而隨著國內休閒意識和需求越來越高，近年已逐漸適度開放從事水上活動，惟此遊憩場所安全風險仍高，管理機關多訂定有安全管理規定，在此遊玩務必確實遵守這些規定，以免發生意外。

(四)野埤戲水場

台灣天然的池塘非常少，大部分都是魚塭或開採沙石後所遺留下來的水坑。這類戲水場通常無人管理，水質混濁，深淺不一且池底常有積泥，並不適合從事水上活動。若因特殊需要，必須在此水域中活動時，務必注意事後的衛生問題，在建築廢留的水坑中活動則應留意水底的廢棄物，一旦發生擦、刺傷時，都必須確實消毒上藥。

隨著週休二日政策的實施，國人走出戶外從事休閒活動的機會逐漸增加，加上台灣四面環海，有越來越多的人選擇從事水上活動。然而，總有許多人在從事水上活動時，不遵守規定，恣意而為，以致時有溺水事故發生。

水上安全的第一步，就是要先建立危險意識，並確實遵守相關的安全規定。以下就是有關水上活動的安全規定，請務必確實遵守：

1.在開放及有救生員看守的水域戲水或游泳。[1]
2.在安全旗幟範圍內活動。
3.遵守安全標示（如**圖15-1**）。凡有禁止標記的水域，都應該依規定禁止在該水域從事水上活動。
4.不單獨下水，要有人在旁照應或結伴同行。
5.對水域環境不熟時，不隨意下水。

---

[1] 海灘上插有紅黃旗時，代表有救生員駐站，屬於安全戲水區域。

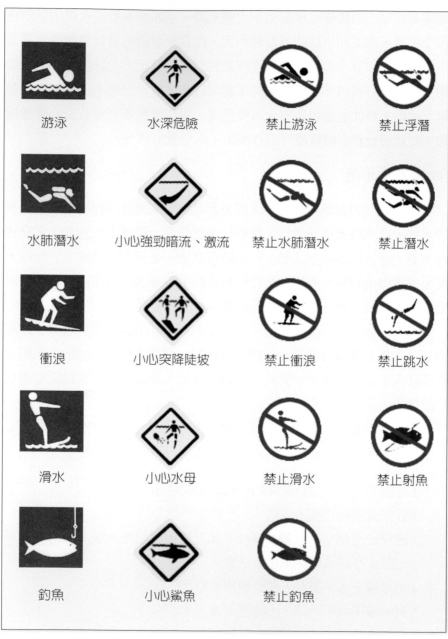

游泳　　　　水深危險　　　禁止游泳　　　禁止浮潛

水肺潛水　　小心強勁暗流、激流　禁止水肺潛水　禁止潛水

衝浪　　　　小心突降陡坡　　禁止衝浪　　　禁止跳水

滑水　　　　小心水母　　　　禁止滑水　　　禁止射魚

釣魚　　　　小心鯊魚　　　　禁止釣魚

註：「方形圖」表示適合或允許；「菱形圖」表示警告；「圓形圖」表示禁止。

圖15-1　安全水域識別標示

6.泳技不佳者不可至深水區，不離開岸邊太遠。

7.飯後不可立即下水。

8.吸毒、吃藥或酒後不可下水。

9.不穿著牛仔褲或長褲下水。

10.身體狀況不佳時（如體力不濟、疲倦、暈眩等），不可逞強下水，若已下水，應立即上岸。

11.遇到狀況時（如抽筋、遇暗流），應保持鎮靜並及早舉手呼救。

12.遇大雷雨或地震時，應立即離水上岸。

13.遇亂流時，勿逆游與急流搏鬥，應順流斜向游往岸邊。

14.不要依賴充氣式浮具，以免突然破裂失去依靠。

15.見有人溺水時，立即大聲呼救，救生技術不熟練者，不可冒然赴救。

二、游泳池的安全

在遠古時代，人類野外捕捉獵物，躲避攻擊，必須學會及使用各種的技能，游泳就跟跑、跳、擲等一樣，成為人類求生的基本技能。時至今日，游泳運動已被視為主要的休閒活動之一，尤其是每年夏季一到，各地游泳池總是人滿為患，可見一斑。也正因為參與游泳運動的人越來越多，因此在游泳池所發生的溺水意外也屢見不鮮。有鑑於此，政府乃通令各級學校加強學生的游泳能力，並確實宣導游泳時的安全注意事項與相關規定，期能有效減少意外事故的發生。

(一)游泳池的安全規定

一般而言，游泳池有分公立和私立兩種，兩者均需購票方能入場。前者收費通常較後者便宜，主要是因為公立游泳池不以營利為目的。不過私立游泳池收費雖然較高，但設備較公立游泳池完善許多。

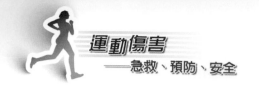

　　無論是公立游泳池或私立游泳池，在入口處或較顯眼處均會懸掛「游泳池使用與管理規定」這類看板（如**圖15-2**），此即所謂的安全須知。游泳池所標示的規定內容會因為其特殊情況或條件的不同而略有不同，但有些規定是放諸四海皆準的。

◆共同規定

1. 不可在池邊奔跑、追逐，以免滑倒受傷。
2. 不可任意推人下水，以免撞到他人或撞到池邊受傷。
3. 嚴禁跳水（常因水淺，造成頸椎受傷而終生癱瘓）。
4. 游泳前進時，應保持安全距離，以免被踢到而受傷。
5. 患有心臟病、肺結核等疾病，以及皮膚病、眼疾等傳染病者，不可下水。
6. 下水前請先淋浴，且勿在池中隨意大小便、吐痰、嚼食檳榔及飲食，以維護水質衛生。
7. 請遵從救生員和工作人員的指示與指導，不可恣意而為。
8. 不可拉扯水道繩，或在長泳區內逗留、嬉戲。

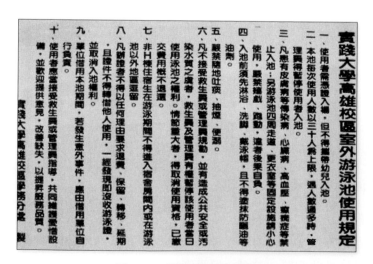

圖15-2　游泳池安全須知

◆其他規定

1. 須穿著泳衣（褲）和泳帽，方可入池。
2. 池內不可使用充氣式浮具，如救生圈、橡皮艇等。
3. 戲水時，不可將他人壓入水中不放。
4. 依照自己的能力，在適合的深度範圍內活動。
5. 十二歲以下兒童需有家長陪同，方可下水。
6. 酒後，請勿下水。
7. 閃電或打雷時應立即上岸，並擦乾身體（室外游泳池的特殊規定）。
8. 身上塗有防曬油、化妝品、乳液、精油或其他物質者，下水前應先沖洗乾淨，以免汙染水質。

(二)個人游泳前後的安全須知

在游泳池中所發生的意外事故，除肇因於個人不遵守規定外，游泳前未確實做好準備工作，以及游泳後的不當作為，也都是可能的原因。以下即是游泳前後的安全須知：

◆游泳前

1. 下水前先放鬆心情，確實做好熱身運動。
2. 下水前先適應水溫，緩慢地下水，做適合自己的運動量即可，不要逞強。
3. 氣溫及水溫太低時，容易發生抽筋，最好不要下水。
4. 飯後兩小時內或空腹時，不可下水。
5. 仔細閱讀游泳池的安全規定。

◆游泳後

1. 上岸休息時，立即將毛巾披在身上，保持體溫。

2.運動後不宜立即洗熱水澡，尤其是老年人。[2]

3.游泳結束，應確實清洗全身。

4.進出更衣間或盥洗室，注意地板濕滑，當心摔跤。

(三)水質的衛生與管理

　　游泳池水質的好壞攸關使用者的健康，水質不佳，容易造成皮膚病變或腸胃不適等疾病。水質管理是一門專業性的工作，需要專門性的知識與長久的實務經驗，才能將水質管理得恰到好處（陳樹屏，1991）。早期國內游泳池的水質標準都是依據「台灣省營業衛生輔導要點」之規定辦理，惟此輔導要點並無罰則，且不具法律約束力。其後，衛生署疾病管制局乃參考國外規範並徵詢學者專家與業界意見，於2007年頒布「營業衛生基準」，原「台灣省營業衛生輔導要點」停止適用。

　　新頒「營業衛生基準」針對游泳池的設施和水質標準建立了明確的要求與規範，惟其屬行政指導，並無罰則，主要作為業者進行衛生管理之參考，並提供各縣市衛生局考量地區特性，對業者進行衛生輔導，或斟酌納入縣市營業衛生管理自治條例，並因地制宜制定行政罰鍰額度（衛福部疾管署，2007）。

◆水質的判斷

　　水質的優劣，直接影響泳池的品質、游泳者的健康及環境的衛生。依照規定，不管公立或私立游泳池，每天均應確實檢測水質並公告。因此從當日的水質檢測一覽表，即可清楚地掌握游泳池的水質狀況，瞭解是否適宜下水游泳。倘若對游泳池公告的水質檢測結果有疑義時，也可以利用下列幾個簡易的方法，來判斷水質是否乾淨（李文昌，1998）。

---

[2] 運動時，流向肌肉的血液增加，心肌應運動所需增加血流量；運動結束後，原本因運動而加快的心跳和血液流動，仍會持續一段時間，才會冷卻、緩慢下來。如果在未冷卻之前立刻洗熱水澡，會使流往肌肉和皮膚的血量繼續大量增加，導致心臟和腦部等器官的血流量不足，而發生心臟病突發或腦部缺氧。

1.池水的顏色整體看起來清澈湛藍，水中能見度15公尺以上。

2.聞聞池水是否還有消毒藥水的味道。

3.詢問泳客對池水的口感反應，並觀察皮膚是否有紅腫、斑疹等過敏現象。

4.池中的泡沫是否在15秒內消散。

◆水質的維護與管理

游泳池最重要的主角就是水。一般游泳池池水的來源，主要是天然水（如地下水、雨水、泉水等）和自來水兩種。不過，這兩種水對游泳池的品質就有差別，天然水本身的雜質含量較多，菌類、藻類等浮游物也較自來水多，因此大多數游泳池都是以自來水為主要水源。但由於游泳池的水量需求非常大，在經費考量下，幾乎很少全部使用自來水，或者大量換水，一般都是以少量水補充平時的消耗，或是加入些許天然水補充。

由於游泳池的水大都不常更換或以天然水補充，因此必須採取一些維護措施，否則易使水質變差、混濁，池壁和池底也會長出青苔，汙染程度將日趨嚴重。游泳池的水質維護措施不外兩種途徑，一是利用過濾器不斷循環過濾，一是以化學藥劑來進行消毒、過濾、沉澱。一般而言，都是以前者為主，後者為輔。

以下分別介紹水質的標準、常用的藥品和藥品的使用方法等（行政院體育委員會，1999）。

1.水質標準：

　(1)大腸菌含量：每100毫升水中，少於2.2個大腸菌，即可確認為是合乎標準的水質。

　(2)酸鹼度（PH值）：一般水質的酸鹼度應介於6.5～8.0之間，而游泳池的水質酸鹼度以7.2～7.6之間最合適。

　(3)殘餘氯量：目前游泳池均以氯化物來殺死池水中所蘊藏的細菌，池中含氯量越高能殺死的細菌數量與種類就越多（如**表15-1**）。不過池水含氯量過高會對人體造成傷害，會引發噁

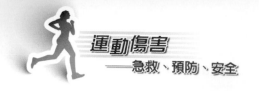

表15-1　殘餘氯量與殺菌的關係

殘氯量	可殺死細菌種類
0.10ppm	赤痢菌、淋菌、腸炎菌、黃色鏈球菌、霍亂菌
0.15ppm	腦脊髓膜炎球菌
0.20ppm	肺炎球菌
0.25ppm	大腸菌、溶血性連鎖球菌

心、嘔吐等中毒症狀。合乎標準的殘氯量濃度應保持在0.4～0.6ppm之間，此即表示在30秒內可殺死包括大腸菌、肺炎球菌等的細菌，而使水質達到安全的程度。

(4)溶氧量：需超過5毫升／升。

(5)毒性物質：危險氣體如氯、酚、氨等，金屬離子溶於水後所產生的劇毒，如鉛、砷、鉻、鎘、銀、鈤、汞等。

(6)顏色及濁度：以透明度越高越好，潛水裸視垂直距離4公尺，水平距離6公尺，在池邊觀望能看清池底每個角落。

(7)溫度：水溫的高低亦會影響水質，水溫的不同使用的化學藥劑量也應有所增減。一般游泳池水溫維持在22～27℃之間即可，比賽用游泳池則以23～26℃為宜，國際標準游泳池是24～24.5℃之間。

2.藥品種類：

(1)次氯酸鈉：即漂白水，以漂白粉摻水打入池內，漂白水與水作用會生成強烈氧化劑，能殺菌消毒以及沉澱雜質。

(2)氯：溶於水即成漂白水，具強烈揮發性及刺激性，打入水中的劑量需特別注意，以少量多次為原則，以免發生意外。

(3)明礬：能濾過水中雜質，使雜質沉澱。

(4)硫酸銅：有溶化水中唾液、痰垢的功能，但需要注意劑量，不可使用過量，以免傷害眼睛及皮膚。

(5)片鹼：即蘇打，又名苛性鈉，有殺菌、除苔功能，具有腐蝕性及刺激性，應避免用手直接碰觸。

(6)碳酸鈉：又名純鹼，其化學作用比片鹼弱1.5倍。

(7)鹽酸：具有強烈的腐蝕性及刺激性，與水混合成稀鹽酸，有制止池壁及池底長青苔的功用。

(8)硫代硫酸鈉：俗名海波，屬弱鹼，與稀鹽酸同時使用可清潔池水。

3.藥品使用方法：各種藥品的使用，須依當時的水溫、使用泳池的人數，以及池水的品質來決定，因此不是每種藥品都要打入水中。

(1)碳酸鈉平時可以和漂白水合用，因漂白水和氯可以使pH值下降，而碳酸鈉則可以使pH值升高，平常1噸水加入碳酸鈉約8公克。

(2)平時依水質加漂白水或氯氣，1噸水加漂白水100克或氯氣1～15克。

(3)池水很混濁時，可加明礬使其沉澱，然後再吸塵，1噸水約加3～4克。加入明礬後，需經過一整夜的時間使雜質沉澱，隔天再吸塵。

(4)水面有油汙及泡沫時，可加入硫酸銅使之溶化，1噸水加約3克。

(5)大雨過後，池水會摻入許多雜質及酸性物質，此時可加入些許片鹼，兩小時後再加入漂白水，1噸水加片鹼10～12克。國內空氣汙染嚴重，雨水含有少量酸性物質，所以需注意雨量的大小，再加入適量的片鹼。

(6)夏季結膜炎流行時，池水含有結膜炎病毒，可加入硝酸銀。硝酸銀本身有毒，使用時要特別小心，加入後必須關閉一天才能使用。

　　游泳池水質的維護是屬於專業性質的工作，未經過訓練者是無法勝任的，尤其在使用各種具毒性化學藥品時，即使受過專業訓練人員，也要特別小心使用，並留心其作用，亦需注意這些藥品對水質的影響。

　　藥品使用的最基本，也是最重要的原則就是「寧可少量而不過量」，並盡可能在開放時間結束後再實施消毒工作，同時工作人員亦需保護自身的安全，避免長時間在化學藥品的感染環境下，使身體造成傷害而不自知。

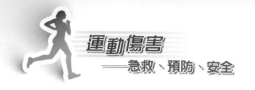

三、自救與救人

　　水上救生的方法很多，包括游泳法、水中自救、求生法、岸上救生、涉水救生、船艇救生、急救法等。其中部分救生技能需經過專業救生訓練加以養成，非字面閱讀即可習得。故本節僅針對水中自救、水中求生、岸上救生及涉水救生等部分做簡要介紹，提供未具備下水救生能力時，能利用自身的技能或周遭可用的器材，達成自救與救人的目的。

　　身體機能在水中發生障礙（即身體局部肌肉發生痙攣現象）或不諳水性者不慎落入深水區，此時若非周遭正好有人可以協助，往往只有自己救自己，別無他途。一般在水中所發生之溺水意外事件，通常由以下兩個原因造成：

1. 驚恐慌張：當人身歷險境時會因緊張而導致肌肉收縮、身體僵硬，導致活動力降低。
2. 體力耗竭：不慎落水時，不斷地掙扎，將體力耗盡，減少生存的機會。

　　一旦發生意外時，首先必須鎮定冷靜瞭解所處環境，然後運用身浮力自救，或者利用周邊物求生。

(一)水中自救

　　水中自救的首要原則是「保持體力」，也就是以最少體力而在水中維持最長的時間，為達此目的必須緩和呼吸頻率，放鬆肌肉並減慢動作。其次是「抽筋自解」，從事水上活動時發生抽筋現象是極嚴重的狀況，若無他人協助，又無法自行解痙的話，恐導致溺水意外。

◆保持體力

　　保持體力的水中自救的方法，包括水母漂、俯臥漂、仰漂和韻律呼

吸等，其動作要領及圖解說明如下：

①水母漂（如**圖15-3**）

　　深吸一口氣後閉氣，臉部向下埋於水中，雙腳與雙手向下放鬆自然伸直與水面略成垂直，狀似水母。在水中時不要吐氣，使身體始終維持在接近水面位置。換氣時，雙手掌向下壓水，雙腿前後夾水，利用反作用力迅速抬頭讓口鼻露出水面，瞬間快吐快吸，完成換氣，然後再入水繼續成漂浮狀態。換氣時儘量吸氣，使身體產生較大浮力；頭埋在水中漂浮時，最好將雙眼張開，以消除恐懼。

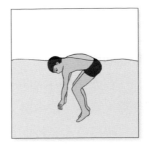

圖15-3　水母漂

②俯臥漂（如**圖15-4**）

　　此漂浮法與水母漂近似。首先呈水母漂狀，然後將手腳緩緩向前及向後伸直。換氣時，雙手下壓並向後方划動，兩膝屈向胸前，此時藉身體上升時，將口鼻露出水面，快吐快吸，完成換氣。

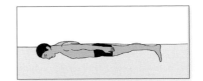

圖15-4　俯臥漂

③仰漂（如**圖15-5**）

　　深吸一口氣後，頭部後仰，雙手向兩側成大字狀，掌心向上，全身放鬆成漂浮狀，然後再將雙手慢慢向頭上方併攏伸直，雙腿同樣自然伸直併攏。換氣時，以口做快吐快吸換氣，吸氣後，嘴巴緊閉，將新鮮空氣吸入肺腔內，勿讓空氣漏掉。

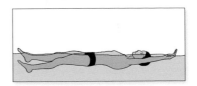

圖15-5　仰漂

④韻律呼吸（如**圖15-6**）

　　深吸一口氣後，身體直立水中，放鬆保持立浮，雙手側平伸，頭部上緣露出水面。換氣時，雙手向下壓水，利用反作用力使身體上浮

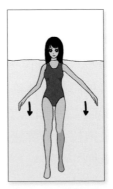

圖15-6　韻律呼吸

並藉機吐氣，待嘴巴浮出水面時立刻吸氣，此時身體會逐漸下沉。吸氣與吐氣隨身體在水中上、下起伏，有韻律地實施。此動作不運用腿部動作，與游泳時的韻律呼吸略有不同。

◆抽筋自解

在水中發生抽筋是非常嚴重的狀況，若連帶發生嗆水，往往會導致溺水意外。水中發生抽筋現象，多半與下水前未確實做好熱身運動、肌肉疲勞或水溫較低有關，這些都是事先可以預防的。因此要有效預防發生抽筋現象，下水游泳前應確實做好熱身運動，並先用手或腳測試水溫，以及游泳時避免肌肉使用過度。

在水中，一旦不幸發生抽筋，務必保持鎮靜，並尋求周遭人員的協助。若無人可以救助時，可運用下述方法慢慢加以解除，千萬不要慌張，否則只會雪上加霜，使抽筋狀況更加嚴重。

在水中較容易發生抽筋的部位，包括腳趾、小腿、大腿和腹部，以下即是這幾個部位的解痙方法：

①**腳趾解痙**（如**圖15-7**）

深吸一口氣後，在水中呈水母漂姿勢，然後雙手用力壓住抽筋的腳趾（屈趾肌的肌腹），前後左右用力搓揉，即可有效解痙。亦用手握住腳趾，用力向抽筋部位的反方向拉伸，但此法僅可暫時解痙，易再次復發。

②**小腿解痙**（如**圖15-8**）

深吸一口氣後，在水中呈水母漂姿勢，一手將抽筋小腿膝蓋向下壓，另一手抓住抽筋的腳掌向上向後拉（類似向上扳的動作），使小腿肌肉拉伸；解痙後，雙手用力揉捏小腿肌腹，使肌肉放鬆。

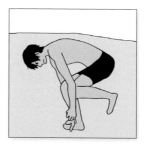

圖15-7　腳趾解痙

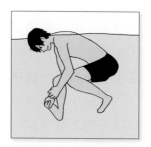

圖15-8　小腿解痙

③大腿解痙（如**圖15-9**）

　　大腿抽筋大多發生在股四頭肌，同樣地，先深吸一口氣後，在水中呈水母漂姿勢，然後用一手扳握著抽筋腿的腳背向後彎曲，並用力向臀部拉伸，使抽筋部位伸展；解痙後，輕輕按摩抽筋部位，使僵硬的肌肉放鬆為止。

④腹部解痙

　　可分為內腹部抽筋與外腹部抽筋兩類：

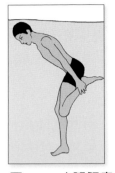

圖15-9　大腿解痙

1. 內腹部解痙（如**圖15-10**）：係胃部器官抽筋，這是所有抽筋現象中最嚴重者，發生此種狀況時，唯有他人協助搭救上岸並送醫外，別無他法。因此為能儘早獲得救助，應大聲吼叫求援，並將身體捲曲，在水中不斷滾翻，狀似溺水，此動作必須持續到喝水下沉為止。

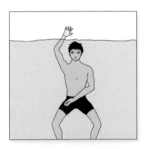

圖15-10　內腹部解痙

2. 外腹部解痙（如**圖15-11**）：係腹直肌發生抽筋。可立即呈仰漂姿勢，放鬆並伸展腹部肌肉，同時藉以稍作休息，慢慢即可復原。

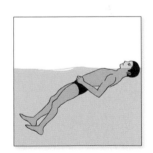

圖15-11　外腹部解痙

(二)水中求生

　　一旦不慎落水或發生溺水意外時，最重要的就是設法保持體力自救。倘若體力不濟時，則必須改採較不耗損體力且能爭取更多時間的求生方法。主要方法包括「藉物待援」和「衣物利用」兩種。

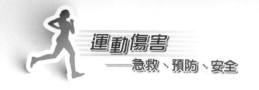
◆**藉物待援**（如圖**15-12**）

發生落水意外時，若能有效利用周遭的漂浮物即可在水中求生待援，而且有事半功倍之效。水面上可能的漂浮物大致有以下幾種，可以加以利用：

1. 有圓口的漂浮物，如盒子、水桶、油箱等，將開口部壓在水下，或將口封住，即可作爲漂浮工具。
2. 隨身攜帶的物品，如手提袋、手提箱、帆布包、塑膠袋等，加以充氣後即可作爲漂浮工具。
3. 天然物品，如樹枝、木板、木塊、廢車胎、桌椅、櫃等，這些物品本身即具有浮力，可直接充作漂浮物。

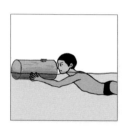 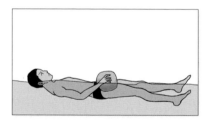 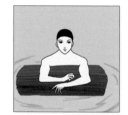

圖15-12　藉物待援

◆**衣物利用**

失足落水時，若周遭沒有任何漂浮物可利用，此時利用衣服是最簡便的方法，即使不利用衣物，也應該設法脫除身上不必要的部分，否則在水中造成累贅。

①**水中脫衣**（如圖**15-13**）

外套、大衣、風衣、夾克、西裝等衣物，對漂浮會造成很大負擔，應先迅速脫除，其後依序是鞋子、下褲、上衣等。如鞋子有保留必要時，可於脫下後，將兩鞋帶繫在一起掛在脖子上，然後再脫褲子與上衣。

②上衣利用（如**圖15-14**）

　　將上衣脫下，兩袖口紮起來，將領襟鈕扣反扣在脖子上，雙手抓住衣角，提出水面並向前撲壓，衣服可盛滿空氣形成一大氣囊。

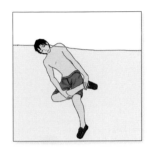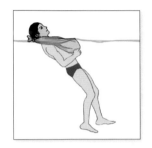

圖15-13　水中脫衣　　　　**圖15-14　上衣利用**

③下褲利用

　　方法有三種：

1. 打水法（如**圖15-15**）：脫下長褲後，將褲管紮起來，一手將褲腰提出水面，另一手向褲腰口中打水，讓褲管內盛滿空氣。
2. 前撲法（如**圖15-16**）：將褲腳紮起來，雙手各抓住褲腰的一邊，將褲子置於頭部後方，雙手自頭後方向前撲，褲管即可盛滿空氣。
3. 吹氣法（如**圖15-17**）：先紮起褲管，提起褲腰，吸一大口氣，將頭沒入水中，將氣吹入褲管中，可一口接一口吹，直到吹滿褲管為止。

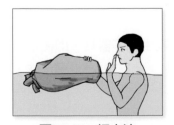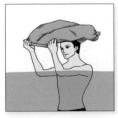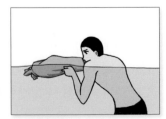

圖15-15　打水法　　**圖15-16　前撲法**　　**圖15-17　吹氣法**

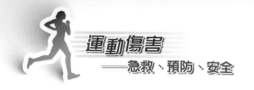

(三)岸上救生

岸上救生是最簡易的救生方式，對施救者而言，也是最安全的方法。當發現有人在離岸較近的水中溺水時，岸上人員不須下水，只要依照當時的情況，適當地利用周遭的器具，如竹竿、救生圈、繩子、浮板等，即可有效達到救生的目的。一般較常見的岸上救生方法有手援、腳援和器援等三種。

◆手援（如圖15-18）

溺水者離岸較近時，施救者先設法穩固自己的身體，在岸上探半蹲姿勢或雙腳開立，側身斜向溺水者，或者迅速臥倒趴在岸邊，一手按在地上或抓牢岸上固物，另一手則設法抓住溺水者的衣領、頭髮或手腕，將溺水者拉上岸。

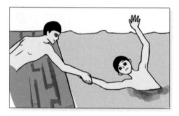

圖15-18　手援

◆腳援（如圖15-19）

溺水者離岸邊稍遠，無法用手援施救時，可改用腳來進行救援。施救者雙手應先抓牢岸邊固定物（必要時可跳入水中），並使身體儘量靠近水面，然後再將腳伸向溺水者，使其抓握住施救者踝關節，待其抓穩後，再將其拖回岸上。

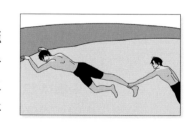

圖15-19　腳援

◆器援

通常游泳池周邊都會放置救生圈、木棒或救生繩等器具，即使是其他戲水場，也可以找尋到如樹枝、竹竿等器具。一旦有人發生溺水時，這些器具就是最佳的施救器材。

1.竹竿、木棒（如圖15-20）：現場找尋竹竿、木棒或樹枝等長條

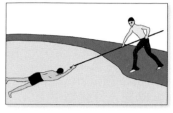

圖15-20 竹竿、木棒

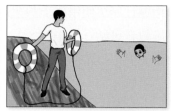

圖15-21 救生圈

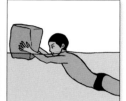

圖15-22 易浮物品

形狀物體，依照手援姿勢將這類物體由側面接近溺水者，使其抓住後拖回岸邊。將此類物體伸向溺水者時，切勿正面向其胸前傳遞，而是應該以橫掃方式傳遞，亦不可將有刺或尖銳物遞給溺水者，以免延伸刺傷意外。

2. 救生圈（繩）（如圖15-21）：當溺水者離岸邊較遠時，可利用救生圈或繩索施救。使用救生圈施救時，救生圈務必確實綁上繩索，以防拋擲位置不佳時，可立即拖回重新拋擲。拋擲的位置以溺水者伸手即可碰觸到為宜，應避免直接擊中溺水者。正確的拋擲方法是將繩端套在手腕上或踩在腳下，身體斜向或側向溺水者，兩腳前後分開站立，一手抓牢救生圈，另一手輕握捲繩，以低手拋擲的方式將救生圈拋給溺水者。拉繩時應儘量與水面平行，緩慢地將溺水者拉回岸上。

3. 易浮物品（如圖15-22）：若無其他救生器具可利用時，應立刻尋找如木板、保麗龍、釣魚用冰箱、塑膠瓶、充氣玩具、汽機車內胎或浮板等易浮物品，並拋給溺水者。若溺水處有水流動，應將漂浮物從上游拋向溺水者，待其抱抓住且能浮在水面上時，再設法將其拖回岸上。

(四)涉水救生

此法在溪流、河川和海邊最為實用且常用，不過，運用此法有以下幾個必要的條件或時機，缺一不可：

1.溺水者距岸稍遠且無法使用岸上救生時。

2.水位不深,施救者可站立其中時。

3.急流或風浪是人力可以抗拒的程度。

涉水救生包括「徒手救援」與「藉物救援」兩種,分述如下:

◆徒手救援

①**單人徒手救援**(如**圖15-23**)

施救者先確定能在水中站立,然後再慢慢走向溺水者,在距離一大步的位置,伸手將其抓牢,並拖回岸邊。施救者欲伸手救援前,應先確實站穩;若溺水者距岸較近時,施救者可一手抓住岸邊,然後再伸出另一手或腳施救,如此可避免被溺水者拖累,同遭溺水。

②**多人徒手救援**(如**圖15-24**)

溺水者距岸稍遠時,可使用「人鍊法」,彼此手牽手,自岸邊開始串連,最前端一位在溺水者前一大步處伸手施救。若人鍊長度不及溺水者處時,可利用繩索或類似繩索的物品(如衣服)來延伸,惟運用此法時,須先確定繩索是否牢固或各環結是否繫緊,再將其一端確實繫於岸上固定。多人徒手救援法尤應注意急流與風浪,不可冒然使用,否則會使更多人遭到溺水不幸。

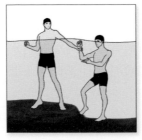

圖15-23　單人徒手救援

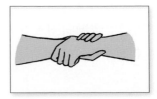

圖15-24　多人手鍊

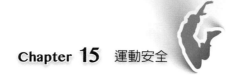

◆涉水藉物救援

　　涉水藉物救援係一種間接施救溺水者的方法，施救者與溺水者有物間隔，可免去糾纏的危險，對兩者都非常安全。一般而言，此法多使用漂浮物來救援，例如救生圈、浮板、保麗龍、木板等，溺水者可藉以將頭浮於水面上，施救者則可從容地將之拖回岸邊（如**圖**15-25）。若無漂浮物可利用時，亦可利用繩索、木棒或衣服等器材，惟這些物體不具浮力，一旦溺水者抓牢後，須迅速將其拖回。

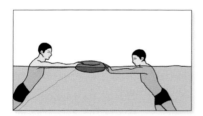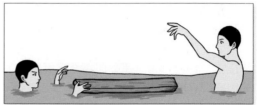

圖15-25　涉水藉物救援

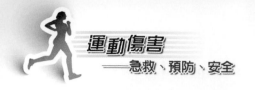
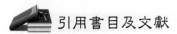 引用書目及文獻

Wettstone, E. (1981). *Gymnastic Safety Manual* (2nd ed). University Park, PA: The Pennsylvania State University Press.

Wettstone, G. (1983). Gymnastic Safety. *Journal of Physical Education, Recreation & Dance, 54*(6), 49-55.

中華民國水上救生協會（2015）。《水域安全與救生》。台北市：中華民國水上救生協會。

行政院體育委員會（1999）。《游泳池管理手冊》。台北市：行政院體育委員會。

李文昌（1998）。〈游泳池對腸病毒的因應〉。《中華水電冷凍空調》，178，117-118。

林正常（1992）。《運動傷害急救與預防》。未出版。

徐興泰（1983）。〈水中安全自救與求生〉。《北體學報》，1，14-21。

教育部（2000）。〈加強校園運動安全注意要點〉。取自教育部全球資訊網，http://edu.law.moe.gov.tw/LawContentDetails.aspx?id=GL000319&KeyWordHL=&StyleType=1

陳樹屏（1991）。〈游泳池的水質控制〉。《中華體育季刊》，16，103-106。

黃啓煌、王百川、林晉利、朱彥穎（2003）。《運動傷害與急救》。台中市：華格那企業有限公司。

劉碧華（1995）。〈如何加強運動場地的安全管理〉。《中華體育季刊》，9(3)，8-14。

蔡長啓（1983）。《體育建築設備》。台北市：體育出版社。

衛生福利部疾病管制署（2007）。〈訂頒「營業衛生基準」，原「台灣省營業衛生輔導要點」停止適用〉。取自衛生福利部疾病管制署全球資訊網，http://www.cdc.gov.tw/info.aspx?treeid=45da8e73a81d495d&nowtreeid=1bd193ed6dabaee6&tid=24B88DAC7E197F0A

賴金鑫（1992）。《運動醫學講座第一輯》。台北市：健康世界雜誌社。

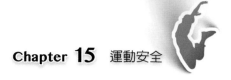

附錄一　個人身體健康狀況調查表

姓名：＿＿＿＿＿年齡：＿＿＿＿＿血型：＿＿＿＿＿出生年月日：＿＿＿＿＿
電話：＿＿＿＿＿地址：＿＿＿＿＿＿＿＿＿＿＿＿＿＿＿＿＿＿＿＿＿

【說明】你曾經患過或正患有以下疾病嗎？若有，請在「是」的空欄內打
「✓」，並將該疾病的相關注意事項、使用藥物及詳細狀況填寫在
備註欄。

疾病或症狀	是	否	備註
頭部損傷或腦震盪			
骨骼或關節傷害（如骨折、脫位）			
眼睛或耳朵疾病或障礙			
哮喘或支氣管炎			
心臟方面疾病			
高或低血壓			
貧血、白血球過多或血友病			
糖尿病			
肝炎			
腎臟或膀胱疾病			
疝氣			
過敏或皮膚病			
月經問題			
其他疾病或傷害			
必須定期服藥			
		填表人簽名：＿＿＿＿＿	
		監護人簽名：＿＿＿＿＿	
		日期：＿＿＿＿＿＿＿＿	

資料來源：黃啟煌、王百川、林晉利、朱彥穎（2003）。《運動傷害與急救》。台中
市：華格那企業有限公司。

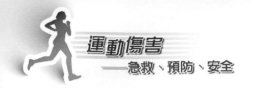
附錄二　身體活動準備量表（PAR-Q）

　　雖然規律的身體活動是好的、是健康的，且對大多數人而言，激烈運動是安全的；但是有些人在從事激烈運動前，還是有必要找醫生檢查一下身體的狀況。

　　當你正計畫進行更激烈的身體活動，開始前請你務必先回答下列表框中的七個問題。如果你的年齡在15～65歲之間的話，此量表可以明確地指出你在運動前是否需要找醫生好好檢查一下身體狀況；如果年齡在65歲以上且沒有運動習慣的話，無論如何，你都需要先找醫生好好檢查一翻。請你仔細閱讀以下每一個問題，並根據個人的實際感受，然後誠實地回答「是」或「否」。

是	否	
☐	☐	醫師曾告訴你，你的心臟有問題嗎？
☐	☐	你經常感覺胸部疼痛嗎？
☐	☐	你經常感覺虛弱或頭昏眼花嗎？
☐	☐	你的血壓過高嗎？
☐	☐	醫師曾告訴你，你患有因運動而惡化的骨骼關節問題嗎？
☐	☐	你正在服用醫生指定的血壓或心臟病藥物嗎？
☐	☐	你有其他上述未提及而不能參加身體活動的理由嗎？

如果有任何一題或一題以上回答「是」

你應該先親自或電話跟醫生討論關於這個問題，並且在體能評估後，再開始從事較激烈的身體活動。剛開始從事任何一項活動都必須慢慢來，否則為安全起見，你必須做些限制。關於你想參與的活動類型也應該跟醫生討論一下，並遵循醫生的囑咐。

如果每一題的回答都是「否」	延緩增加身體活動量：
你可以： ・開始從事較激烈的身體活動，不過為了安全起見，剛開始慢慢來，再逐步增加。 ・根據體能評估從事身體活動。不過也要注意你的血壓值，如果超過144/94以上，活動前還是要跟醫生討論。	・如果感覺不舒服，如感冒或發燒等突發疾病，等感覺變好後再開始。 ・如果懷孕的話，先跟醫生討論再開始。
	特別注意：如果健康狀況改變，使上述任一問題的答案變更為「是」時，你必須告知運動指導員並改變你的身體活動計畫。

鄭重聲明：本機構對於從事身體活動者均不承擔任何責任；如果在完成本量表後，有任何疑問，在從事身體活動前請諮詢你的醫生。

我已經仔細閱讀、瞭解並完成此量表，也非常滿意我對每一個問題的答案。

姓名：＿＿＿＿＿＿＿＿＿

簽名：＿＿＿＿＿＿＿＿＿ 日期：＿＿＿＿＿＿＿＿＿

家屬簽名：＿＿＿＿＿＿ 保證人簽名：＿＿＿＿＿＿

資料來源：本量表係加拿大運動生理學會（The Canadian Society for Exercise Physiology）於2002年新修訂版本。

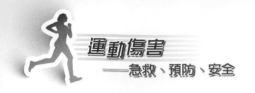

附錄三　緊急事件聯絡人資料卡

■個人基本資料

姓名：＿＿＿＿＿＿＿＿身分證字號：＿＿＿＿＿＿＿年齡：＿＿＿＿＿＿＿

電話：＿＿＿＿＿＿＿地址：＿＿＿＿＿＿＿＿＿＿＿＿＿＿＿＿

■緊急聯絡人資料

1.家長或監護人姓名：＿＿＿＿＿＿＿＿＿＿關係：＿＿＿＿＿＿＿

　地址：＿＿＿＿＿＿＿＿＿＿＿＿＿＿＿＿＿＿＿＿＿＿＿＿＿

　電話：(H)＿＿＿＿＿＿(O)＿＿＿＿＿＿手機：＿＿＿＿＿＿

2.緊急聯絡人姓名：＿＿＿＿＿＿＿＿＿＿＿關係：＿＿＿＿＿＿＿

　地址：＿＿＿＿＿＿＿＿＿＿＿＿＿＿＿＿＿＿＿＿＿＿＿＿＿

　電話：(H)＿＿＿＿＿＿(O)＿＿＿＿＿＿手機：＿＿＿＿＿＿

3.家庭醫師姓名：＿＿＿＿＿＿＿＿＿＿＿電話：＿＿＿＿＿＿＿

■注意事項

1.你是否對藥物過敏？

　□否　□是，對何種藥物過敏：＿＿＿＿＿＿＿＿＿＿＿＿＿＿

2.你是否對其他物質過敏（如灰塵、花粉……）？

　□否　□是＿＿＿＿＿＿＿＿＿＿＿＿＿＿＿＿＿＿＿＿＿＿＿

3.你是否患有下列疾病？

　□哮喘　□糖尿病　□癲癇　□其他＿＿＿＿＿＿＿＿＿＿＿

4.你是否正接受藥物治療？

　□否　□是，何種藥物＿＿＿＿＿＿＿＿＿＿＿＿＿＿＿＿＿

5.你是否配戴隱形眼鏡？

　□否　□是＿＿＿＿＿＿＿＿＿＿＿＿＿＿＿＿＿＿＿＿＿＿＿

填表人簽名：＿＿＿＿＿＿＿＿

填表日期：＿＿＿＿＿＿＿＿

資料來源：黃啟煌、王百川、林晉利、朱彥穎（2003）。《運動傷害與急救》。台中市：華格那企業有限公司。

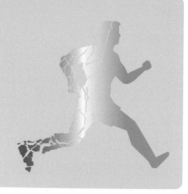
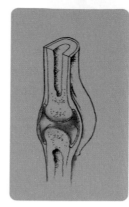

Chapter 16

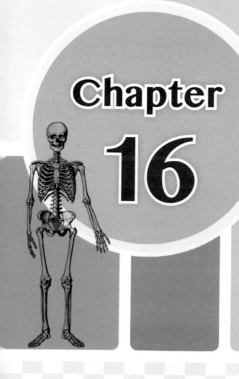

運動鞋面面觀

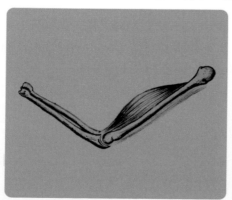

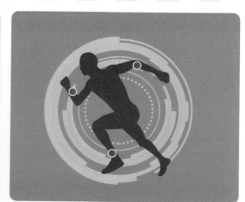

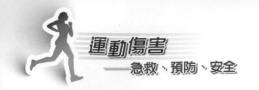
　　人類之所以能成為萬物之靈，且具備高度的智慧的原因，就是因為人能用雙腳走路，讓雙手可以自由地發明與創造，其道理在於腳是人類生理結構上賴以站立，而走向廣闊世界的工具，所以人類有今日的文明與文化，最直接的因素就在於我們的雙腳，而跟腳關係最為密切的就是「鞋子」（王紹誠，1991）。

　　鞋子也是運動時最重要的裝備之一，選擇一雙合適的運動鞋，對提升運動表現，以及預防運動傷害，都有極大的功能。相反地，穿著一雙不合適的鞋子常會引起足部的傷害，例如水泡、繭皮、雞眼、腳趾甲脫落、腳拇趾外翻、香港腳等，同時也可能導致腰痛、下肢疲勞、肩膀痠痛等莫名的傷害。

　　隨著時代的進步，運動的發展越來越蓬勃，運動也逐漸成為現代人生活中不可或缺的一部分。基於運動的快速發展，人們對於運動鞋的要求也越來越專業化，包括樣式的創新、規格的多樣與尺寸的完整外，在功能上亦要求必須具備包括：(1)緩衝效果；(2)避震能力；(3)穩定性；(4)止滑作用；(5)力能效率等五個重點（蔣至傑，2000）。不過每項運動都有其特色，為配合這些特色，所設計出來的運動鞋也就各有不同的功能訴求。

第一節　運動鞋比一比

　　目前市面上，運動鞋的款式應有盡有，不過「每項運動均有其專用鞋」是運動員應有的基本認知。各項運動所使用的專用鞋，都是依照各項運動的特色加以設計。以下針對幾種較普及的運動項目，介紹其運動特性及其專用鞋的功能要求和特殊設計。

一、跑步鞋（如**圖16-1**）

跑步強調跑得快、跑得久。為滿足這兩項運動特性，在跑鞋的設計上，強調以下四個重點：

1.具有較強的緩衝作用：一般而言，跑步時加諸於腳跟的衝擊力大約是體重的三至四倍，這種反覆性的瞬間衝擊力，對跑者構成了相當沉重的負荷，因此常跑步者極易造成下肢部位的傷害。目前最被廣泛使用的材質是EVA（Ethylene Vinyl Acetate），它是一種海綿狀的材質，不僅質料輕，而且可以保護腳部不受衝擊力的傷害（王紹誠，1991）。

2.採用較輕的材質：研究指出，若鞋子重量減100公克，跑者所消耗氧的量即可減少1%，而氧氣消耗量與跑步持久力成正比（王紹誠，1991），這項設計特色對長跑者而言，影響尤其大。以往慣用的材質是帆布面橡膠底跑鞋，近來則已普遍改用特殊技術發泡研製的鞋底材料，材質比過去更輕許多。

3.增加抓地力和止滑性能：跑步速度要快，鞋子就必須有足夠的抓地力和抗滑性能，因此鞋底面的設計比較窄且條紋較深或有凸起物。

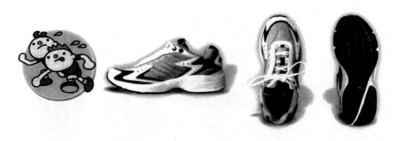

圖16-1　跑步鞋的樣式

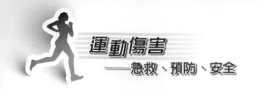
4.增加反彈性能：跑步時，一般都是腳跟先著地，繼而才整個腳掌貼於地面，緊接著腳跟離地，最後腳尖用力推蹬，如此反覆進行。援此，跑鞋的另一項特色設計即置焦於腳跟離地時的反彈動能，市面上常見的氣墊鞋底就是典型的設計範例。

一般而言，跑鞋主要設計做為向前跑、向後跑以及走路之用，鞋子兩側並無特別的強化設計，千萬不可穿著跑鞋從事需要跳躍或快速移位的運動，否則容易造成腳踝扭傷。

二、籃球鞋（如圖16-2）

籃球運動強調跳躍。當人體由起跳至落地時，在接觸地面時會與地面產生反作用力，而這些反作用力必須由下肢的肌肉骨骼系統所做的功加以吸收；當地面反作用力大於人體肌肉骨骼系統所做的功或反覆做跳躍動作時，即容易對人體的膝關節、踝關節和脛骨等部位造成傷害（黃長福，1997）。

依照上述籃球運動的特性，在籃球鞋的設計上，係強調必須有良好的避震功能、止滑作用、穩定性佳，以及具有良好的保護作用。

1.避震功能：增加避震性能可從結構和材料兩方面著手，前者如蜂巢結構、拱形結構；後者如氣墊、吸震膠等（葉良志，2004）。

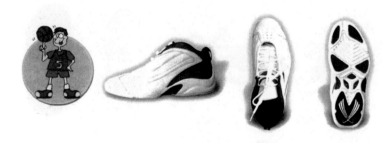

圖16-2　籃球鞋的樣式

2.止滑作用：係指鞋底的摩擦作用。據研究指出，PU材質場地的前摩擦力最大，混凝土材質場地的後摩擦力最大（詹迪光、相子元，1998），因此在挑選籃球鞋時應考量場地因素，俾能買到具合適止滑作用的籃球鞋。

3.穩定性：鞋底面積較寬大，特別是前腳掌部位，此設計可增加躍起落地的穩定性。

4.保護作用：增加鞋身的高度，將踝關節包裹起來，避免躍起落地踩到其他人的腳而造成腳踝扭傷，有高筒、中筒與低筒之分。

由於籃球鞋的鞋身高與鞋底面寬，且多為皮質材料，重量也就較一般球鞋重，因此穿著籃球鞋跑步會產生非常大的負擔。

三、排球鞋（如圖16-3）

排球運動和籃球運動一樣，強調跳躍動作，因此在排球鞋的設計上，鞋底面也比較寬些，不過排球運動較少身體接觸機會，躍起落地後踩到腳的機會相對不多，故鞋身不需要特別加高且不需要太多皮質材料包裹腳踝，如此可使鞋子的重量輕點兒，對跳躍和移位也都比較有幫助。

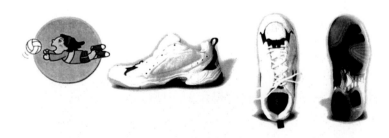

圖16-3　排球鞋的樣式

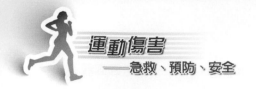

四、足球鞋（如**圖16-4**）

　　足球運動是一項極強調速度的運動，加上練習和比賽均在草皮上進行，較為溼滑，因此鞋底採釘鞋式設計，但考量足球屬高度身體接觸運動，球員穿著釘鞋運動過於危險，故鞋底採塑膠顆粒式釘鞋設計。此外，足球運動常會運用到腳背及兩側部位踢球，因此足球鞋在幾個部位都會有強化設計，摸起來比較硬些。

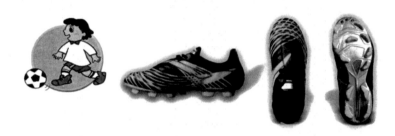

圖16-4　足球鞋的樣式

五、羽球鞋和桌球鞋（如**圖16-5**）

　　羽球和桌球均為強調快速移位與下半身穩定性的運動項目。首先，為滿足快速移位的要求，羽桌球鞋在腳踝兩側均有強化設計且鞋身不高，目的即在便利腳的轉動以及應付突發性的移動。其次，為增加下半身穩定性，鞋底面的設計與排球鞋相似，比較寬大。

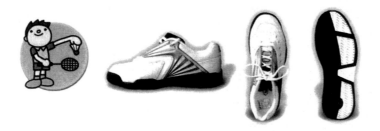

圖16-5 羽球鞋和桌球鞋的樣式

六、棒球鞋（如**圖16-6**）

棒球也是在草地上進行的運動，因此鞋底同樣採釘鞋式的設計，不過棒球運動較少有身體碰撞機會，因此鞋底除了可以使用塑膠顆粒外，亦允許刀片式設計，以增加抓地力，使球員跑壘或移動接球都比較不會滑倒。至於鞋身，則較足球鞋更硬些，這是為了避免不小心被踩到而造成嚴重的傷害。

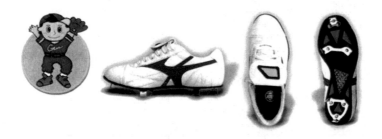

圖16-6 棒球鞋的樣式

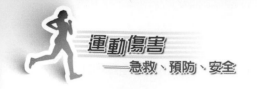

運動傷害
——急救、預防、安全

七、舞蹈鞋

　　近年來，國內減肥和塑身風潮興起，有氧舞蹈運動一時蔚為流行。這種舞蹈的特色是兩側的移動及腳對地面的撞擊都很大，特別是前腳的活動量很大，因此有氧舞蹈鞋的前腳部分應特別強化墊厚，鞋的兩側要有鞍狀的支持，而鞋的後方也要附加鞋帶，以防止腳跟滑脫（賴金鑫，1992）。基於避免運動傷害的發生，慢跑鞋、網球鞋，甚至於普通的舞鞋，都不能取代有氧舞蹈鞋，當然不能用來跳有氧舞蹈。

第二節　足部結構與運動鞋設計

　　人類雙腳的構造是很複雜的，而且每個人的骨骼大小、長短與個別比例也不同，此外還有腳背高度、腳趾頭比例以及足弓高度等差異，要找到合適的運動鞋確實是一件不容易的事，尤其是一般的鞋子廠商在設計鞋子時，考量的是同樣的設計能讓最多的人穿著，因此要挑選一雙現成且合適的鞋子，就必須先瞭解自己腳的大小和形狀結構，這樣才有可能選到合適又好穿的鞋子（全鳴鐸，2001）。

　　一般人在挑選運動鞋時，通常只關注尺寸大小是否合適，較少注意個人足部骨骼結構異常的問題，例如高足弓與扁平足。足部骨骼結構異常者，運動時若未穿著特製的鞋子，極可能產生異常的足部外翻或內翻，或是因足部僵硬而無法用足弓來消除衝擊，以致發生各種不同的運動傷害（林佑傑、陳五洲，2008）。

一、足部的基本結構

　　足部的結構依型態可分為正常型（normal）、扁平足（flat foot or

356

pes planus）和空凹足（hollow foot or pes cavus）三種。若依足印形狀來判定，扁平足的足印特徵是足後跟部位與前掌部位前後相連，且中央部位有較寬而突出的面積；正常足的足印特徵是足後跟部位與前掌部位前後相連，且中央部位的面積較爲狹窄；空凹足的足印特徵是足後跟部位與前掌部位前後不相連或中央部位的面積極爲狹窄（如**圖16-7**）（蔣至傑，2000）。

(一)扁平足

又稱「低足弓」（low-arched foot），係足弓異常變低或消失，依其症狀特徵又可分爲柔軟性扁平足（flexible flat foot）和僵直性扁平足（rigid flat foot）兩種。

柔軟性扁平足者，未負重時有足弓，負重時足弓明顯變低或消失，主要起因於韌帶過於鬆弛、肌肉力量不足或足弓負荷不正常等所致（梁金銅譯，1990）。嬰幼兒時期因足部肌肉、韌帶發育尚未成熟，大多數都有扁平足現象；成年後，僅剩少數會出現柔軟性扁平足（楊榮森譯，2000）。輕微的柔軟性扁平足並不需要特別的治療，但日常生活中應鼓勵鍛鍊肌肉韌帶的力量，尤其後脛骨肌訓練及足底肌肉群，墊腳尖、蹠底屈曲、腳趾夾緊濕毛巾是訓練方法，當肌肉夠強壯，自然足弓就正常了（林啓禎，1999）。

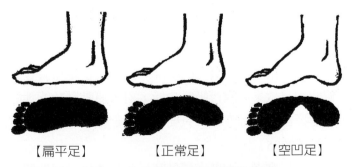

【扁平足】　　　　【正常足】　　　　【空凹足】

圖16-7　足部型態及其足印特徵

資料來源：蔣至傑（2000）

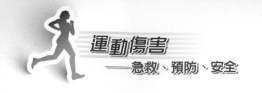
　　僵直性扁平足者，骨骼結構固定，無論有無負重，足弓始終不存在，此類型較為少見，但會產生劇烈疼痛，通常必須進行手術治療（賴祐平譯，1994）。

(二)空凹足

　　又稱「高足弓」（high-arched foot），係足弓異常變高，依其症狀特徵可分為空凹內翻足（cavovarus foot）及仰趾空凹足（calcaneocavus foot）。空凹內翻足乃跟骨內翻且跟腱緊繃，而仰趾空凹足則為足弓變高，但足跟排列正常，通常起因於腓腸肌無力，造成踝部背屈和前足部趾屈角度增大（梁金銅譯，1990）。

　　人類足弓之存在具有避震功能，使雙腳承重時可減少傷害及延緩疲勞的發生（Kaye & Jahss, 1991），但足弓過高或過低則反而更增加了疼痛與受傷的機會。足弓高低的形成原因有先天性及後天性之分，先天性乃骨骼異常及肌肉韌帶異常所致，而後天性則可能是不正常步態、長期穿運動鞋、足部或足後跟受傷等原因所引起。高足弓患者幾乎都是先天性，而低足弓患者則先天性及後天性都有，代表低足弓在某種程度上來說是可以預防的，如多鼓勵小孩跑步或赤腳在草地上玩（楊榮森，1985）。

二、足部異常的運動鞋選擇

　　正常人的足部在著地時，真正接觸到地面的是後側腳跟以及蹠骨前部和外側緣，足部內側的足弓部位則未接觸到地面（鍾麗民，2005）。由於足弓具有承受體重和緩衝壓力的功能，因此正常足弓者在跑步時，足的構造比較能夠有效率地執行吸震功能，對於運動鞋功能性的限制比較少，鞋子的選擇性也比較廣泛，只要具備穩定性和適度動作控制等功能即可（蔣至傑，2005）。

　　至於足部結構異常者，因其在運動時足部易產生過度外翻或內翻，以及因僵硬而無法用足弓來消除衝擊等問題，以致容易發生各種不同的

運動傷害。因此足部異常者在挑選運動鞋時，必須有較特殊的考量：

(一)扁平足的運動鞋選擇

扁平足患者因足弓部展平，在跑步移動時，前足與後足有外翻角度變化過大的現象，此時極易因足部、脛骨、股骨等部位旋轉角度過大，使得包裹踝關節、膝關節、髖關節等部位的組織（如軟骨、肌腱、韌帶、肌肉等）承受過大的負荷，而導致運動傷害及相關病變（Giannini, 1987）。

基於上述的理由，扁平足患者在運動鞋的挑選上，應以能減少足部過度外翻的功能特性為首要考量，例如鞋子具有堅固的後跟護套（heel counter）以及堅硬的中底（midsole），避免選購高緩衝特性和彎曲形楦頭鞋子[1]，因為這類鞋子缺乏穩定性和動作控制性（蔣至傑，2000）。此外，扁平足患者在走與跑時，足底中區、蹠骨區及其他腳趾區的累積壓力負荷與衝量是正常足的數倍，易造成累積性的疲勞與傷害（王素珍，2005），因此最好選用能有效分散足底壓力，以及減緩衝擊的鞋墊。扁平足患者可依個別足型選用合適的硬式足弓墊，將其外翻的角度矯正；足弓部分可加入足弓楔形墊，鞋跟部位可加入固定後跟骨的鞋墊（侯育文，2007）

動作控制鞋（motion control shoe）就是專門針對扁平足設計的運動鞋，這款鞋子的鞋底通常設計為平面，目的在避免前足外翻，並且在腳跟到腳中底使用高密度的材質當底，在鞋底跟部的中間放置塑膠穩定片，在前腳及後腳掌處會使用緩衝材質來避震（如**圖16-8**）（林佑傑、陳五洲，2008）。

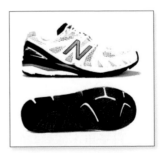

圖16-8 動作控制鞋

---

[1] 楦頭（shoe last），鞋子的骨架，主要由鞋跟、鞋頭、鞋背等組成，是製作鞋子最重要的部分。

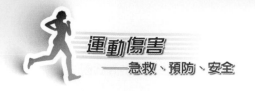

(二)空凹足的運動鞋選擇

空凹足患者在運動時有前足與後足內翻角度變化過大的現象，此情況與扁平足患者正好相反；此外，空凹足患者的足部結構僵硬，以至於足部在接觸地面時無法藉由足弓來消除衝擊（楊榮森譯，2000），使得足部承受相當大的壓力，而且壓力集中在腳後跟和前腳掌，因此踝部、骨骼和外側等部位發生傷害的機率相對較高（Williams et al., 2001）。

由於空凹足的吸震能力不佳，因此為了避免其下肢在運動時受到過大的衝擊，宜挑選具高避震、緩衝有彈性等特性的運動鞋，並避免具有堅硬後跟護套及中底的鞋子，這類鞋子無法使足部有效率地執行吸震功能（蔣至傑，2005）。

緩衝訓練鞋（cushioning training shoe）就是專門為空凹弓設計的運動鞋，其鞋底設計成像足弓一般的弓型，並在後腳跟使用高緩衝性的材質，前腳掌及後腳掌處也同樣使用避震材質，這些設計都是用來幫助吸收跑步時所帶來的衝擊，鞋幫的部分則使用有彈性的材料來增加鞋子的易曲度[2]（如圖16-9）（林佑傑、陳五洲，2008）。

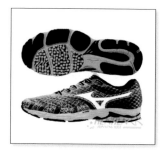

圖16-9　緩衝訓練鞋

第三節　如何挑選合適的運動鞋？

隨著科技、社會與製造業的迅速發展，運動鞋的創新與改良，可謂一日千里，運動鞋的款式已是琳瑯滿目，目不暇給。鞋子是運動時最重要的裝備之一，選擇一雙合適的運動鞋，對運動成績的好壞，以及運

---

[2] 鞋幫（uppers of shoes），係鞋底以上的部分，其品質的好壞決定了整雙鞋使用壽命的長短。

動傷害的預防都有重大的影響。然而要從運動用品社所擺放各式各樣的運動鞋中，挑選出一雙樣式喜歡又合適的鞋子並不是一件容易的事，加上個人足部結構的差異，以及跑步時的步幅、步寬、腳的著力點等的不同，要買到一雙完全符合自己需求的運動鞋，似乎變得更加困難了。

一、選購運動鞋的原則

選購合適運動鞋時應把握以下幾個重要的原則：

1. 依據運動項目的特色，選擇適合該運動項目的鞋子，例如打籃球應該選購籃球專用鞋、踢足球就應該選用足球鞋。

2. 選購鞋子應在中午以後才去，最好是傍晚時刻，因為睡覺時腳是處於無負重狀態，經過一晚上的休息後，早上起床時的腳比較小，經過幾小時的活動，會稍微變大。粗估傍晚時的腳比早上的腳，在體積上約增加7%左右（王紹誠，1991）。

3. 試穿鞋子時，應穿著與平時所穿厚度一致的襪子，如此方可買到大小適中的運動鞋。

4. 選購新鞋時應採站立姿勢測量腳掌尺寸，且最好一腳穿著舊鞋，另一腳試穿新鞋，交互比較後，再兩腳同時穿著新鞋，如此才能感覺出是否合腳。

5. 鞋尖部位必須有足夠的空間容納腳趾，因為鞋子穿久了可能變寬，但不會增長，因此鞋子的長度一定比腳的實際長度多2～3公分比較適當。簡單的測量方法，即穿上鞋子後，腳尖抵至鞋尖，然後用食指與中指插入後跟內，若差入的縫正好密合，表示鞋子的大小適合，若手指無法順利插入後跟內，表示鞋子太小，相反地，縫太大表示鞋子太大。同理，也可以先拿一張紙，赤腳踩在其上並將腳型畫起來，然後測量腳長以及食指的厚度，將兩個數字相加即是自己鞋子的合適尺寸（如**圖16-10**）

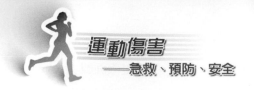
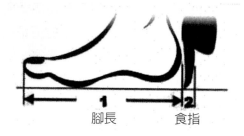

腳長　　　食指

圖16-10　鞋長的測量

6.選擇彈性、柔軟性和透氣性較佳的鞋子。[3]

7.在信譽較佳的運動用品店購買，並且購買優良廠牌的鞋子，不過切記——最貴的不一定是最好的。

　　除了以上幾個共同的選購原則外，每種專用鞋尚有許多特別需要注意的條件，這些條件也是你在選購專用鞋時，不可忽視的重要部分。以下以跑步鞋爲例，介紹如何更仔細地選擇合適的跑步鞋。

二、跑步鞋的選擇

　　跑步鞋對喜愛跑步者而言尤其重要，因爲長時間或長距離跑步所產生的衝擊力很容易造成下肢和足部的傷害，一雙合適的跑步鞋可有效降低傷害的發生機率。

　　每個人從事跑步的目的不盡相同，所以沒有哪一雙跑步鞋能夠適合每一位跑者。市面上銷售的跑步鞋數十款甚至數百款之多，每一款跑步鞋的緩衝性、柔軟性及對足踝的控制性也都各有不同。典型的跑步鞋重量輕且軟，鞋底常選用幾層不同的材料所製成，以達到耐磨、耐撞擊及

---

[3] 足部是人體汗腺分布密度最高的部位，當人體經由腳底排汗時，汗水中的成分如氨基酸、鹽分、尿素、乳酸等會產生微臭味，若無法順利排出而囤積在鞋底就會發酵而生惡臭。

柔軟舒適的目的（賴金鑫，1992）。

選購跑步鞋時應掌握以下幾個原則，才能買到一雙好又合適的鞋子（如圖16-11）（賴金鑫，1992）：

1.後跟要有牢固的設計，跑步時可使腳踵穩定，不易傾斜。

2.後跟上方要有適當突起的襯舌，它可以適當地保護跟腱，但材質不宜過硬，以免跑步時反覆地摩擦刺激跟腱。

3.鞋帶下方需有襯舌，用以保護腳背及伸趾肌腱。

4.鞋頭最好要高且圓，避免壓迫腳趾，甚至造成腳趾甲床瘀血。

5.鞋底要分層，前後的厚度及材料不同，直接和地面接觸的最下層部分要堅固耐磨，但也不可太硬到失去緩衝的效果。

6.鞋底需有凸起物或較深條紋，對地面才有足夠的抓地力，特別是在泥地或雪地上跑步時更需要有此設計。

7.鞋底的前三分之一處材質要非常地柔軟，以應付蹠趾關節的背屈。測試方法是將鞋子兩端向上對摺，若鞋子前端三分之一處可以輕易向上摺起，即表示該處材質柔軟度適宜（如圖16-12）。

8.鞋跟要寬大穩固，鞋中底要有很強的吸震功能，因此必須使用柔軟材料。鞋後跟下端常呈斜面狀，以利腳向前移動。

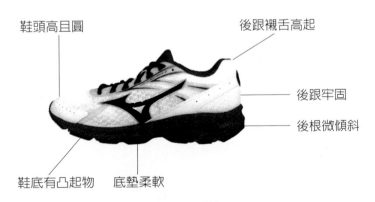

鞋頭高且圓　　　　　　　　　　　　後跟襯舌高起

後跟牢固

後根微傾斜

鞋底有凸起物　　底墊柔軟

圖16-11　跑步鞋的結構

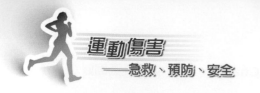

　　掌握上述的選購原則與條件後，相信你
一定能買到一雙適合自己的運動鞋，除了能
讓你在運動場上展現最好的實力外，也能減
少許多運動傷害的發生。

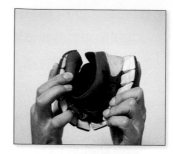

圖16-12　柔軟度測試

引用書目及文獻

Giannini, S. (1987). The flat foot during growth. *Science in Sports and Exercise,* *19*, 91-92.

Kaye, R. A., & Jahss, M. H. (1991). Tibialis posterior: A review of anatomy and biomechanics in relation to support of the medial longitudinal arch. *Foot & Ankle, 11*(4), 244-247.

Williams, D. S., McClay, I. S., & Hamill, J. (2001). Arch structure and injury patterns in runners. *Clinical Biomechanics, 16(*4), 341-347.

王素珍（2005）。《扁平足與正常足女生走、跑之步態分析》。未出版碩士論文，桃園縣：國立體育學院運動科學研究所。

王紹誠（1991）。〈選擇運動鞋的秘訣〉。《中華體育季刊》，4(4)，107-110。

全鳴鐸（2001）。〈鞋子的構造〉。《健康世界》，184，107-109。

林佑傑、陳五洲（2008）。〈足弓與運動鞋之探討〉。《大專體育》，97，140-145。

林啓禎（1999）。〈也是腳跟下大事──扁平足徵候群〉。《健康世界》，163，9-14。

侯育文（2007）。〈扁平足與糖尿病足的鞋具應用〉。《台灣鞋訊》，25，78-81。

梁金銅譯（1990）。《骨骼肌肉系統之外傷和病變》。台北市：藝軒圖書出版社。

黃長福（1997）。《不同高度著地動作的生物力學分析》。台北市：漢文書局。

楊榮森（1985）。《骨骼肌肉與關節疾患治療手冊》。台北市：合記圖書出版社。

楊榮森譯（2000）。《骨骼肌肉與關節：診斷、治療、照顧》。台北市：合記圖書出版社。

葉良志（2004）。〈如何選購籃球鞋〉。《政大體育研究》，16，123-126。

詹迪光、相子元（1998）。〈籃球運動表面功能測試分析〉。《大專體育》，40，93-99。

蔣至傑（2000）。〈選購慢跑鞋之考量因素〉。《中華體育季刊》，14(2)，132-140。

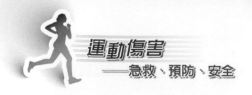

蔣至傑（2005）。〈足弓型態判別在選購運動鞋之應用〉。《台灣鞋訊》，4，21-24。

賴金鑫（1992）。《運動醫學講座第一輯》。台北市：健康世界雜誌社。

賴金鑫（1992）。《運動醫學講座第二輯》。台北市：健康世界雜誌社。

賴祐平譯（1994）。《基礎骨科學》。台北市：藝軒圖書出版社。

鍾麗民（2005）。《成年男性扁平足與正常足之核磁造影參數分析》。未出版之碩士論文，桃園縣：國立體育學院運動科學研究所。

運動休閒系列

運動傷害
——急救、預防、安全

作　　　者 / 蕭秋祺
出 版 者 / 揚智文化事業股份有限公司
發 行 人 / 葉忠賢
總 編 輯 / 閻富萍
特約執編 / 鄭美珠
地　　　址 / 新北市深坑區北深路三段 258 號 8 樓
電　　　話 / (02)8662-6826
傳　　　真 / (02)2664-7633
網　　　址 / http://www.ycrc.com.tw
　E-mail　/ service@ycrc.com.tw
　I S B N　/ 978-986-298-222-8
初版一刷 / 2016 年 4 月
初版二刷 / 2020 年 10 月
定　　　價 / 新台幣 450 元

國家圖書館出版品預行編目（CIP）資料

運動傷害：急救、預防、安全 / 蕭秋祺著. --
初版. -- 新北市：揚智文化, 2016.04
面 ； 公分. -- (運動休閒系列)

ISBN 978-986-298-222-8(平裝)

1.運動傷害 2.急救

416.69   105005246